ここが知りたい

循環器の薬と使い方

編著 **佐藤幸人**
兵庫県立尼崎総合医療センター
循環器内科部長

中外医学社

●執筆者 （執筆順）

勝 谷 友 宏　勝谷医院院長

荒 井 秀 典　国立長寿医療研究センター副院長

中 村 嘉 夫　兵庫県立尼崎総合医療センター糖尿病・内分泌内科部長

下田平 眞生子　兵庫県立尼崎総合医療センター糖尿病・内分泌内科医長

飯 田 真 美　岐阜県総合医療センター内科・総合診療科部長

早 川 由 香　岐阜大学医学部第 2 内科

坂 田 泰 彦　東北大学大学院医学系研究科循環器内科准教授

樋 口 義 治　大阪警察病院循環器内科部長

築 山 義 朗　神戸大学大学院医学研究科循環器内科

新 家 俊 郎　神戸大学大学院医学研究科循環器内科准教授

佐 藤 幸 人　兵庫県立尼崎総合医療センター循環器内科部長

柴 　 昌 行　兵庫県立尼崎総合医療センター循環器内科

小 笹 寧 子　京都大学大学院医学研究科循環器内科

桑 原 宏一郎　信州大学医学部循環器内科教授

木 村 　 剛　京都大学大学院医学研究科循環器内科教授

八 木 直 治　心臓血管研究所付属病院循環器内科副医長

山 下 武 志　心臓血管研究所所長

赤 尾 昌 治　国立病院機構京都医療センター循環器内科部長

水 上　　暁　亀田メディカルセンター循環器内科部長代理

鈴 木　　誠　亀田メディカルセンター循環器内科部長

江 本 憲 昭　神戸薬科大学臨床薬学講座教授

佐 賀 俊 介　兵庫県立尼崎総合医療センター循環器内科医長

福 原　　怜　兵庫県立尼崎総合医療センター循環器内科医長

西 本 裕 二　兵庫県立尼崎総合医療センター循環器内科

加 藤 貴 雄　京都大学大学院医学研究科循環器内科

長 央 和 也　大阪赤十字病院心臓血管センター循環器内科

佐 藤 直 樹　日本医科大学武蔵小杉病院循環器内科教授

中 島 健 三 郎　国立循環器病研究センター不整脈科

野 田　　崇　国立循環器病研究センター不整脈科医長

土 肥　　薫　三重大学医学部附属病院循環器内科講師

山 田 典 一　三重大学医学部附属病院循環器内科准教授

小 林 泰 士　兵庫県立尼崎総合医療センター循環器内科医長

当 麻 正 直　兵庫県立尼崎総合医療センター循環器内科部長

序

　日本は世界に先駆けて高齢化が進んでいる先進国のひとつである．その中で，ガンと並んで心血管病の予防・治療も大変重要な課題である．死亡数が多いだけでなく，入退院を繰り返すことによる医療費の多さも問題となっている．このような社会的背景を受けて，2016 年 12 月に日本脳卒中学会・日本循環器学会を中心として「脳卒中と循環器病克服 5 ヵ年計画」が発表された．特記すべき方向性として，予防の観点と地域包括医療の観点が盛り込まれた．そうなると今後の循環器病の本は専門家だけでなく，予防・在宅の観点から幅広い職種に興味を持っていただけるような内容に整えなければいけないということになる．現在，循環器病の各疾患についてはガイドラインが出版されているが，その内容に準拠した読みやすい本が必要である．

　そこで，本書の特徴を 2 つ設けることにした．ひとつはクスリの解説書でありながら，疾患の病態，歴史的な背景，ちょっとした投薬のコツなどにも踏み込んだ書とすることにした．次に，目次が単なる疾患の羅列にならないように，リスク予防，慢性疾患，急性疾患を章として分けることにした．こうすることにより，幅広い職種の方にも実践的なとらえ方ができるようになると考えた．実際に出来上がった本を手に取ってみると，最初から読み物として順番に読んでも楽しいし，実際に患者を目の前にして各疾患だけを読んでもいいし，さらに時間がない場合は目次から実際のクスリの投与量だけを調べることも可能な出来上がりとなった．

　各項目はそれぞれの第一線のご専門の先生にご執筆いただいた．激務の中，これだけの内容を盛り込んでいただくことは大変な労力であったと思われるが，その分非常に読み応えのあるかつ読みやすい書になった．心よりお礼申し上げる次第である．本書が日本の将来を担う多くの方に読まれることを心より願っている．

　　　2017 年 3 月

　　　　　　　　　　　　　　　　　　　　　　　　　佐 藤 幸 人

目　次

I　リスク管理

Ⅲ　緊急疾患

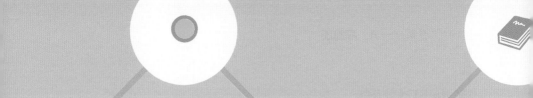

I
リスク管理

高血圧総論
心血管イベントの一次予防，二次予防を意識したストラテジー

　わが国の喫緊の課題は，少子高齢化をどのように乗り切るかである．高齢化のスピードは欧米先進諸国を凌駕し，世界中のどの国も経験したことのない超高齢社会へ突入し，5人に2人が高齢者，1人が1人の高齢者を支える時代がそこまできている．一方で，患者さんのニーズは「健康長寿」であり，食事，排泄，買い物，入浴，更衣といった日常生活が独立して行える状態（＝健康寿命）を1日でも長く続けたいということである．本稿は，町医者として2カ月から100歳までを診る著者が，ジェネラリストとして，どのような考えに基づいて循環器の薬を使い分けているか，高血圧の治療と予防の観点から述べたい．

1. わが国の高血圧の現状と課題

　最新の高血圧治療ガイドライン（JSH2014）[1]には，わが国の高血圧患者数は4,300万人で，年間10万人が高血圧によって死亡していると記されている．前回のガイドライン（JSH2009）より300万人も人数が増えたのは，前述した急速に進む高齢化の影響である．すなわち，高齢者では半分以上が高血圧患者となっているという現実がある．降圧薬を服用している割合（治療率）は上昇を続けており高齢者では50％以上となっているが，服用者の中で血圧140/90 mmHgを下回る割合（管理率）は男性で約30％，女性で約40％にとどまっており，半数以上が降圧目標をクリアできていないとされる．また，高血圧で死亡する10万人のほとんどが心血管病によることから考えると，死亡には至らないが健康寿命が脅かされる脳卒中や心筋梗塞を発症した何倍もの患者がいるものと推測され，高血圧が社会に与えるインパクトがいかに大きいかを実感することができる．一方で，年齢階級別に国民全体の血圧を50年にわたって観察すると，収縮期血圧が8〜15 mmHg低下しており，脳出血の発症頻度も著しく低下している．これには摂取食塩量の減少や，各種降圧薬の開発，服用の促進が役だっていると考えられる．しかし，30〜50歳台の男性の拡張期血圧は50年間で有意に低下していないほか，週刊誌報道やJSH2014で後期高齢者の最初の降圧目標が150/90 mmHgと設定されたこともあり，降圧目標をクリア

図1　英国における適塩化推進と心血管死亡の推移(He FJ, et al. BMJ Open. 216; 6: e011168.[2]より)

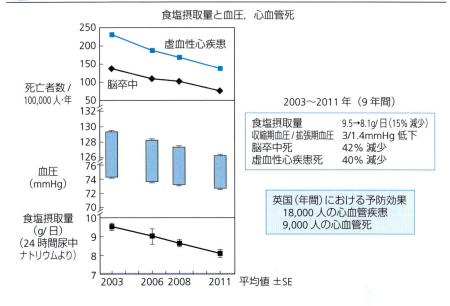

食塩摂取量と血圧，心血管死

死亡者数 / 100,000 人·年

虚血性心疾患

脳卒中

血圧 (mmHg)

食塩摂取量 (g/ 日) (24 時間尿中ナトリウムより)

2003　2006 2008　　2011　平均値 ±SE

2003〜2011 年（9 年間）

食塩摂取量	9.5→8.1g/ 日 (15% 減少)
収縮期血圧 / 拡張期血圧	3/1.4mmHg 低下
脳卒中死	42% 減少
虚血性心疾患死	40% 減少

英国 (年間) における予防効果
18,000 人の心血管疾患
9,000 人の心血管死

せず，I 度高血圧の状態で放置されている患者が多いことが問題となっている．

　塩，味噌，醬油が根づいたわが国の食生活の中で，食塩摂取量を減らす指導が効を奏さないことを日常臨床の中で感じておられる向きも多いと思われる．食塩摂取量を適正化する（私共はこれを適塩化と名づけている）ことのインパクトは，高血圧患者，黒人，高齢者，女性，肥満者で大きいことが報告されているが，高齢化が進み，遺伝的に食塩感受性遺伝子のリスク型保有率が高いわが国では，適塩化計画の推進が非常に重要な位置を占めるといえる．英国では国家主導の形で適塩化に取り組み，年間 18,000 人の心血管病発症，9,000 人の心血管病死亡の減少に成功している（図 1)[2]が，わが国の食塩摂取量は 2015 年に男性 8 g，女性 7 g，高血圧患者では 6 g 未満に設定されたものの，全年齢層において大きく上回っているのが現状であり，より一層の適塩化に取り組むことが，心血管病の一次・二次予防に役立つだけでなく，レニン-アンジオテンシン系阻害薬の効果を高める上でも重要である．

　適塩化とならんで重要なのが肥満対策である．特定健診が全国で導入されるきっかけとなったのは，尼崎市のメタボリックシンドロームの市職員に対して積極介入を行い心血管病予防に効果があったためで，特に勤労世代の男性の

肥満対策は心血管病予防の要となる．小児・青年期からの栄養指導，産業保健における栄養・運動指導は重要で，ハイリスク対象者のみならず，集団全体への指導を心がける．大切なことは本人のモチベーションを高めることで，一気に減量をはかるよりも，日々続けられる食事・運動習慣を身につけられるように導く必要がある．適塩化と同時に行えば，より効果的である．

▶ 心血管病死亡の約 50％，脳卒中罹患の 50％以上が，至適血圧（120/80 mmHg）を超える血圧高値に起因する．
▶ 血圧指標の中では収縮期血圧が心血管病リスクをより強く予測し，他の危険因子の合併により増強される．
▶ 適塩化計画を進めることは，医療費削減においてもインパクトが大きい．
▶ 健康日本 21（第 2 次）では，収縮期血圧 4 mmHg 低下が目標に掲げられ，適塩化とメタボ対策が喫緊の課題とされている．

2. 家庭血圧測定の重要性

　JSH2014 改定の目玉の一つが，家庭血圧測定の方法と意義がガイドラインに明記されたことである．ガイドラインが医療訴訟の際の根拠にも使われるようになってきたことを考えると，家庭血圧を正しくモニタリングし，仮面高血圧を見逃さないことまで日常の診療に求められる時代になったともいえる．

　家庭血圧の測定条件は JSH2014 に詳細に記載されている．起床後 1 時間以内，排尿後，服薬前，座位 1～2 分安静後，静かで適当な室温の環境で上腕カフ血圧計を用いて測定する．筆者は「朝食を食べ始める前に測りましょう．できるだけ 2 回測定し，測った血圧はすべて記録しておいてください．寝る前にも同じことを繰り返して下さい．」と指導している（図 2）．起床時とだけ指導すると，寒い冬に布団から飛び起きて，急いでカフを巻いて血圧を測定する方も少なくなく，過度の評価につながりかねない．朝食を食べる頃には，少し部屋も温まり，ほぼガイドライン通りの測定環境となるので，8 割の患者には本指導法で対応可能である．記録については，自動的に Bluetooth 通信機能などでスマートフォンなどに転送する機能のついた家庭血圧計も発売になっているので，記録すら億劫がる機械扱いに慣れた若手のサラリーマンなどにはお勧め

JCOPY 498-13430

図2　家庭血圧測定法

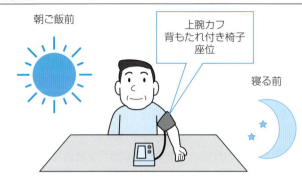

朝ご飯前

上腕カフ
背もたれ付き椅子
座位

寝る前

である．一方で，機器取り扱いに長けていない高齢者では，血圧手帳にすべて
の測定値を記録していただくとともに，自覚症状も同時に記入してもらうと外
来の際の強力なモニタリング資料となる．

　最近，日間変動が心血管病死亡や認知機能低下と関連するという報告[3]もあ
り，毎日の家庭血圧の記録は変動性を検証する格好のツールとなる．外来受診
前の血圧手帳を見開きで眺めて，収縮期血圧の最大値と最小値の差が30
mmHg以上の場合，標準偏差が8 mmHgを超える日間変動の大きな患者と考
えられる．また家庭血圧は，降圧薬の切れ味（薬効発現速度），強さ（降圧力），
持続時間の評価にも有用である．すなわち，朝1回の服薬が多い降圧薬の場
合，早朝高血圧の改善度が，薬が最も切れた状態であるトラフでの薬効評価に
つながるほか，日々の家庭血圧の推移が，降圧薬の「効き方」の評価に直結す
る．

▶家庭血圧は，上腕カフ血圧計を用いて安静座位で原則2回測定，
その平均値を用いる．

▶朝食前と就寝前に測定し，すべて記録するように指導する．

▶家庭血圧は，白衣高血圧や仮面高血圧の診断だけでなく，薬効評
価や血圧変動性の評価にも利用されている．

3. 降圧目標をめぐる最近の話題

　JSH2014 には「高血圧治療の対象は 140/90 mmHg 以上のすべての高血圧患者である」と明記されており，治療は生活習慣の修正と降圧薬治療の 2 本柱からなる．降圧目標は，ひとことでいえば「140/90 mmHg 未満」であり，糖尿病か蛋白尿があれば 130/80 mmHg 未満となる．後期高齢者の場合は，まず 150/90 mmHg をクリアし，忍容性があれば 140/90 mmHg を目指す．家庭血圧は外来血圧よりも 5 mmHg 低い目標値となる（図 3）．

　初診時および最初の数回の外来受診時には，家庭血圧の測定と記録を促すとともに，血圧以外の危険因子，高血圧性臓器障害の評価を可能な限り行い，リスクの層別化を行うことも忘れないようにしたい．高リスク群の場合には直ちに降圧薬治療となり，低リスク群でも 3 カ月以内の指導で降圧目標をクリアしない場合には，降圧薬治療に入るべきである．よく「降圧薬飲み出したら一生飲まなければいけないんでしょ」と言って漫然と高血圧状態が放置されるケースが散見されるが，心房細動に対する抗凝固療法と同じく，放置期間が安全である保証は全くないほか，血圧に対する早期介入が最も心血管病発症の抑制につながることがメタ解析などで示されている．日本高血圧学会から，一般

図 3　外来血圧，家庭血圧から見た病態別の降圧目標

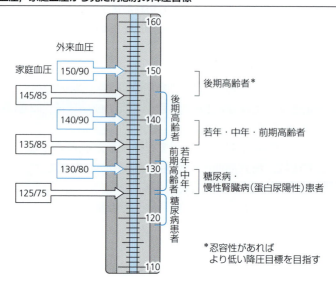

JCOPY 498-13430

向け「高血圧治療ガイドライン」解説冊子として「高血圧の話」[4]が発刊されている（無料ダウンロードも可能）が，この中に「血圧の薬はやめることができますか？」の項があり，家庭血圧測定の重要性とともに，降圧目標が達成できていれば「薬をやめる」ことも可能であることが述べられているので，日常診療のツールとしてご活用していただきたい．

さて，2015 年に発表になった SPRINT 試験の結果[5]は，降圧目標に関する考え方を大きく変えるものとして，全世界のガイドラインで見直し作業が行われている．本試験は，糖尿病や脳卒中既往者を除くハイリスク高血圧患者に対して，降圧目標を 140 mmHg 未満と 120 mmHg 未満の 2 群に無作為割付けを実施，5 年の予定で前向きフォローを行ったところ，心血管病発症・死亡の一次エンドポイント，総死亡に早期に有意差がついたため 3 年で中止になったというものである．使用されている降圧薬は，わが国でも多く使われている Ca 拮抗薬，ACE 阻害薬/ARB，利尿薬，β 遮断薬の主要降圧薬であり，特に一次選択薬である β 遮断薬を除く 3 剤の使用頻度が高い．米国で行われた試験（米国では一次選択薬としてサイアザイド系利尿薬が推奨されている）のため利尿薬の使用頻度が高いが，積極降圧群では平均 1 剤を足す形での降圧が実施された．積極降圧群と標準降圧群の差は，後期高齢者，血圧低値群で特に顕著に認められ，脳卒中や心筋梗塞よりも，心不全発症や死亡の改善が大きいことが特徴であった．翌年には後期高齢者におけるサブ解析も発表になっているが，フレイルの有無に関わらず，一次エンドポイントや総死亡に対する有意差は変わらず認められている．本試験結果は，直ちに JSH2014 の降圧目標を変更するものではないが，無理なく降圧をはかれる対象者に対して，高めの血圧で維持する必要はない，120/70 mmHg 付近の至適血圧をキープすることが，脳卒中や心筋梗塞など発症予防だけでなく，将来の心不全発症を予防する可能性を示したものと思われる．特に，わが国で使用頻度の低いサイアザイド系利尿薬を上手く使いこなすことが今後の課題と考えられた．ただし，積極降圧群では，失神，電解質異常，急性腎機能障害（AKI: acute kidney injury）が有意に多くなっていることから，QOL や ADL の低下，検査値異常を呈してまで強引に lower the better を実践する必要はないことに留意すべきである．

▶外来での降圧目標は原則として 140/90 mmHg 未満，糖尿病，蛋白尿陽性があれば 130/80 mmHg 未満であり，家庭血圧では 5 mmHg 低くなる.

▶後期高齢者では 150/90 mmHg を最初の目標とするが，ADL，QOL に問題なければ（忍容性がある）より厳格な降圧目標を目指す.

▶SPRINT 研究の結果より，腎機能や電解質に配慮しながら，主要降圧薬により無理なく降圧できるときは，至適血圧（収縮期で 120 mmHg）付近までの降圧が，心血管病発症や死亡を減少させる可能性が示唆されている.

4. 総論としての降圧薬の使い分け

　JSH2014 では，β 遮断薬は主要降圧薬の 1 つとして残ったが，積極的適応がない場合の高血圧に対して投与する第一選択薬からは外れた. これは，アテノロールに代表される徐脈効果の強い β 遮断薬を用いた大規模臨床試験において，他の降圧薬と同等性や優越性が証明できなかったことに起因しているが，ビソプロロールやカルベジロールといった最近の β 遮断薬との差異については議論があるところである. 利尿薬については，前述した SPRINT 試験を筆頭に見直しの機運が高まっており，わが国で実施された DIME 試験[6] などでも尿酸値の上昇以外に副作用発現などに有意差を認めなかったことから，少量投与を前提に今後使用頻度が増えることも予想されている.

　各種降圧薬の積極的適応，禁忌，慎重投与に関しては表1にまとめて記載した. 個々の降圧薬の詳細については，次項の薬剤各論を参照されたい.

　併用療法の際には，薬物相互作用への留意が重要である. β 遮断薬と非ジヒドロピリジン系 Ca 拮抗薬併用による心臓抑制増強作用や，ARB・ACE 阻害薬と K 保持性利尿薬による高 K 血症などは日常臨床でもよく使う組み合わせなので特に注意を要する. 一方で，併用療法は単剤を増量するより降圧に優れ，組み合わせによっては相乗効果も期待できることが知られている. 中でも利尿薬と ARB・ACE 阻害薬の併用は，降圧効果のみならず電解質への影響も含めて推奨される組み合わせであるほか，COPE 研究[7] の結果などからは Ca 拮抗薬と利尿薬の組み合わせも降圧に優れることが報告されている. さらに，配合剤

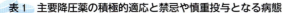

表 1 主要降圧薬の積極的適応と禁忌や慎重投与となる病態

			積極的適応となる病態	禁忌や慎重投与が求められる病態
主要降圧薬	第一選択薬	Ca 拮抗薬	左室肥大 頻脈（非ジヒドロピリジン系） 狭心症 CKD（蛋白尿—） 脳血管障害慢性期	徐脈（非ジヒドロピリジン系） 心不全
		ARB	左室肥大 心不全（少量から開始し漸増） 心筋梗塞後 CKD 脳血管障害慢性期 糖尿病/MetS	妊娠 高 K 血症 腎動脈狭窄症（両側狭窄は原則禁忌）
		ACE 阻害薬	左室肥大 心不全（少量から開始し漸増） 心筋梗塞後 CKD 脳血管障害慢性期 糖尿病/MetS 誤嚥性肺炎（ACE 阻害薬のみ）	妊娠 血管神経性浮腫 高 K 血症 特定の膜を用いる血液透析/アフェレーシス 腎動脈狭窄症（両側狭窄は原則禁忌）
		サイアザイド系利尿薬	心不全 CKD（蛋白尿—） 脳血管障害慢性期 骨粗鬆症	低 K 血症 痛風 妊娠 耐糖能異常
		β 遮断薬	心不全 頻脈 狭心症 心筋梗塞後	喘息 高度徐脈 耐糖能異常 閉塞性肺疾患 末梢動脈疾患

の利用は服薬アドヒアランス改善にも役立つことが多く報告されている．薬剤数を増やさない，飲み忘れが減るという効果だけでなく，後発品を追加するよりも費用負担が安くなるケースが多い，保険診療上も服薬数の 2 剤減少による加算対象となる場合もあり，患者・医師両サイドへのメリットがある．ただし，投薬量の細かい調整ができないことや，保険診療上に制約が設けられている場合（特に Ca 拮抗薬・ARB・サイアザイドの 3 剤配合剤）もあるので，適応

をよく確認の上で投薬いただきたい.

▶ 主要降圧薬は，Ca 拮抗薬，ARB・ACE 阻害薬，利尿薬，β遮断薬であり，積極的適応がない場合の高血圧に対して最初に投与すべき「第一選択薬」はβ遮断薬を除く前者 3 剤である.

▶ 降圧効果不十分の場合は，同じ薬を倍量投与するよりも，他の種類の降圧薬を併用投与する.

▶ 降圧速度は，降圧目標に数カ月で到達するぐらいが望ましいが，心血管病ハイリスク患者では数週間程度での降圧目標達成を目指す. ただし，腎機能，電解質，自覚症状には十分留意する.

▶ 配合剤の使用は，患者の服薬アドヒアランス改善，費用負担軽減に役立つ.

おわりに

　降圧目標を達成し，心血管病発症・死亡を減少させるためには，家庭血圧モニタリングをしっかり行い，患者のモチベーションを高め，降圧薬の使いこなしをマスターすることが肝要である. JSH2014 では，コンコーダンス医療の重要性を強調しているが，患者をチーム医療で支えるだけでなく，患者自身がチームの一員となることが必要である. 自覚症状がないことが高血圧の特徴であり，何のために生活習慣変容を促すのか，なぜ降圧薬を飲み続けなければならないのか，どうして血圧測定を毎日行う必要があるのか，などを患者の立場で考え，納得の上で共に降圧目標達成という目標に進んでいく気概が求められている.

●文献●
1) 日本高血圧学会高血圧治療ガイドライン作成委員会, 日本高血圧学会. 高血圧治療ガイドライン 2014. 東京: ライフサイエンス出版; 2014.
2) He FJ, et al. Effect of salt reduction on iodine status assessed by 24 hour urinary iodine excretion in children and their families in northern China: a substudy of a cluster randomised controlled trial. BMJ Open. 2016; 6: e011168.
3) Kikuya M, et al. Day-by-day variability of blood pressure and heart rate at home as a novel predictor of prognosis: the Ohasama study. Hypertension. 2008; 52: 1045-50.
4) 日本高血圧学会高血圧治療ガイドライン作成委員会, 認定 NPO 法人　日本高血圧協会, NPO 法人　ささえあい医療人権センター COML. 高血圧の話. 東京: ライフサイエン

ス出版; 2014. https://www.jpnsh.jp/data/jsh2014/jsh2014_gen.pdf.

5) SPRINT Research Group., Wright JT Jr, et al. A randomized trial of intensive versus standard blood-pressure control. N Engl J Med. 2015; 373: 2103-16.

6) Ueda S, et al.; DIME Investigators. A randomised controlled trial for the evaluation of risk for type 2 diabetes in hypertensive patients receiving thiazide diuretics: Diuretics In the Management of Essential hypertension (DIME) study. BMJ Open. 2014; 4: e004576.

7) Matsuzaki M, et al.; Combination Therapy of Hypertension to Prevent Cardiovascular Events Trial Group. Prevention of cardiovascular events with calcium channel blocker-based combination therapies in patients with hypertension: a randomized controlled trial. J Hypertens. 2011; 29: 1649-59.

〈勝谷友宏〉

Note

2

薬剤各論

1. Ca 拮抗薬

機序に関する基礎知識

　血圧が「血圧＝心拍出量×末梢血管抵抗」で決定されることはよく知られている．末梢血管抵抗を減らすには，抵抗血管を拡張させればよい．Ca 拮抗薬は，細胞外 Ca イオンの流入を司る膜電位依存性 L 型 Ca チャネルを阻害し，血管平滑筋を弛緩させることで血管拡張をもたらす（図 1）．多くの Ca 拮抗薬はジヒドロピリジン系であり，L 型以外の N 型，T 型 Ca チャネル阻害作用や交感神経抑制作用を認めるシルニジピン，エホニジピン，ベニジピンやアゼルニジピンは，腎疾患合併の高血圧患者において蛋白尿抑制効果があるとされる．ジヒドロピリジン系は，L 型 Ca チャネルの N 部位に結合し強い降圧作用を示

図1　Ca 拮抗薬の作用機序

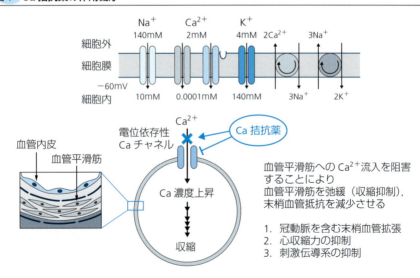

し，冠動脈にも作用することから狭心症治療にも用いられる．ベンゾジアゼピン系のジルチアゼムはL型のD部位に作用し，冠動脈拡張作用は強いが降圧効果は少ないので，正常血圧の狭心症に有効となる．フェニルアルキルアミン系のベラパミルはL型のV部位に作用し，心臓特異性が高く頻拍抑制効果が期待できるが，降圧効果はないことから，降圧薬ではなく抗不整脈薬として使用される．L型チャネルは腎臓の輸入細動脈に多く，輸出細動脈に少ないことから，糸球体血流量は増やすものの内圧を上げやすい．一方，N・T型は輸出細動脈にも多く存在することから，糸球体内圧が上がりにくいほか，N型は交感神経抑制作用を示すことにより，RAAS系亢進や心拍数増加を抑制するとされる（図2）．

図2　N型・T型Caチャネル拮抗薬の腎保護効果の機序

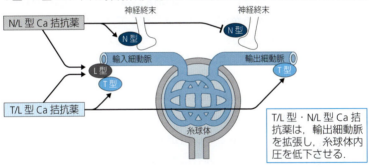

T型・N型Caチャネル抑制作用を有するCa拮抗薬の腎微小循環における作用部位

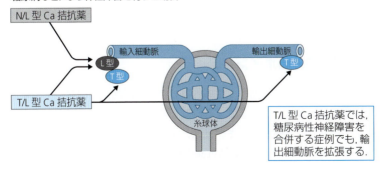

糖尿病などにより神経障害を有する場合

投薬根拠となる代表的臨床試験

　ジヒドロピリジン系 Ca 拮抗薬を中心に多くのエビデンスが報告されている．血管拡張作用が強いことから，降圧効果に優れており（JMIC-B など），第一選択薬として頻用される．ASCOT-BPLA[1]では，欧米で中心的に用いられてきた利尿薬，β 遮断薬をベースとする降圧療法よりも，アムロジピン，ACE 阻害薬をベースとする治療が有意に心血管病発症を抑制することが報告され，その理由として大血管の動脈硬化をより改善する効果に優れることがサブ解析の ASCOT-CAFÉ で示されている．ALLHAT[2]はサイアザイドの有意性を示す試験としてよく語られるが，脳卒中予防に関してはアムロジピン群が最も優れていることが示されている．シルニジピンやアゼルニジピンでは，尿蛋白抑制効果やアムロジピンよりも頻脈を呈さないことが報告されている．腎臓の交感神経抑制作用を有するシルニジピンでは，輸出細動脈拡張作用が期待できる一方，神経障害を合併した糖尿病患者などでは T 型に作用するアゼルニジピンが腎保護作用に優れていると考えられている（表 1）．一方，ベニジピン投与をベースとしてサイアザイドとの併用がイベント抑制効果に優れていることがCOPE[3]で報告されている．高齢者高血圧における大規模試験が多く報告されていることからもわかるように，血管が硬くなった高齢者でも安全にしっかり降圧できるのが Ca 拮抗薬の特徴といえよう．

副作用と処方のポイント

　代表的な副作用は，動悸，頭痛，ほてり感，浮腫，歯肉増生や便秘などである．非ジヒドロピリジン系では心抑制作用があるので，心不全や高度徐脈例には禁忌であり，高齢者，ジギタリス，β 遮断薬との併用にも十分な注意が必要である．特に寒い時期に Ca 拮抗薬の増量をするケースが多いと思われるが，

表1 Ca 拮抗薬の代表的臨床試験

	対象患者	結果
アムロジピン（＋ペリンドプリル）vs アテノロール（＋ベンドロフルメチアジド）	ASCOT-BPLA 血圧が未治療≧160/100 mmHg,治療≧140/90 mmHg で３つ以上の心血管病リスク保有者,19,257 名	アムロジピン群で24%（p＝0.001）心血管死減, 11%（p＝0.0247）全死亡減, 23%（p＝0.003）脳卒中減
シルニジピン vs アムロジピン	CARTER RAS 阻害薬投与中の CKD 合併高血圧患者, 339 名（日本人）	シルニジピン群で14.4%（p＜0.05）尿蛋白/Cr 比減降圧は同等
アムロジピン vs リシノプリル vs クロルタリドン	ALLHAT ≧55 歳, Ⅰ・Ⅱ度高血圧に CHD のリスク因子を１つ以上合併,33,357 名	脳卒中発症が, クロルタリドン群に比べアムロジピン群で 7%減（有意差なし）, リシノプリル群で15%増（有意差あり）
ニカルジピン vs トリクロロメチアジド	NICS-EH ≧60 歳, 160～220/＜115 mmHg,414 名（日本人）	心血管イベント抑制は同等だが, 忍容性はニカルジピンが優れる
ニフェジピン vs ACE 阻害薬	JMIC-B ＜75 歳, 冠動脈疾患合併高血圧, 1,650 名（日本人）	脳心血管病発症・死亡に両群間で差なし. 血圧はニフェジピン群が低下, 副作用による脱落は ACE 阻害薬で有意に多い
ベニジピンを基本薬にサイアザイド, ARB, β遮断薬併用群を比較	COPE 40～85 歳, 糖尿病と６カ月以内の心血管病を除く高血圧患者,3,293 名（日本人）	ベニジピン＋サイアザイドが最も優れ, β遮断薬併用群との間に有意差あり. ARB 併用群は糖尿病新規発症リスクがβ遮断薬併用群より有意に優れる

最大用量まで増量した際に, 下腿浮腫, 歯肉増生などを認める例が散見される. ニフェジピンやアムロジピンで頻脈傾向を呈する際には, N 型や T 型作用を有するシルニジピンやアゼルニジピンへの変更を考慮する. ジヒドロピリジン系 Ca 拮抗薬は, 臓器血流保持効果に優れるので, 臓器障害の頻度が高い高齢者でもよい適応となることから, 第一選択薬として用いられることが多い. また, 血圧日間変動の要因として大血管の動脈硬化（AI, PWV, CAVI 高値などの症例）が示唆されており, 長時間作用型の Ca 拮抗薬の投与が多剤より優れるとの報告もなされている. なお早朝高血圧の改善目的に眠前投与する例もあるものと思われるが, 腎血流量・糸球体濾過量の増加で夜間頻尿につながるケースもあるので注意する. アムロジピンは最も長時間作用型であるが, 立ち

上がりはやや緩徐であるため，副作用が出にくい反面，降圧効果を認めるのに少し時間がかかることも説明しておくと患者の理解が得られやすい．なお Ca 拮抗薬は CYP3A4 で代謝されるため，グレープフルーツなどに含まれるフラノクマリン酸が同酵素を阻害すると，降圧作用が増強する．ハッサク，夏みかん，ダイダイなども同じ成分を含むが，オレンジ，温州みかん，レモンなどは問題ないとされる．

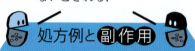

処方例と 副作用

Ca 拮抗薬	アムロジピン（ノルバスク®, アムロジン®）
適 応	高血圧症（成人，小児），狭心症（成人）
用法・用量	1 日 1 回 2.5〜10 mg（成人）
副作用	動悸，顔面紅潮，浮腫，歯肉増生
注 意	CYP3A4 で代謝される薬剤，食品（グレープフルーツ）
Ca 拮抗薬	シルニジピン（アテレック®）
適 応	高血圧症
用法・用量	1 日 1 回 10 mg，最大用量 20 mg
副作用	動悸，顔面紅潮，浮腫，歯肉増生
注 意	肝代謝，CYP3A4，CYP2C19 での代謝に関連する薬，食品

2. ACE 阻害薬・ARB

機序に関する基礎知識

レニン-アンジオテンシン系（RAS）の活性化は，血管平滑筋の収縮，心肥大，交感神経活性亢進など，血圧上昇，臓器障害に直結することから，RAS 抑制薬は降圧薬の第一選択薬として広く用いられている．ACE 阻害薬は，アンジオテンシン I から II への変換を阻害するほか，ブラジキニンの不活性化も阻害するため，カリクレイン・キニン・プロスタグランジン系を増強することでも降圧効果や臓器保護効果を発揮する（図 3）．一方，ARB はアンジオテンシン II（A II）の 1 型受容体（AT₁）に特異的に結合し，降圧作用，臓器保護効果を発揮する（図 3）．A II 産生には，キマーゼ系など ACE を介さない産生系もあるが，ARB はこれも阻害するとともに，AT₁ 受容体と拮抗作用を多く有する A II-2 型

図3 ACE 阻害薬，ARB の作用機序

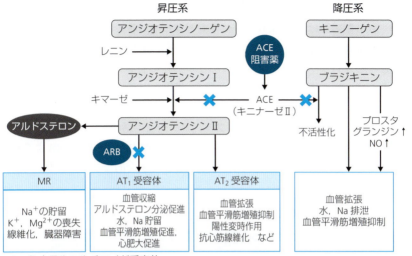

MR：ミネラルコルチコイド受容体

受容体（AT$_2$）を活性化し，血管平滑筋弛緩や Na 排泄促進などの臓器保護にはたらくことも多くの基礎研究から示唆されている．腎臓では輸出細動脈の拡張作用を有することから，糸球体内圧を抑制し，尿蛋白や微量アルブミン減少，糸球体硬化や，間質線維化の抑制を介して，腎保護にはたらくことが知られている．また，インスリン感受性改善作用，糖尿病の新規発症抑制効果なども確認されていることから，糖尿病，CKD，メタボリックシンドローム患者などにおける第一選択薬の位置づけを得ている．なお，心房細動発症抑制効果については，大規模臨床試験で否定的な結果が多く報告されたことから，今回のJSH2014 では記載が削除されている．

▶ ACE 阻害薬が日本において欧米ほど頻用されない理由に空咳の頻度が高いことがあげられる．ACE 阻害薬のメリットでもあるブラジキニン産生であるが，このブラジキニンやサブスタンス P の作用増強が空咳の原因となるほか，日本人を含む東アジア人で閾値が低い，すなわち起こりやすいことが報告されている．ACE 阻害薬のラミプリルは欧米で頻用され効果の強い薬剤として知られるが，常用量では空咳の副作用が強く，日本での発売が見送られている．

投薬根拠となる代表的臨床試験

　ACE 阻害薬は ARB よりも先に発売となっていることもあり，プラセボとの比較試験が多く発表されている．上記以外にもエナラプリルが高齢高血圧患者の心血管イベントを利尿薬群よりも男性で有意に抑制したとする ANBP2 や，バルサルタンとアムロジピンで 50 歳以上の高リスク高血圧患者の心血管イベント抑制効果を比較するも差が認められなかった VALUE なども広く知られている．ACE 阻害薬は，組織プラスミノーゲン活性化因子（tPA）の産生も増加させることから，心筋梗塞後の心血管合併症抑制効果は ARB よりも優れているとされ，BPLTTC[4)] の結果からも，血圧非依存的な冠動脈疾患予防効果は

表2　ACE 阻害薬，ARB の代表的臨床試験

	対象患者	結果
テルミサルタン vs ラミプリル vs 両者併用	ONTARGET ≧55 歳，脳心血管病既往や糖尿病を伴う高リスク高血圧患者，25,620 名	心血管病発症・死亡への効果は両群で同等．併用群では追加効果なく有害イベントが増加．
ロサルタン vs アテノロール	LIFE 55〜80 歳，心電図で左室肥大を認める 160〜200/95〜115 mmHg 高血圧患者，9,193 名	ロサルタン群で 13%（2〜23%）の心血管イベント減少（p＜0.0001）
ペリンドプリル vs プラセボ	PROGRESS TIA or 脳卒中既往患者（非高血圧群含む），6,105 名	ペリンドプリル群で心血管イベント 26%（16〜34%），脳卒中 28%（17〜38%）減少（非高血圧群でも有意差あり）
ペリンドプリル＋インダパミド vs プラセボ	ADVANCE ≧55 歳，2 型糖尿病で ACE 阻害薬服用可能者（非高血圧群含む），11,140 名	実薬群で大血管・細動脈イベントが 9%（p＝0.04），心血管病死亡が 18%（p＝0.03），総死亡が 14%（p＝0.03）減少
RAS 阻害薬 vs 他の降圧薬（プラセボ含む）	BPLTTC メタ解析 2004 年までに発表された ACE 阻害薬 or ARB を他の治療と比較した RCT 26 試験のメタ解析，平均年齢 66 歳，ACE 阻害薬 17 試験：101,626 名，ARB 9 試験：45,212 名	ACE 阻害薬，ARB 共に脳卒中，冠動脈疾患，心不全リスクを血圧依存性に抑制したが，ACE 阻害薬による冠動脈疾患イベントの血圧非依存性抑制効果は ARB では認められなかった

JCOPY 498-13430

ACE 阻害薬のみで認めることが示されている．一方で，ONTARGET[5]ではテルミサルタンでラミプリルと同等性が示されるとともに，ARB と ACE 阻害薬の併用は副作用が目立つ一方でメリットがないことが示され，JSH2014 で両者併用療法を推奨しない根拠となっている．ARB では，RENAAL をはじめとして腎保護や糖尿病の新規発症抑制に優れているとする報告が多い．一方で，PROGRESS[6]や LIFE[7]などでも多くの患者が ARB や ACE 単剤でなく，サイアザイド系利尿薬を併用しているケースが多いことにも留意する必要がある．特に高齢者や収縮期高血圧ではその傾向が強く，RAS 抑制の効果を発揮するためには十分な減塩や少量の利尿薬の併用が効果的であることを念頭におくべきである．

副作用と処方のポイント

RAS 阻害薬で絶対に忘れてはならないのは，妊婦や授乳婦への投与が禁忌となっている点である．特に妊娠可能な年齢の女性への投与は十分な説明と，投与のメリットがデメリットを上回るときに限るべきである．また重症肝障害患者や腎動脈狭窄（特に両側性）では慎重な投与が求められる．日常臨床でよく問題とされる夏場の脱水や，嘔吐，下痢，発熱などがあり低 Na 血症を認める際なども准禁忌とされる．一方で，腎保護が期待される薬剤に違いないが，投与後一定期間は電解質，腎機能の評価を 2 週間～1 カ月毎にモニタリングし，急性腎障害（AKI: acute kidney injury）や高 K 血症（≧5.5 mEq/L）を避けなければならない．特にアルドステロン拮抗薬，NSAIDs など多剤併用患者，高齢者では慎重に少量（標準用量の 1/4～1/2）から開始する．ACE 阻害薬では空咳の発現は副作用となるが，逆に誤嚥性肺炎の予防につながることから，積極的適応の一項目と位置づけられている．空咳の発現頻度は 20～30％で投与 1 週間～数カ月以内に出現するとされ，中止により速やかに消失する．なお両薬剤，特に ACE 阻害薬では血管神経性浮腫への留意が必要で，糖尿病治療で使用頻度が増加する DPP-4 阻害薬との併用では特に注意を要する．

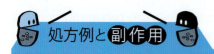

ACE 阻害薬	ペリンドプリル（コバシル®）
適 応	高血圧症
用法・用量	1日1回 2〜4 mg，最大用量 8 mg
副作用	空咳，血管浮腫，高 K 血症，腎機能低下
注 意	他の RAS 阻害薬と併用しない，利尿薬作用増強，体内で活性代謝物へ
ARB	アジルサルタン（アジルバ®）
適 応	高血圧症
用法・用量	1日1回 20 mg，最大用量 40 mg
副作用	アナフィラキシー，腎機能低下，高 K 血症
注 意	他の RAS 阻害薬と併用しない，利尿薬作用増強，肝代謝（CYP2C9）

3. 利尿薬

機序に関する基礎知識

　院外処方が増える中で，薬の説明文書の中に「利尿薬」と記載されていることで，頻尿や外出の際の尿意を嫌って，サイアザイド系の利尿薬を自主的に服用中止にしている患者が少なからず存在する．図4に示すように，ループ利尿

図4　サイアザイド系利尿薬の作用機序

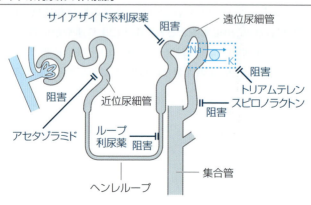

JCOPY 498-13430

薬とサイアザイド系利尿薬は，作用部位も効果も大きく異なる．ループ利尿薬が「利尿」をメインに浮腫や水分量過多を補正する薬剤であるのに対し，サイアザイドは余剰の Na 排泄と水分バランスの是正を促す程度であり，塩分過多の状態が補正されれば毎日尿量が増えるような状態にはならない．したがって患者に説明をする場合には，「おしっこをじゃんじゃん出す薬ではありません．身体に貯まった余分な塩を抜くお薬で，血圧を下げる降圧薬です」と説明することで，服薬アドヒアランスが改善することを体感している．実際，夜間頻尿を呈する患者の場合，日中に余分な塩分と水分を排泄することで，夜間頻尿が改善するケースが少なからず存在することから，夜間高血圧や non-dip-per 型の血圧日内リズムを改善する薬としても第一選択薬に位置づけられる薬となる．また，サイアザイド系を投与することで，RAS 系が賦活化されることから，RAS 阻害薬とは相乗効果が期待される組み合わせとなる，多くの配合剤も発売されている．

　サイアザイド系利尿薬は近位尿細管中に分泌され，遠位尿細管において Na^+ Cl^- 共輸送体の働きを阻害することにより Na^+，Cl^- の再吸収を阻害する．本薬剤により体液量が減少すると，拮抗する形で RAS およびアルドステロン，交感神経系が活性化し，近位尿細管での Na^+，Ca，尿酸の再吸収，K^+ の排泄が増加する．したがって，低 K 血症，高 Ca 血症，高尿酸血症などが副作用として留意すべき点となるほか，低 K 血症の持続が膵 β 細胞の ATP 依存性 K チャネル活性を低下させ耐糖能障害をきたすとされる．しかしながら，わが国で行われた DIME[8] では，一般臨床におけるサイアザイド使用量では，耐糖能や K 値には変化がなく，尿酸値のみ上昇することが示されている．

▶非サイアザイド系とサイアザイド系の違い

トリクロロチアジドとヒドロクロロチアジドが現在わが国で用いられるサイアザイド系利尿薬で，インダパミドは「非サイアザイド系」利尿薬と位置づけられる．これはサイアザイド骨格をもつか否かの構造が異なることから非サイアザイド系と位置づけられるものだが，その作用機序にはほとんど差がないほか，サイアザイド系と非サイアザイド系利尿薬の比較試験などは実施されていない．ちなみに ALLHAT で最も優秀な成績を示した米国を代表する降圧薬であるクロルタリドンも非サイアザイド系利尿薬であるが，日本では発売されていない．

　古くより市販されている降圧薬であることから，vs. プラセボや他剤と行った多くのエビデンスがある薬剤でもある（表3）．超高齢者での降圧療法の意義を確立した HYVET[9] もサイアザイド系利尿薬をベースに ACE 阻害薬を追加で加えた試験であり，心血管イベントの中でも心不全による入院を減らす効果が大きいことが示されている．一方，米国で実施された降圧目標を積極群（＜140 mmHg）と通常群（＜120 mmHg）に分けて比較した SPRINT[10] では，積極降圧群で一次エンドポイントのみならず総死亡まで有意に減少し，3年の予定が5年で打ち切りになったのは記憶に新しいところであるが，この中でも積極群におけるサイアザイド系利尿薬の使用頻度が 60％を上回ることが目を引く（図5）．米国では ALLHAT の結果も踏まえ，第一選択薬をサイアザイド系利尿薬と位置づけていることから元来より使用頻度が多いが，SPRINT では厳格な降圧を目指す際に，サイアザイド系利尿薬，Ca 拮抗薬，RAS 阻害薬というわが国における第一選択薬と同じ内容の使用頻度が2～3割増しとなっている．なお，SPRINT 試験における心血管イベント予防効果の中身では，心不全

表3　サイアザイド系利尿薬の代表的臨床試験

	対象患者	結果
アムロジピン vs リシノプリル vs クロルタリドン	ALLHAT ≧55歳，Ⅰ・Ⅱ度高血圧に CHD のリスク因子を1つ以上合併，33,357名	脳卒中発症が，クロルタリドン群に比べアムロジピン群で 7％減（有意差なし），リシノプリル群で 15％増（有意差あり）
サイアザイド系利尿薬 vs 非使用群	DIME 糖尿病合併のない高血圧患者，1,130名	利尿薬使用群で尿酸値上昇は認められたが，新規発症糖尿病，電解質・糖代謝異常は認められなかった
クロルタリドン vs プラセボ	SHEP ≧60歳，160～219/＜90 mmHg の収縮期高血圧，4,736名	クロルタリドン群で致死性・非致死性脳卒中 36％（p=0.0003），心筋梗塞 27％，心血管イベント 32％，総死亡 13％減
降圧目標 ＜140 mmHg vs ＜120 mmHg	SPRINT ≧130 mmHg，脳卒中・糖尿病を除くハイリスク患者，9,361名	積極降圧群（2/3 がサイアザイド系利尿薬服用）で心血管イベントが 25％（11～36％）（p＜0.001），総死亡が 27％（10～40％）（p=0.003）減

JCOPY 498-13430

図5 SPRINT試験の概要

a. 血圧の推移（標準群 vs 治療強化群）

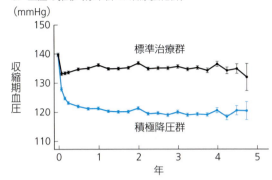

b. 一次エンドポイント（心血管病発症・死亡）と
　降圧治療強化との関連

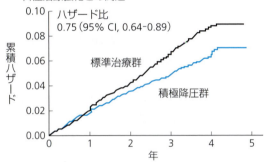

c. 総死亡と降圧治療強化との関連

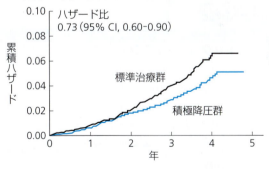

による入院，死亡が減少しており，降圧不十分の症例においてサイアザイド系
利尿薬を追加することで速やかな降圧が得られる場合には，HFpEF（Heart
Failure with preserved Ejection Fraction）とよばれる拡張能低下のみを伴う心筋障

害の状態が改善されることが期待されている.

副作用と処方のポイント

　筆者らの解析により，日本人は遺伝的に食塩感受性が高い民族であることが示されている．したがって，欧米白人よりも少量のサイアザイド系利尿薬で降圧効果が期待できる．特に ARB との配合剤が発売されてより，以前よりも本系統薬剤の使用頻度が増加しており，予期せぬ副作用への気づきも求められるようになった．低 K 血症や低 Mg 血症はもちろん低 Na 血症は高齢女性（やせ形）でよく認められるので注意を要する．DIME でも示されたように，尿酸値は 0.5〜1 mg/dL 程度は上昇するものと理解されたい．また，初夏など日射しの強くなる時期には，光線過敏症，日光皮膚炎なども発現しやすく，難治性の皮疹として皮膚科を患者が自主的に受診し続けているケースも散見される．耐糖能低下，高中性脂肪血症なども，定期的な採血で見逃さないようにしたい．

　一方，サイアザイド系利尿薬の適応は腎機能がある程度保持された状態に限られる．JSH2014 には，eGFR≧30 mL/分/1.73 m² と記載されており，これ以下のレベルになった場合にはループ利尿薬を降圧に用いる．JSH2014 には，サイアザイド系利尿薬まで使用して初めて「治療抵抗性高血圧」とよぶと書かれており，早朝高血圧，夜間高血圧，低レニン性高血圧，CKD 合併例など高齢者に多く認められるタイプにおいてよい適応になると考えられる．また減塩が困

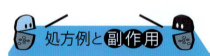

サイアザイド系利尿薬	トリクロルメチアジド（フルイトラン®）
適　応	高血圧症，悪性高血圧，心性浮腫，腎性浮腫，肝性浮腫，月経前緊張症
用法・用量	1 日 1 回 0.5〜8 mg（臨床的には 2 mg まで）
副作用	尿酸・糖代謝・電解質異常，腎機能低下，光線過敏
注　意	他の降圧薬の作用増強，尿中排泄率 75%，低 K 血症，急性腎障害（AKI）

サイアザイド類似利尿薬	インダパミド（ナトリックス®，テナキシル®）
適　応	本態性高血圧症
用法・用量	1 日 1 回 2 mg（臨床的には 0.5〜1 mg）
副作用	尿酸・糖代謝・電解質異常，腎機能低下，光線過敏
注　意	腎排泄（49.5%），半減期 13.2 時間（1 mg），ステロイドで作用増強

JCOPY 498-13430

難な例，心不全や浮腫など体液過剰型の高血圧の治療にも適していることから，高齢化の進む日本においては，副作用に配慮しながら，もう少し積極的に活用されることが臨まれる．

4. β遮断薬

機序に関する基礎知識

心筋のアドレナリン β_1 受容体に作用し，心拍数抑制，心収縮力抑制作用により，降圧効果を発揮する（図6）．この他にも，レニン産生の抑制，中枢における交感神経作用抑制による降圧作用も期待される．初期には末梢血管抵抗は上昇するが，長期的には戻る．したがって，交感神経活性亢進が多く認められる若年者の高血圧や，労作性狭心症，慢性心不全，心筋梗塞後，頻脈や甲状腺機能亢進症合併例などでは，積極的適応となるため，第一選択薬として用いられることもある．

図6 β遮断薬の作用機序

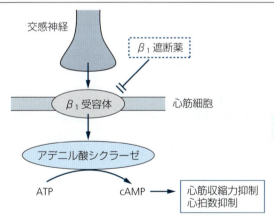

> ▶糖尿病患者に対するβ遮断薬投与については慎重さが求められる．β遮断薬は低血糖の前駆症状である頻脈などの交感神経反応をマスクしてしまう可能性があるほか，肝臓や筋肉でのグリコーゲン分解を抑制するため，低血糖が遷延する危険性がある．一方でβ₁選択性が弱くβ₂への作用があるβ遮断薬では，インスリン分泌抑制にはたらき糖代謝のコントロールを悪化させる危険性がある．

投薬根拠となる代表的臨床試験

利尿薬と並んで，降圧薬としてごく初期より使用されてきた薬剤となる．多くの大規模試験は 1980～1990 年代に発表されており，その半数以上は徐脈作用の強いアテノロールによるものとなる（表 4）．最下段に示した Cochrane Library のメタ解析にあるように，β遮断薬の降圧効果は他剤に比べて少なく，副作用発現も目立つほか，前述した ASCOT-BPLA や LIFE などの結果から，JSH2014 の第一選択薬からは外れることとなった．

表 4 β遮断薬の代表的臨床試験

	対象患者	結果
メトプロロール vs サイアザイド系利尿薬	MAPHY 40～64 歳，DBP≧100 mmHg の高血圧男性，3,234 名	心血管イベント発症，冠動脈イベント発症がメトプロロール群で有意に（p＝0.001）に低かった
β遮断薬 and/or サイアザイド系利尿薬 vs ジルチアゼム群	NORDIL 50～74 歳，DBP≧100 mmHg の高血圧患者，10,881 名	β遮断薬/利尿薬群が有意に（p＜0.01）降圧するも，一次エンドポイントの差がなく，脳卒中発症はジルチアゼム群で有意に減少（20％減，p＝0.04）
β遮断薬 vs 他の降圧薬	13 の RCT のメタ解析 97,507 名	心血管病発症についてプラセボより 12％（3～21％）減少も，総死亡では差がなく，脳卒中では他剤すべてより有意に劣る．副作用による脱落も有意にプラセボより多い（12％増）

JCOPY 498-13430

副作用と処方のポイント

　降圧効果を期待するよりも，改善が期待できる病態を見逃さないことが肝腎である．心不全（少量から開始し，注意深く漸増する，保険上の適応症にも注意），頻脈，狭心症（冠攣縮性狭心症に注意），心筋梗塞後では積極的適応となるので，「主要降圧薬」としての位置づけは変わっていない．また，徐脈作用が強いアテノロールに代わり，β_1選択性の高いメトプロロールや，軽いα遮断作用も併せ持つカルベジロールでは，糖・脂質代謝への悪影響が少ないとする報告もある．ただし，気管支喘息，II度以上の房室ブロック，レイノー症状，褐色細胞腫（α遮断薬との併用しない場合）への投与は禁忌であり，COPD では慎重投与となる．冠攣縮性狭心症へ使用する場合には，Ca 拮抗薬との併用を心がける．

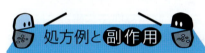

処方例と 副作用

β遮断薬〔β_1選択性，ISA（−）〕	ビソプロロールフマル酸塩（メインテート®，ビソノ®）
適 応	本態性高血圧症（軽症，中等症），狭心症，心室性期外収縮，頻脈性心房細動，慢性心不全
用法・用量	1 日 1 回 5 mg（年齢・症状により適宜増減）
副作用	心不全や喘息の悪化，糖尿病や腎機能の悪化，徐脈
注 意	心不全との適応，用量の違いに注意，気管支喘息・アシドーシスでは禁忌

5. α遮断薬，アルドステロン拮抗薬およびその他の薬剤

機序に関する基礎知識

　交感神経末端の平滑筋側の α_1 受容体を選択的に遮断する α 遮断薬は，代謝への影響が少なく，夜間の交感神経興奮を抑えることから，早朝高血圧の治療などによく眠前投与として用いられる．

　スピロノラクトンやエプレレノンなどのアルドステロン拮抗薬は，アルドステロンによる臓器障害への保護効果や，利尿薬投与時の低 K 血症を防ぐはたらきが期待できる．直接的レニン阻害薬は，わが国ではアリスキレンのみが上

梓されているが，ARB，ACE阻害薬とは異なり，レニン酵素活性を阻害するために，血症レニン活性（PRA）は低下し，長時間作用（血中半減期が40時間）と組織移行性が高いことが特徴である．トリアムテレンは，アルドステロンと関係なくアミロライド感受性の上皮型Naチャネルを抑制して，同様の作用を示す（図4）．

　古典的な薬であるが，延髄の血管運動中枢のα₂受容体を刺激することで交感神経活動を抑制，降圧するものとしてメチルドパ，グアナベンズ，クロニジンなどの中枢性交感神経抑制薬がある．また，直接血管平滑筋に作用して血管を拡張させるヒドララジンは妊娠高血圧症候群や高血圧緊急症の際に用いられる．

▶妊娠高血圧症候群と授乳可能な降圧薬：メチルドパやヒドララジンなど通常の降圧薬として使われない薬剤は，妊娠高血圧症候群では古くから使用されてきた．今回のJSH2014ではこれにCa拮抗薬のニフェジピン，αβ遮断薬であるラベタロールが使用可能薬剤として明記された．

投薬根拠となる代表的臨床試験

　α遮断薬はALLHAT試験などで他剤に対する非劣性が証明できず，主要降圧薬からも外されることとなった．アルドステロン拮抗薬も降圧よりも臓器保護効果を期待して使用されることが多かったが，表5に示したPATHWAY-2では，治療抵抗性高血圧患者に対する上乗せ投与の薬剤として，ビソプロロール（β遮断薬）やドキサゾシン（α遮断薬）よりもスピロノラクトンの降圧が優れること，低レニン活性の状態でも降圧できることが示された（図7）[11]．妊娠

表5　α遮断薬，アルドステロン拮抗薬の追加比較臨床試験

	対象患者	結果
追加投与薬：スピロノラクトン vs ビソプロロール vs ドキサゾシン	PATHWAY-2 18〜79歳，治療抵抗性（3剤以上の降圧薬治療でSBP≧140mmHg）高血圧患者，335名	スピロノラクトンがプラセボ（−10.2 mmHg）および他剤に比し（−5.30〜−5.98 mmHg）有意に収縮期血圧を低下（p＜0.0001）

JCOPY 498-13430

図7 PATHWAY-2 試験における追加薬剤の降圧効果と PRA との関連

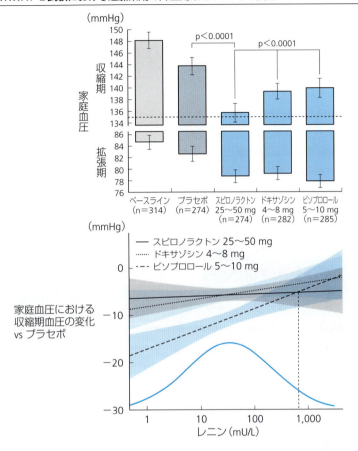

高血圧症候群や授乳婦を除き，中枢性交感神経抑制薬や古典的な血管拡張薬を使用するケースはきわめて稀と考える．しかしながら，多剤併用でも降圧目標に達することができない治療抵抗性高血圧で，腎機能障害時などに併用できるほか，眠前に投与することで眠気や倦怠感などの副作用軽減と早朝高血圧抑制がはかれるといった裏技的な使用方法もある．

副作用と処方のポイント

α 遮断薬は，起立性低血圧によるめまい，動悸，失神などがあるため少量の投与に止めておくことが肝要である．特に早朝高血圧改善目的のために，相当

量増量されるケースが散見されるが，これは循環血液量を増加させるだけとなるため，褐色細胞腫の術前患者を除き，通常用量までに止めるべきである．

　アルドステロン拮抗薬は高K血症への注意のほか，エプレレノンでは糖尿病性腎症が禁忌，スピロノラクトンでは男性の女性化乳房・陰萎に注意する．循環器疾患の大規模試験では心不全や心筋梗塞後の予後改善，蛋白尿減少などの効果も認められており，低レニン活性で治療抵抗性の症例，サイアザイド系利尿薬の効果が減弱している（K＜4.0 mEq/L）例などはよい適応になるものと考える．

　中枢性交感神経抑制薬では，眠気，口渇，倦怠感，陰萎などの副作用に，特にグアナベンズやクロニジンなどは急に服薬中止を行うと離脱症状が出ることがあるので注意する．ヒドララジンでは，頭痛，動悸，頻脈，浮腫などに注意する．

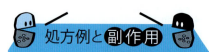

処方例と副作用

α₁遮断薬	ドキサゾシンメシル酸塩（カルデナリン®）
適　応	高血圧症，褐色細胞腫による高血圧症
用法・用量	1日1回0.5〜4 mg，最高用量8 mg，褐色細胞腫では最高用量16 mg
副作用	起立性低血圧，失神，意識消失発作，狭心症
注　意	PDE5阻害薬で作用増強，早朝高血圧に使用する場合は眠前に低用量で
アルドステロン拮抗薬	エプレレノン（セララ®）
適　応	高血圧症
用法・用量	1日1回50 mg，最高用量100 mg
副作用	高K血症，腎機能低下
注　意	糖尿病性腎症は適応なし，肝代謝（CYP3A4），心不全，心筋梗塞後の左室機能低下患者の予後を改善

●文献●

1) Dahlof B, et al. Prevention of cardiovascular events with an antihypertensive regimen of amlodipine adding perindopril as required versus atenolol adding bendroflumethiazide as required, in the Anglo-Scandinavian Cardiac Outcomes Trial-Blood Pressure Lowering Arm（ASCOT-BPLA）: A multicentre randomised controlled trial. Lancet. 2005; 366: 895-906.

JCOPY 498-13430

2) ALLHAT Officers Coordinators for the ALLHAT Collaborative Research Group The Antihypertensive Lipid-Lowering Treatment to Prevent Heart Attack Trial. Major outcomes in high-risk hypertensive patients randomized to angiotensin-converting enzyme inhibitor or calcium channel blocker vs diuretic: The antihypertensive and lipid-lowering treatment to prevent heart attack trial (ALLHAT). JAMA. 2002; 288: 2981-97.

3) Matsuzaki M, et al; Combination Therapy of Hypertension to Prevent Cardiovascular Events Trial G. Prevention of cardiovascular events with calcium channel blocker-based combination therapies in patients with hypertension: A randomized controlled trial. J Hypertens. 2011; 29: 1649-59.

4) Blood Pressure Lowering Treatment Trialists, Colllaboration: Turnbull F, et al. Blood pressure-dependent and independent effects of agents that inhibit the renin-angiotensin system. J Hypertens. 2007; 25: 951-8.

5) ONTARGET Investigators: Yusuf S, et al. Telmisartan, ramipril, or both in patients at high risk for vascular events. N Engl J Med. 2008; 358: 1547-59.

6) PROGRESS Collaborative Group. Randomised trial of a perindopril-based blood-pressure-lowering regimen among 6,105 individuals with previous stroke or transient ischaemic attack. Lancet. 2001; 358: 1033-41.

7) Dahlof B, et al. Cardiovascular morbidity and mortality in the losartan intervention for endpoint reduction in hypertension study (LIFE): A randomised trial against atenolol. Lancet. 2002; 359: 995-1003.

8) Ueda S, et al. A randomised controlled trial for the evaluation of risk for type 2 diabetes in hypertensive patients receiving thiazide diuretics: Diuretics in the management of essential hypertension (DIME) study. BMJ open. 2014; 4: e004576.

9) Beckett NS, et al; HYVET Study Group. Treatment of hypertension in patients 80 years of age or older. N Engl J Med. 2008; 358: 1887-98.

10) SPRINT Research Group: Wright JT Jr., et al. A randomized trial of intensive versus standard blood-pressure control. N Engl J Med. 2015; 373: 2103-16.

11) Williams B, et al; British Hypertension Society's PSG. Spironolactone versus placebo, bisoprolol, and doxazosin to determine the optimal treatment for drug-resistant hypertension (PATHWAY-2): A randomised, double-blind, crossover trial. Lancet. 2015; 386: 2059-68.

〈勝谷友宏〉

Note

1

脂質異常症総論
心血管イベントの一次予防，二次予防を意識したストラテジー

1. 脂質異常症の疫学，社会背景について

　生活習慣の欧米化により，脂肪摂取量が増加（主として飽和脂肪酸とコレステロール）し，脂質異常症が過去 50 年間徐々に増加傾向を示している．脂質異常症とは，血液中の LDL コレステロールまたはトリグリセライドが高値を示すか，HDL コレステロールが低値を示す疾患であり，主として動脈硬化性疾患，特に冠動脈疾患の主要な危険因子である．現在の診断基準は LDL コレステロール 140 mg/dL 以上，トリグリセライド 150 mg/dL 以上，HDL コレステロール 40 mg/dL 未満のいずれかを満たした場合であり，3000 万人以上の人が脂質異常症の基準を満たすと推定される．

　動脈硬化性疾患を予防するため，管理の中心となるのは LDL コレステロールである．国内外の多くの疫学研究により，血中の LDL コレステロールが高いと冠動脈疾患が増加することが示されている．すなわち，冠動脈疾患予防には LDL コレステロールの管理がきわめて重要となる．一方，高トリグリセライド血症や低 HDL コレステロール血症も動脈硬化性疾患のリスクとなる．トリグリセライドや HDL コレステロールの管理目標を用いてもよいが，non HDL コレステロール（総コレステロール−HDL コレステロール）も管理目標として推奨されている．すなわち，現在のガイドラインでは，LDL コレステロール，non HDL コレステロールを用いて，脂質異常症の管理を行うことが一般的である．

　一方で，トリグリセライドが 500 mg/dL 以上になると急性膵炎のリスクが上昇するため，専門医による管理が推奨される．重症高トリグリセライド血症の治療には厳格な食事療法が必要であるが，食事療法のみで十分なトリグリセライドの低下が認められない場合には薬物治療が必要となる．

JCOPY 498-13430

> ▶ 脂質異常症は LDL コレステロール 140 mg/dL 以上，トリグリセリド 150 mg/dL 以上，HDL コレステロール 40 mg/dL 未満のいずれかと定義される．
>
> ▶ LDL コレステロール高値，トリグリセリド高値，HDL コレステロール低値はいずれも動脈硬化性疾患のリスクとなる．

2. 治療における投薬の組み立て方

　脂質異常症の薬物治療を行うにあたっては，以下に示すようにリスクの包括的な評価，一次予防，二次予防に分けた管理，LDL コレステロールを下げるか，トリグリセリドを下げるか，を考慮して，スタチン，フィブラート，エゼチミブなどの薬剤を用いる．

3. 一次予防のための脂質管理

　動脈硬化性疾患予防ガイドライン[1]では，脂質異常症治療のための脂質管理目標値を設定するため，絶対リスクによるリスク評価が導入された．NIPPON DATA80 のリスク評価チャート（図1）を用いて，年齢，総コレステロール，性別，収縮期血圧，喫煙の有無により 10 年間の冠動脈疾患による死亡の確率を求め，0.5%未満はカテゴリーⅠ（低リスク），0.5 以上 2%未満はカテゴリーⅡ，2%以上はカテゴリーⅢ（高リスク）となる．さらに早発性冠動脈疾患の家族歴，低 HDL コレステロール血症，耐糖能異常のいずれかがあれば，カテゴリーが一つ上がる（表1）．糖尿病，慢性腎臓病（CKD），非心原性脳梗塞，末梢動脈疾患を合併している場合にはそれのみでカテゴリーⅢに分類される．第一の目標値として設定されている LDL コレステロールは，10 時間以上の絶食下で採血し，総コレステロール−HDL コレステロール−トリグリセリド×0.2 の Friedewald の式を用いて計算する．LDL コレステロールを直接法で測定することも可能であるが，原則として計算式を用いる．管理目標値として，絶対リスクが低いカテゴリーⅠは LDL コレステロール 160 mg/dL 未満，カテゴリーⅡは 140 mg/dL 未満，絶対リスクが高いカテゴリーⅢは 120 mg/dL 未満となっている．ただし家族性高コレステロール血症（FH）の場合，この管理目標は適用できない．FH 患者の治療は困難で早発性冠動脈疾患合併のリスクもきわめて高いため，専門医を受診することが勧められるが，LDL コレステロールの目

図1　冠動脈疾患絶対リスク評価チャート（動脈硬化性疾患予防ガイドライン 2012 年版[1]より）

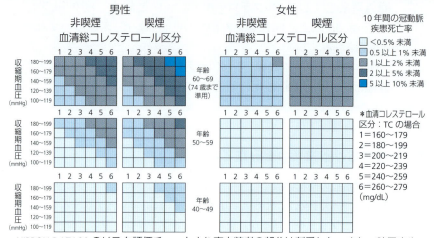

NIPPON DATA80 のリスク評価チャートより高血糖者の部分は割愛した．また，糖尿病や CKD 患者などの高リスク状態では，このチャートは用いることはできない．

表1　脂質異常症の脂質管理目標値（動脈硬化性疾患予防ガイドライン 2012 年版[1]より）

治療方針の原則	管理区分	脂質管理目標値（mg/dL）			
		LDL-C	HDL-C	TG	non HDL-C
一次予防 まず生活習慣の改善を行った後，薬物療法の適用を考慮する	カテゴリーⅠ	＜160	≧40	＜150	＜190
	カテゴリーⅡ	＜140			＜170
	カテゴリーⅢ	＜120			＜150
二次予防 生活習慣の是正とともに薬物治療を考慮する	冠動脈疾患の既往	＜100			＜130

標値は 100 mg/dL 未満または治療前値の 50％未満である．

　本ガイドラインは基本的には 75 歳未満の成人に適応されることを前提として作成された（70 歳から 74 歳の絶対リスクの算出は 60〜69 歳の区分を準用する）．なお 40 歳未満の脂質管理の是非は主治医の判断に委ねるが，管理する場合の絶対リスクは 40〜49 歳の区分を準用する．なお絶対リスクのかなりの部分が，性別や年齢，他の危険因子で規定されるため，管理目標を達成したとしても絶対リスクのカテゴリー区分が変わるほどのリスク低下は期待できない場合もある．

JCOPY 498-13430

| 表2 | 糖尿病においてより厳格な脂質管理が必要な患者病態 |

①高血圧，喫煙などの動脈硬化危険因子を複数個合併またはメタボリックシンドロームを合併している．
②進行した糖尿病網膜症，糖尿病腎症あるいは CKD を合併している．
③末梢動脈疾患，非心原性脳梗塞を合併している．
④血糖コントロール不良状態が持続している．

　これらの LDL コレステロールの管理目標値は，長期的にみた到達努力目標といえるが，目標値到達に向けて，少なくとも 20〜30％の低下を当面の目標とする．一方，臓器障害を有する糖尿病など高リスク群では，確実な管理目標値達成を目指すべきである（表2）．甲状腺機能低下症やステロイド治療などに合併した続発性高脂血症患者では，原疾患の治療が優先されるべきであり，脂質管理のあり方については個々の病態や薬剤の必要性に応じて判断する．ただし，これらの管理目標値はあくまでも目安であり，個々の患者の治療目標や手段の最終判断は主治医が行うべきである．

　脂質異常症を改善させるために基本となるのは生活習慣の改善であり，適正なカロリー摂取に加え，肥満の是正，コレステロール，飽和脂肪酸，トランス脂肪酸の摂取制限，定期的な中強度の有酸素運動を指導する．生活習慣の改善により，十分な脂質異常症の改善が認められない場合には，薬物治療を行う．LDL コレステロールが高い場合の第一選択薬はスタチンである．効果が不十分な場合には増量またはエゼチミブの併用を行う．トリグリセライドが高い場合には，フィブラートを用いる．両者が高い場合にはスタチンとフィブラートの併用も可であるが，腎機能障害がある場合には併用は原則禁忌となる．

▶絶対リスクに基づいて，LDL コレステロールの管理目標値を決定する．
▶糖尿病，慢性腎臓病，非心原性脳梗塞，末梢動脈疾患はハイリスク病態である．
▶LDL コレステロールが高い場合には，スタチンを用いる．
▶トリグリセライドが高い場合には，フィブラートを用いる．

4. 二次予防のための脂質管理

　冠動脈疾患の既往がある二次予防患者の再発リスクは高く，予後も不良である．欧州のガイドラインでは，二次予防患者のLDLコレステロール管理目標値は70 mg/dL未満とされているが，欧米人に比べて冠動脈疾患の絶対リスクが低い日本人においては二次予防患者の管理目標を欧米と同等にすることが妥当かどうかは明らかでない．欧米の大規模臨床試験では，平均的なLDLコレステロールの値でもそれを低下させることにより再発予防，総死亡・脳卒中の抑制に有効であることが示されてきた[2]．その後，わが国で行われた臨床試験ではLDLコレステロール100 mg/dLまでは低いほど再発頻度が低かった．このような結果から，現在のガイドラインではLDLコレステロールの管理目標値は70 mg/dL未満ではなく，100 mg/dL未満となっている．しかしながら，表3に示す病態を重複して合併した患者は再発リスクがきわめて高いと考えられ，さらに低いLDLコレステロール値を目指すことも考慮してよい．二次予防においては，いわゆるストロングスタチンを用いて十分LDLコレステロールを下げることが望ましい．

表3　二次予防においてより厳格な管理が必要な患者病態

① 急性冠症候群
② 喫煙
③ 糖尿病
④ CKD
⑤ 脳血管障害・PAD
⑥ メタボリックシンドローム
⑦ 危険因子の重積

▶冠動脈疾患の二次予防のためのLDLコレステロールの目標値は100 mg/dL未満であり，スタチンの投与を行う．
▶糖尿病，慢性腎臓病，非心原性脳梗塞，末梢動脈疾患，危険因子の重複などがある場合には，さらに低い管理目標値をめざす．

JCOPY 498-13430

5. 脂質管理における non HDL コレステロールの有用性

　すでに述べたように脂質管理の中心は LDL コレステロールであるが，トリグリセライドが 400 mg/dL 以上の場合には Friedewald の計算式が適用できないため，non HDL コレステロールを用いて管理目標を決定すればよい．たとえば，一次予防の糖尿病患者の場合，non HDL コレステロールの管理目標値は 150 mg/dL 未満，二次予防では 130 mg/dL 未満となる．また，糖尿病でインスリン治療中など，朝の絶食採血が困難な場合などには non HDL コレステロールを用いることが推奨される．

　Non HDL コレステロールは LDL コレステロール以外の動脈硬化惹起性リポ蛋白中のコレステロールを含むこと，高トリグリセライド血症，低 HDL コレステロール血症を伴うメタボリックシンドロームではむしろ non HDL コレステロールのほうが，LDL コレステロールよりリスク管理の指標として優れていることから，non HDL コレステロールを中心とした脂質管理を行ってもよい．

▶ **Non HDL コレステロールは簡便な脂質管理目標値である．**
▶ **トリグリセライドが 400 mg/dL 以上，非空腹時には non HDL コレステロールを用いる．**

6. 高トリグリセライド血症

　血中のトリグリセライド値と冠動脈疾患発症率には正相関があることが欧米のみならず，わが国においても多くの報告がある．わが国の疫学調査で冠動脈疾患の発症が空腹時トリグリセライド 150 mg/dL 以上で増加するとの報告があり，米国においても Framingham study より 150 mg/dL 以上を高トリグリセライド血症としているため，現在のガイドラインでは 150 mg/dL 以上を高トリグリセライド血症としている．ただし，高トリグリセライド血症にはレムナントリポ蛋白の増加，small dense LDL の増加，低 HDL コレステロール血症合併，メタボリックシンドロームなど，別の重要な意味が含まれることが多く，トリグリセライド上昇に伴う他の因子を十分考慮する必要がある．

　またすでに述べたように，血中のトリグリセライドが 500 mg/dL 以上の場合には急性膵炎のリスクが高くなるため，食事療法を中心とした厳格な管理が必

要である.

▶ 高トリグリセライド血症には，メタボリックシンドローム，糖尿病，慢性腎臓病などが合併することが多い．
▶ 500 mg/dL を超える高トリグリセライド血症は急性膵炎のリスクである．

7. 低 HDL コレステロール血症

　　低 HDL コレステロール血症は，冠動脈疾患や非心原性脳梗塞の危険因子であるが，HDL コレステロールを上昇させる薬剤による介入試験がこれまで失敗に終わっていることから，薬物を用いた HDL コレステロールによる心血管イベント抑制効果は期待しにくい．飽和脂肪酸の代わりに不飽和脂肪酸を多めにとったり，定期的な中強度の有酸素運動により，HDL コレステロール上昇が期待できる．

▶ 低 HDL コレステロール血症は，冠動脈疾患や非心原性脳梗塞の危険因子である．
▶ HDL コレステロールを上昇させる薬剤による心血管イベントは認められていない．

●文献●

1) 日本動脈硬化学会，編. 動脈硬化性疾患予防ガイドライン 2012 年版. 東京: 日本動脈硬化学会; 2012.
2) Baigent C, et al. Efficacy and safety of cholesterol-lowering treatment: prospective meta-analysis of data from 90,056 participants in 14 randomised trials of statins. Lancet. 2005; 366: 1267-78.

〈荒井秀典〉

JCOPY 498-13430

2

薬剤各論

1. HMG-CoA 還元酵素阻害薬（スタチン）

機序に関する基礎知識

　スタチンは，HMG-CoA 類似の構造をもち，メバロン酸の生合成競合阻害を介してコレステロール生合成系の律速酵素である HMG-CoA 還元酵素を阻害し，肝細胞中のコレステロール含量を低下させる．その結果，転写因子である SREBP-2（sterol regulatory element-binding protein 2）が活性化し，LDL 受容体の発現増加，細胞表面での LDL 受容体発現に繋がる．このようにスタチンは肝細胞の LDL 受容体発現を促進することにより，血中の LDL を肝に取り込み，強力な LDL コレステロールの降下作用を示す（図 1）.

図1　スタチンによる LDL 低下のメカニズム

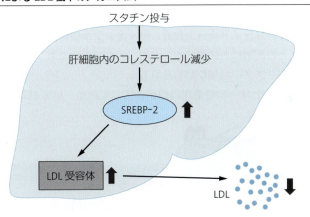

SREBP-2：sterol regulatory element-binding protein 2

投薬根拠となる代表的臨床試験

わが国で行われた RCT である MEGA スタディをはじめとする多くの大規模臨床試験により，スタチンによる心血管イベントの一次予防，二次予防効果が示されている．MEGA スタディにおいては日本人高コレステロール血症患者（一次予防）を対象として，プラバスタチン 10〜20 mg を投与し，LDL コレステロールが平均 18%低下し，一次エンドポイントである心血管イベントが 33%低下した[1]．さらに，Cholesterol Treatment Trialists（CTT）によるメタ解析の結果も報告されている[2]．CTT メタ解析の結果によれば，ベースラインの LDL コレステロールやリスクに関わらず，スタチン投与により 20〜30%の心血管疾患発症リスク低下が認められる．

副作用と処方のポイント

スタチンの副作用としては横紋筋融解症，胃腸障害，肝機能障害，発疹，不眠などがある．特に重篤な副作用である横紋筋融解症は，フィブラートとの併用により頻度が増加するので十分な注意が必要である．なお，腎機能低下がある場合は原則併用禁忌となっている．ピタバスタチン，ロスバスタチンはシクロスポリンとの併用が禁忌となっており，シンバスタチンはアゾール系抗真菌薬（イトラコナゾールなど）との併用が原則禁忌となっているが，他のスタチンでもこれらの薬剤との併用に際しては十分な注意が必要である．また，ニコチン酸，マクロライド系抗生物質，陰イオン交換樹脂，ワルファリン，ジゴキシンなどとの併用にも注意する．なお，メタ解析の結果，スタチンによる新規糖尿病発症リスクの増加が認められる．

LDL コレステロールの管理目標値に応じて，20〜30% LDL コレステロール

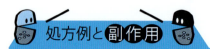

処方例と副作用

スタチン	プラバスタチン（メバロチン®）
適 応	高脂血症，家族性高コレステロール血症
用法・用量	1日1回 10〜20 mg，家族性高コレステロール血症では，30 mg まで増量可
副作用	筋痛，糖尿病の新規発症
注 意	まれに横紋筋融解症，腎障害合併時のフィブラートとの併用は原則禁忌，その他薬物併用に関して注意が必要

JCOPY 498-13430

が低下するスタンダードスタチンか，40〜50％低下するストロングスタチンを選択する．一般的にスタチンの量を倍にすることにより得られる効果は6％とされるため，他のメカニズムをもつ薬剤を選択するほうがより高い効果が得られる．

2. フィブラート

機序に関する基礎知識

　フィブラートは，トリグリセリドに富むリポ蛋白を減少させる．その作用機序は，核内受容体，PPAR（peroxisome proliferator-activated receptor）を介するものである．フィブラートは PPARα に結合して，これを活性化する．この活性化により，①LPL（リポ蛋白リパーゼ）の転写レベルでの発現が刺激され，トリグリセリドに富むリポ蛋白の代謝が促進される．②肝細胞における脂肪酸の β 酸化や ω 酸化を亢進し，トリグリセリド合成を抑制する．③LPL 活性を低下させるアポ C Ⅲ の発現を抑制する．④HDL の構成アポ蛋白，アポ AⅠ，AⅡ の発現を刺激し，HDL コレステロールを増加させる．これらの分子機構によりフィブラートはトリグリセリド低下作用を示す．また，フェノフィブラートには LDL コレステロール，尿酸値を低下させる作用がある．また，ベザフィブラート，フェノフィブラートは胆汁酸うっ滞にも効果があることが知られている．

投薬根拠となる代表的臨床試験

　フィブラートによる心血管イベント抑制効果は，ジェムフィブロジルを用いたヘルシンキハートスタディでは，一次エンドポイントの抑制効果が認められているものの，フェノフィブラートを用いた FIELD，ACCORD-Lipid では，糖尿病患者における一次エンドポイント抑制効果は認められておらず，高トリグリセリド血症，低 HDL コレステロール血症群のサブ解析で有意なイベント抑制が認められている．なおフィブラートのメタ解析では，高トリグリセリド血症，低 HDL コレステロール血症を有する場合に有意な心血管イベント抑制効果が認められることが示されている[3,4]．また，フェノフィブラートは糖尿病患者において，腎症や網膜症の進展抑制効果があることも報告されている．

副作用と処方のポイント

　フィブラートの副作用として横紋筋融解，胃腸障害，肝機能障害，筋炎，胆石形成，時に発疹，顆状球減少，脱毛，性欲減退がある．スタチンとの併用の際特に注意が必要であり，腎機能低下のある場合は禁忌となる．

　主として高トリグリセライド血症治療に用いる．残余リスクを低下させるためにスタチンと併用する際には，non HDL コレステロールを指標にすることが勧められる．

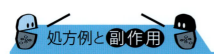

フィブラート	フェノフィブラート（リピディル®，トライコア®）
適　応	高脂血症
用法・用量	1 日 1 回 80〜160 mg
副作用	筋痛，筋炎，肝機能障害，胆石症
注　意	血清クレアチニンが 2.5 mg/dL 以上で禁忌．腎障害合併時のスタチンとの併用は原則禁忌

3. ニコチン酸

機序に関する基礎知識

　ニコチン酸の作用機序は十分解明されていないが，フィブラートと同様の①脂肪細胞における脂肪分解を抑制し，脂肪酸の動員を減少させることによるトリグリセライドの合成抑制，②LPL 活性を高めることによる，VLDL や IDL の異化の促進，③肝におけるコレステロール合成の抑制などが考えられている．また，HDL 代謝の遅延のため，HDL コレステロールが上昇する．ニコチン酸には，リポプロテイン(a) の低下効果も認められる．

投薬根拠となる代表的臨床試験

　ニコリン酸とスタチンとの併用効果をみた大規模臨床試験である AIM-

HIGH，HPS2-THRIVE において，いずれもニコチン酸によるイベント抑制効果が認められなかった[5,6]．

副作用と処方のポイント

ニコチン酸の副作用として皮膚の紅潮，かゆみ，発疹，胃腸障害が高頻度に出現し，投与が困難な場合も多い．これらの副作用は欧米人に比べて日本人に発現しやすい．

主として高トリグリセライド血症治療に用いるが，フィブラートが使用できないケースなどに限定される．

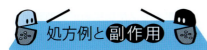

ニコチン酸	ニセリトロール（ペリシット®）
適 応	高脂血症
用法・用量	1 日 3 回 750 mg，1,500 mg まで増量可
副作用	皮膚の紅潮，かゆみ，発疹
注 意	高尿酸血症

4. プロブコール

機序に関する基礎知識

プロブコールは家族性高コレステロール血症ホモ結合体患者において唯一有効に血清コレステロール値を下げうる薬であり，同時に患者の黄色腫を退縮させることが報告されている．コレステロール低下作用機序については十分に解明されていない．プロブコール投与により HDL コレステロールは低下するが，この低下の程度がプロブコールの抗動脈硬化作用と平行するとの報告もあり，問題視する必要はない．

投薬根拠となる代表的臨床試験

　心血管イベント抑制効果を検証したランダム化比較試験はないが，冠動脈の再狭窄抑制効果をみた試験や家族性高コレステロール血症に対する後ろ向きに観察研究の結果は報告されている[7]．

副作用と処方のポイント

　プロブコールの副作用として胃腸障害，肝機能障害，発疹などが認められるが，それらに加えて心電図において QT 延長を起こすことがあり，定期的な心電図検査が必要である．

　家族性高コレステロール血症患者におけるアキレス腱肥厚の退縮効果があることが報告されており，後ろ向き試験ではあるが，家族性高コレステロール血症患者における二次予防効果も報告されていることから，スタチンに加えて処方することが可能である．

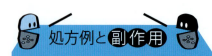

処方例と 副作用

プロブコール	プロブコール（シンレスタール®，ロレルコ®）
適　応	高脂血症
用法・用量	1 日 2〜3 回 500 mg，1,000 mg まで増量可
副作用	胃腸障害，肝機能障害
注　意	QT 延長に注意

5. レジン

機序に関する基礎知識

　コレスチミドやコレスチラミンはコレステロールの代謝産物である胆汁酸の小腸からの再吸収を阻害することにより，肝臓のコレステロール需要を高め，肝細胞の LDL 受容体数を増加させて血清コレステロールを低下させる．これにより胆汁酸吸着レジンともいわれる．これらの薬は体内には吸収され

ず，重篤な副作用の心配は少ない．最近，コレスチミドには血中ダイオキシンを低下させることが明らかにされた．

投薬根拠となる代表的臨床試験

コレスチラミンを用いた The Lipid Research Clinics Coronary Primary Prevention Trial において，コレスチラミン群で一次エンドポイントが19%減少した[2]．

副作用と処方のポイント

副作用として便秘をきたしやすい．また，脂溶性ビタミンの吸収阻害があることが知られているため，注意が必要である．スタチンとの併用で使用することが多く，20%程度 LDL コレステロールが低下する．

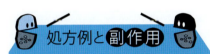

処方例と 副作用

レジン	コレスチミド（コレバイン®）	
適 応	高コレステロール血症，家族性高コレステロール血症	
用法・用量	1日2回3g，食前に投与	
副作用	悪心，胃部不快感，下痢，便秘	
注 意	脂溶性ビタミンの吸収阻害	

6. n-3系不飽和脂肪酸（エイコサペントエン酸，ドコサヘキサエン酸）

機序に関する基礎知識

n-3系不飽和脂肪酸である EPA，DHA は抗血小板作用をもつとともにトリグリセライドを減少させる．そのメカニズムとして血清リポ蛋白に取り込まれ，リポ蛋白代謝を活性化したり，肝ミクロゾームに取り込まれ，脂質の生合成・分泌を阻害すると考えられている．

投薬根拠となる代表的臨床試験

EPA は高リスクでスタチン服用中の日本人患者に追加投与することにより，イベント抑制効果が示されたが[8]，EPA，DHA による海外での介入試験ではリスク低下は認められなかった．

副作用と処方のポイント

副作用として発疹，悪心，胃部不快感，下痢，肝機能障害が時にみられる．出血傾向のある患者には使用しない．

残余リスクを減らすために，スタチンとの併用を考慮する．

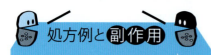

n-3 系不飽和脂肪酸	**オメガ-3 脂肪酸エチル（ロトリガ®）**
適　応	高脂血症
用法・用量	1 日 1 回 2g，1 日 2 回 4g まで増量可
副作用	発疹，悪心，胃部不快感，下痢，肝機能障害
注　意	出血傾向のある患者には使用しない．

7. エゼチミブ

機序に関する基礎知識

エゼチミブは空腸のブラッシュボーダーに存在する NPC1-L1（Niemann-Pick C1 like 1）からのコレステロール吸収を阻害することにより，血清コレステロールを減少させる薬剤である．単独で LDL コレステロールを 18% 低下させ，スタチンとの併用によりスタチン単独に比べ，さらに 25% LDL コレステロールが低下する．エゼチミブは小腸を経て肝でグルクロン酸抱合を受け，より NPC1-L1 に対し親和性の高い分子となって胆汁中に排出される．

JCOPY 498-13430

投薬根拠となる代表的臨床試験

慢性腎臓病患者を対象とした SHARP 試験では，プラセボに比べ，スタチン＋エゼチミブで，主要動脈硬化性イベントが 17％低下し[9]，急性冠症候群患者を対象として，スタチンとスタチン＋エゼチミブの効果を比較検討した IMPROVE-IT 試験では，エゼチミブの追加により，一次エンドポイントが 6.4％低下した[10]．

副作用と処方のポイント

副作用として重篤なものは報告されていないが，めまい，頭痛，下痢，嘔気などがみられることがある．

 処方例と 副作用

コレステロール吸収阻害薬	**エゼチミブ（ゼチーア®）**
適応	高コレステロール血症，家族性高コレステロール血症
用法・用量	1 日 1 回 10 mg
副作用	めまい，頭痛，下痢，嘔気

8. PCSK 9 阻害薬

機序に関する基礎知識

PCSK 9（proprotein convertase subtilisin/kexin type 9）は LDL 受容体の分解に関わる蛋白であり，その gain of function 変異をもつ場合には，LDL 受容体の分解が起こるため，家族性高コレステロール血症の表現型を示し，loss of function 変異をもつ人は LDL 受容体の分解が起こりにくくなるため，血中の LDL コレステロールが低下し，冠動脈疾患罹患率も低くなる．したがって，PCSK9 の機能を阻害する薬剤の開発が進められてきた．現在使用されている PCSK9 阻害薬はすべて遺伝子組換え技術によって作成された抗 PCSK9 モノクローナル抗体である．Sanofi と Regeneron によって開発されたアリロクマブや Amgen

によるエボロクマブが 2016 年より市販されている.

 投薬根拠となる代表的臨床試験

　スタチン服用中で高コレステロール血症を示す被験者において，これら PCKS9 阻害薬の追加投与により 60～81％まで LDL コレステロール値が低下した[11,12].

 副作用と処方のポイント

　副作用は注射部位の発赤など軽微なものとされているが，長期的な安全性については今後の検討が必要である.

　本剤は注射薬であり，エボロクマブ，アリロクマブともに 2 週間に 1 回の投与が必要であるが，投与に際しては最大耐用量のスタチンを服用しても，LDL コレステロールが目標値まで到達し得ない高リスクの患者が対象となる.

　具体的には家族性高コレステロール血症の重症例，二次予防患者でスタチンなどの経口薬にて十分なコレステロール低下を得ることができない患者に限定されるかもしれない.

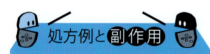

PCSK9 阻害薬	エボロクマブ（レパーサ®）	
適　応	高コレステロール血症，家族性高コレステロール血症	
用法・用量	2 週間に 1 回 140 mg を皮下注射	
副作用	注射部位の発赤，疼痛	

●文献●
1) Nakamura H, et al. Primary prevention of cardiovascular diseases among hypercholesterolemic Japanese with a low dose of pravastatin. Atheroscler Suppl. 2007; 8: 13-7.
2) Cholesterol Treatment Trialists Collaboration, Baigent C, et al. Efficacy and safety of more intensive lowering of LDL cholesterol: a meta-analysis of data from 170,000 participants in 26 randomised trials. Lancet. 2010; 376: 1670-81.
3) Lee M, et al. Efficacy of fibrates for cardiovascular risk reduction in persons with atherogenic dyslipidemia: a meta-analysis. Atherosclerosis. 2011; 217: 492-8.

4) Wang D, et al. Fibrates for secondary prevention of cardiovascular disease and stroke. Cochrane Database Syst Rev. 2015: CD009580.

5) AIM-HIGH Investigators, Boden WE, et al. Niacin in patients with low HDL cholesterol levels receiving intensive statin therapy. N Engl J Med. 2011; 365: 2255-67.

6) Group HTC, et al. Effects of extended-release niacin with laropiprant in high-risk patients. N Engl J Med. 2014; 371: 203-12.

7) Yamashita S, et al. Long-term probucol treatment prevents secondary cardiovascular events: a cohort study of patients with heterozygous familial hypercholesterolemia in Japan. J Atheroscler Thromb. 2008; 15: 292-303.

8) Yokoyama M, et al. Effects of eicosapentaenoic acid on major coronary events in hypercholesterolaemic patients (JELIS): a randomised open-label, blinded endpoint analysis. Lancet. 2007; 369: 1090-8.

9) Baigent C, et al. The effects of lowering LDL cholesterol with simvastatin plus ezetimibe in patients with chronic kidney disease (Study of Heart and Renal Protection): a randomised placebo-controlled trial. Lancet. 2011; 377: 2181-92.

10) Cannon CP, et al. Ezetimibe added to statin therapy after acute coronary syndromes. N Engl J Med. 2015; 372: 2387-97.

11) Stein EA, et al. Effect of a monoclonal antibody to PCSK9, REGN727/SAR236553, to reduce low-density lipoprotein cholesterol in patients with heterozygous familial hypercholesterolaemia on stable statin dose with or without ezetimibe therapy: a phase 2 randomised controlled trial. Lancet. 2012; 380: 29-36.

12) Stein EA, et al. Effect of a monoclonal antibody to PCSK9 on LDL cholesterol. N Engl J Med. 2012; 366: 1108-18.

〈荒井秀典〉

Note

1

糖尿病総論
心血管イベントの一次予防，二次予防を意識したストラテジー

1．糖尿病と冠動脈疾患

　　糖尿病には冠動脈疾患を合併することが多く，糖尿病患者の予後を規定する重要な因子の一つとされている．その特徴としては無症状であることが多く，狭心症状のない糖尿病患者に心筋シンチを用いてスクリーニングを行った DIAD スタディ[1]では，約 20％に無症候性心筋虚血を合併していたと報告されている．また多枝病変や左室駆出率低下など重症化してから発見されることが多い．Finnish スタディで糖尿病患者は非糖尿病患者に比して心筋梗塞の初発，再発が多いことが示されたように（図 1），糖尿病は心血管イベントの一次予防，二次予防を意識するうえで特に注目すべき疾患である．

図 1　糖尿病と非糖尿病における心筋梗塞発症頻度（Finnish スタディ）
（Haffner SM, et al. N Engl J Med. 1998; 339: 229-34. より一部改変）

7 年間の心筋梗塞発症を糖尿病患者（n＝1,059）と非糖尿病患者（n＝1,373）で比較すると，糖尿病患者の心筋梗塞初発頻度が非糖尿病患者の再発頻度とほぼ同等であり，糖尿病患者の冠動脈疾患リスクは，冠動脈疾患既往例の再発リスクに匹敵することが示された．

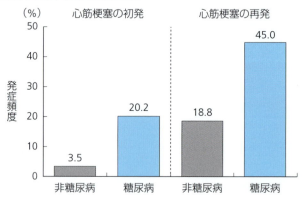

▶ 糖尿病は高率に冠動脈疾患を合併するが，無症状であることが多い．
▶ 発症時に多枝病変や左室駆出率低下を有するなど，すでに重症化していることが多い．

2. 心血管イベント予防を目指した血糖コントロール

　心血管イベント予防のためにはより厳格な血糖コントロールが求められる．UKPDS35[2)]においては，HbA1c を 1% 低下させることで心筋梗塞の発症が 14% 低下すると報告されている．また大規模臨床試験のメタ解析においては，標準療法群に比してより厳格な血糖コントロールを目指した強化療法群では総死亡率には差がないものの，非致死性心筋梗塞や総心血管イベントを有意に抑制したことが示されている（図 2）．しかも UKPDS33 終了後さらに 10 年間追跡した UKPDS80 では，最初から強化療法によって治療を行ったほうが将来の心

図 2　大規模臨床試験のメタ解析（Ray k, et al. Lancet. 2009; 373: 1765-72. より）

総死亡率には有意差は認めなかったが，強化療法群で非致死性心筋梗塞の発症を 17% 抑制し，総心血管イベントを 15% 抑制した．

非致死性心筋梗塞

	強化療法群 / 標準療法群 症例数	イベント 発生数	試験サイズ のウエイト (%)	オッズ比 (95% CI)	オッズ比 (95% CI)
UKPDS	3,071/1,549	221/141	21.8		0.78 (0.62~0.98)
PROactive	2,605/2,633	119/144	18.0		0.83 (0.64~1.06)
ADVANCE	5,571/5,569	153/156	21.9		0.98 (0.78~1.23)
VADT	892/899	64/78	9.4		0.81 (0.58~1.15)
ACCORD	5,128/5,123	186/235	28.9		0.78 (0.64~0.95)
overall	17,267/15,773	743/754	100		0.83 (0.75~0.93)

0.4　0.6　0.8　1.0　1.2 1.4 1.6　2.0
強化療法が優れる　標準療法が優れる

総心血管イベント（非致死性心筋梗塞も含む）

	強化療法群 / 標準療法群 症例数	イベント 発生数	試験サイズ のウエイト (%)	オッズ比 (95% CI)	オッズ比 (95% CI)
UKPDS	3,071/1,549	426/259	8.6		0.75 (0.54~1.04)
PROactive	2,605/2,633	164/202	20.2		0.81 (0.65~1.00)
ADVANCE	5,571/5,569	310/337	36.5		0.92 (0.78~1.07)
VADT	892/899	77/90	9.0		0.85 (0.62~1.17)
ACCORD	5,128/5,123	205/248	25.7		0.82 (0.68~0.99)
overall	17,267/15,773	1,182/1,136	100		0.85 (0.77~0.93)

0.4　0.6　0.8　1.0　1.2 1.4 1.6　2.0
強化療法が優れる　標準療法が優れる

総死亡率

	強化療法群 / 標準療法群 症例数	イベント 発生数	試験サイズ のウエイト (%)	オッズ比 (95% CI)	オッズ比 (95% CI)
UKPDS	3,071/1,549	539/302	10.1		0.79 (0.53~1.20)
PROactive	2,605/2,633	177/186	17.4		0.96 (0.77~1.19)
ADVANCE	5,571/5,569	498/533	29.4		0.93 (0.82~1.05)
VADT	892/899	102/95	15.5		1.09 (0.81~1.47)
ACCORD	5,128/5,123	257/203	23.6		1.28 (1.06~1.54)
overall	17,267/15,773	1,573/1,319	100		1.02 (0.87~1.19)

0.4　0.6　0.8　1.0　1.2 1.4 1.6　2.0
強化療法が優れる　標準療法が優れる

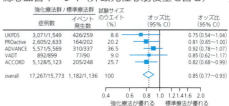

変量効果モデル
対象，方法：1970 年から 2009 年に実施された，2 型糖尿病を対象にプラセボと標準療法もしくは強化療法を比較検討した大規模臨床試験を検索し，メタ解析を実施した．追跡は 163,000 人／年.

血管イベント予防につながる（legacy effect＝遺産効果）ことが示され（表1），早期の積極的な血糖コントロールが必要と考えられる．しかし，ただ単にHbA1cの低下を追求するのではなく，心血管イベント予防のためにはより質の高い血糖コントロールを目指すべきである．以下にその要点について述べる．

①低血糖

低血糖によって炎症，凝固異常，内皮機能不全，交感神経・副腎反応が惹起され心血管イベントが増加すると考えられている（図3）．実際，ADVANCE スタディにおいて，重症低血糖が生じると心血管イベントが増加することが示されている（図4）．よって低血糖を起こしにくい治療が勧められ，低血糖を生じる可能性のあるインスリンや SU 薬を使用する際には，その用量に注意する必要がある．

②血糖変動

血糖を変動させることにより，血管内皮細胞のアポトーシスが亢進したりTNF-α などの炎症性マーカーが上昇することが示され，血糖変動が動脈硬化を促進すると考えられている．Su らの報告では，急性心筋梗塞で入院した222例に対し入院時の HbA1c，血糖値と持続血糖測定器を用いて算出した血糖変

表1 早期積極的治療による legacy effect（遺産効果）—UKPDS—〔UKPDS Group. Lancet. 1998; 352: 837-53 (UKPDS33)；Holman RR, et al. N Engl J Med. 2008; 359, 1577-89 (UKPDS80) より作成〕

UKPDS33 は 1997 年に終了し，その後 10 年間（中央値 8.5 年）の追跡調査が行われ，介入終了後の 10 年間において，UKPDS33 では認められなかった心筋梗塞，総死亡で有意なリスク低下が認められた．

複合エンドポイント		強化療法群におけるリスク低下	
		1997 年 （試験終了時）	2007 年 （試験終了 10 年後[a]）
糖尿病関連の全エンドポイント （Any diabetes related endpoint）	RRR: p 値:	12% 0.029	9% 0.04
細小血管症 （Microvascular disease）	RRR: p 値:	25% 0.0099	24% 0.001
心筋梗塞 （Myocardial infarction）	RRR: p 値:	16% 0.052	15% 0.01
総死亡 （Death from any cause）	RRR: p 値:	6% 0.44	13% 0.007

RRR（relative risk reduction）；相対リスク低下

log-rank 検定（vs 従来療法群）
a）試験終了後の追跡期間 8.5 年（中央値）

図3 低血糖が心血管イベントを誘発するメカニズム（Desouza CV, et al. Diabetes Care. 2010; 33: 1389-94. より）

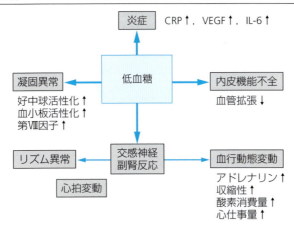

図4 重症低血糖と心血管イベント（ADVANCE 試験）（Zoungas S, et al. N Engl J Med. 2010; 363: 1410-8. より）

重症低血糖が報告された患者は報告されなかった患者に比し，主要な細小血管イベントだけでなく大血管イベントおよび死亡のリスクが高い．

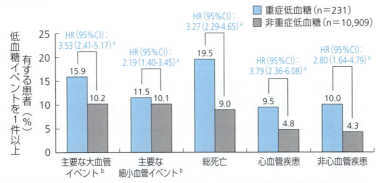

ADVANCE＝Action in Diabetes and Vascular disease: preterAx and diamicroN modified release Controlled Evaluation; CI＝信頼区間；HR＝ハザード比
[a] 複数のベースライン共変量で調整
[b] 主要エンドポイント：主要な大血管イベント＝心血管死，非致死性脳卒中，主要な細小血管イベント
主要な細小血管イベント＝腎症または網膜症の新規発症または悪化

表 2　糖尿病治療薬の体重への影響

	体重変化
SU 薬	増加
チアゾリジン薬	増加
グリニド薬	やや増加
インスリン	増加
α グルコシダーゼ阻害薬	維持
ビグアナイド薬	維持
DPP-4 阻害薬	維持
GLP-1 受容体作動薬	減少
SGLT2 阻害薬	減少

動（MAGE）を測定し，1 年後の心血管イベントの発症率について多変量解析を用いて検討したところ，MAGE が 3.9 mmol/L 以上の群は，それ以下の群に比して 2.419 倍発症率が高かったが，HbA1c と血糖値では差がなかった[3]．以上より血糖変動を抑制する薬剤が心血管イベント予防に有効であると考えられる．

③体重増加

　体重が増加することによってインスリン抵抗性が増大し，血糖，血圧や脂質コントロールの悪化をもたらし，心血管イベントの増加に結びつくとされている．ACCORD スタディ[4]においては血糖コントロールがインスリンと SU 薬を中心に行われていたこともあり，経過中体重が 10 kg 以上増加したのは標準治療群では 14％に対し強化療法群では 29％にも及び，これが強化療法群で死亡率が有意に増加した原因の一つと考えられている．よって特に肥満患者では体重増加をもたらす薬剤（表 2）の使用は最小限にとどめることが必要になる．

④血糖を介さない抗動脈硬化作用を有する薬剤

　チアゾリジン薬やインクレチン関連薬など，血糖コントロールを介さずに直接心血管に作用して抗動脈硬化作用を有する可能性が動物実験などで示されている薬剤がある．DPP-4 阻害薬などまだ大規模臨床試験で有用性が実証されていない薬剤もあるが，心血管イベント予防の観点ではこれらの薬剤の使用を考慮してもよいかと思われる．

5ト55555555text

I

- 積極的な血糖コントロールをより早期に行うことが心血管イベントの予防につながる.
- 心血管イベント予防のためには，質の高い血糖コントロール（低血糖を起こさず，血糖変動を抑え，体重を増加させない治療）を目指す.
- 血糖を介さない抗動脈硬化作用を有する薬剤の活用も考慮すべきである.

3. 糖尿病以外の動脈硬化リスクファクターの管理

糖尿病患者では高血圧症，脂質異常症や喫煙といった動脈硬化リスクファクターの集積が心血管死亡率の上昇をもたらすことが MRFIT スタディで示されている（図 5）．心血管イベント予防のためには血糖コントロールだけでなく，血圧，脂質管理や禁煙も必須である.

図5　糖尿病患者の冠動脈危険因子と心血管死亡率（MRFIT スタディ）（Stamler J, et al. Diabetes Care. 1993; 16: 434-44. より）

糖尿病患者は非糖尿病患者に比し，より顕著に危険因子の集積により心血管死亡率が上昇する.

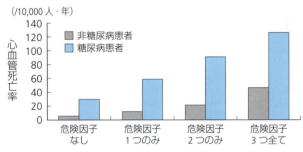

対象：コホート研究，1973 〜 1975 年にスクリーニング，20 施設を受診した 35 歳から 57 歳までの男性 361,662 名
方法：初回受診時に血圧，コレステロール，喫煙歴，糖尿病治療歴や心血管病による入院歴を確認，平均 12 年の追跡調査を行い，主な危険因子（血清コレステロール，血圧，喫煙）の個数と心血管死亡率について糖尿病の有無別に検討

ih

▶心血管イベント予防のためには，糖尿病だけでなく，他の動脈硬化リスクファクターの管理（高血圧症，脂質異常症の治療や禁煙など）にも注視すべきである．

●文献●

1) Wackers FJ, et al. Detection of silent myocardial ischemia in asymptomatic diabetic subjects: the DIAD study. Diabetes Care. 2004; 27: 1954-61.
2) Stratton IM, et al. Association of glycaemia with macrovascular and microvascular complications of type 2 diabetes (UKPDS 35): prospective observational study. BMJ. 2000; 321: 405-12.
3) Su G, et al. Impact of admission glycemic variability, glucose, and glycosylated hemoglobin on major adverse cardiac events after acute myocardial infarction. Diabetes Care. 2013; 36: 1026-32.
4) ACCORD Study Group. Effects of intensive glucose lowering in type 2 diabetes. N Engl J Med. 2008; 358: 2545-59.

〈中村嘉夫〉

Note

JCOPY 498-13430

2

薬剤各論

　経口糖尿病薬は，インスリン分泌促進系，インスリン抵抗性改善系，糖吸収・排泄調節系の3系統（7種類）に大別される（表1）．患者の病態・年齢・合併症の状態などに基づいて薬剤が選択されるが，薬剤の特性を生かしつつ，より至適な血糖コントロールを得るために複数を組み合わせて使用することがあり，2種の薬剤の配合薬も市販されている．また最近 DPP-4 阻害薬で週1回投与の製剤が発売され，これらの使用により服薬アドヒアランスの向上も期待できる．

1. スルホニル尿素（SU）薬

機序に関する基礎知識

　SU薬は，膵 β 細胞の SU 受容体に結合し，血糖値に関係なくインスリン分泌を促進することにより血糖値を低下させる．経口糖尿病薬の中では空腹時血糖値・HbA1c 値低下への寄与が最も大きい．SU薬は現在主に3種の薬剤が使用されることが多いが，SU 骨格を基本骨格としてもち，側鎖構造の違いがその作用特性を規定している．SU 受容体は K_{ATP} チャネルを含む複合体であり，膵 β 細胞のほか心筋や血管平滑筋などにも分布している．心筋細胞には心筋虚血プレコンディショニング作用があることが知られており，虚血時に心筋細

表1　経口糖尿病薬

インスリン分泌促進系	スルホニル尿素（SU）薬 速効型インスリン分泌促進薬（グリニド薬） DPP-4 阻害薬
インスリン抵抗性改善系	ビグアナイド薬 チアゾリジン薬
糖吸収・排泄調節系	α-グルコシダーゼ阻害薬 SGLT2 阻害薬

胞の K_{ATP} チャネルが開口して心筋梗塞巣をその後拡大させない防御機構と考えられている．SU薬の中でも特にグリベンクラミドは，グリクラジドやグリメピリドに比べて膵 β 細胞でのインスリン分泌作用が強力で作用時間が長く遷延性低血糖のリスクが大きいこと，また心筋細胞のプレコンディショニングに影響する可能性も指摘されており，最近は使用が控えられている．

投薬根拠となる代表的臨床試験

ADVANCE（Action in Diabetes and Vascular Disease）試験ではグリクラジドを中心に多剤併用した強化療法群とグリクラジドを使用しない標準治療群で比較し，主要心血管イベント（心血管死・非致死性心筋梗塞・非致死性脳梗塞），心血管死に有意差は認められなかった[1]．

ACCORD（Action to Control Cardiovascular Risk in Diabetes）試験は厳格な血糖コントロールが大血管症の発症を抑制するか否かを調査する目的で実施されたが，強化療法群での総死亡率が22％増加したため，3.5年で中止された[2]．その原因として，強化療法群で16.2％発症した重症低血糖に着目され，低血糖が総死亡率を増加させた可能性が疑われた．

副作用と処方のポイント

SU薬で最も注意すべき副作用は低血糖である．用量が少なくても低血糖を起こすことがあり，かつ遷延しやすく，特に高齢者や肝・腎機能低下患者，他の経口糖尿病薬を併用している患者で注意が必要である．SU薬処方の際には，食事・運動療法を指導するとともに低用量から開始する．CKD 3～4期以上の高度腎機能障害がある患者には投与すべきではない．高度の肥満患者な

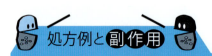

処方例と副作用	
SU薬	**グリメピリド（アマリール®）**
用法・用量	1日0.5～4 mg，6 mgまで増量可．1日1～2回朝または朝夕，食前または食後に内服
副作用	低血糖
注意	肝・腎機能障害，高齢者では慎重投与．CKD 4期以上には投与しない

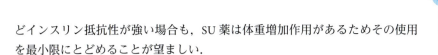

どインスリン抵抗性が強い場合も，SU 薬は体重増加作用があるためその使用を最小限にとどめることが望ましい．

2. 速効型インスリン分泌促進薬（グリニド薬）

機序に関する基礎知識

　グリニド薬は，SU 薬と同様に膵 β 細胞の SU 受容体に作用してインスリン分泌を促進するが，SU 薬に比べて SU 受容体との結合が弱く解離するのも速いため，インスリン分泌促進による血糖降下作用の持続時間は短い．吸収も速いため短時間で作用を発現し，主に食後血糖を低下させる．

投薬根拠となる代表的臨床試験

　2 型糖尿病患者の心血管疾患，死亡率について，インスリン分泌促進薬による治療とメトホルミンの単剤治療とで比較したデンマークの研究では，過去の心筋梗塞の既往に関わらずメトホルミンと比較してレパグリニド投与群の心血管死は差がなかったが，グリメピリド，グリベンクラミド投与群では有意に増加していた[3]．

　レパグリニドは，SU 薬やメトホルミンと同等の血糖低下効果があり，ナテグリニドよりも効果が大きい，との報告がある．

副作用と処方のポイント

　作用発現が速く，作用時間も短いため，内服後比較的短時間での低血糖発症リスクがあり，食前 10 分程度以内を目安に食直前内服の指導を徹底する必要がある．また低血糖のリスクが少ないとされる DPP-4 阻害薬との併用であっても遷延性低血糖を起こすがあり，併用薬がある場合には注意が必要である．肝・腎機能障害がある場合も低血糖に注意が必要で，腎不全患者にはナテグリニドは禁忌，ミチグリニドとレパグリニドは慎重投与とされている．

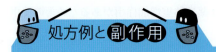

処方例と副作用

グリニド薬	レパグリニド（シュアポスト®）
用法・用量	1回0.25〜0.5 mg，1 mgまで増量可．1日3回毎食直前を基本として適宜増減
副作用	低血糖，肝機能障害
注　意	肝・腎機能障害患者にも禁忌ではないが，慎重を期する

3. DPP-4 阻害薬

機序に関する基礎知識

DPP-4阻害薬は小腸から分泌されるインクレチン（GIP，GLP-1）を分解するdipeptidyl peptidase-4（DPP-4）を阻害する薬剤で，インクレチンの作用を増強することによってグルコース依存性インスリン分泌を促進し，加えてグルカゴン分泌を抑制することによって血糖降下作用を発揮する．

投薬根拠となる代表的臨床試験

わが国では2009年以降，相次いで7種類のDPP-4阻害薬が発売され，さらに最近週1回投与の2薬剤が追加された．アログリプチン，サキサグリプチン，シタグリプチンに関する大規模臨床試験では，大血管症の発症に関してプラセボと比較し有意差はなかった．サキサグリプチンでは心不全による入院の頻度が高かったが，アログリプチン，シタグリプチンではこれを認めず，DPP-4阻害薬の心不全への影響は不明である[4−6]．

副作用と処方のポイント

単剤使用では低血糖を起こすリスクは低いが，高齢者，腎機能低下，高用量のSU薬との併用，SU薬を含む複数の糖尿病薬の併用などは，本薬剤使用中に低血糖を起こすリスクとされ，特に使用開始時にSU薬を減量するなど慎重な投与が勧められている［日本糖尿病学会　インクレチン（GLP-1作動薬とDPP-

4 阻害薬）の適正使用に関する委員会］．腎機能障害のある患者に用量調整（減量）をすることなく使用可能な薬剤はリナグリプチンとテネリグリプチンのみである．ビルダグリプチンは肝機能障害患者には慎重投与，重度の場合は禁忌とされている．

DPP-4 阻害薬は現在，わが国での処方数も多く，作用機序から比較的安全に使用でき，また膵臓以外の臓器保護作用も期待できる薬剤ではあるが，副作用としてアレルギー，腸閉塞，間質性肺炎，類天疱瘡などの報告もあり，投与にあたって既往の確認や注意深い経過観察が必要である．

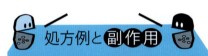

DPP-4 阻害薬	（処方例 1）シタグリプチン（ジャヌビア®, グラクティブ®）
用法・用量	1 日 1 回 50〜100 mg
副作用	急性膵炎，間質性肺炎，腸閉塞，類天疱瘡，めまいなど
注意	腎機能障害患者では減量が必要（中等度 1 日 1 回 25〜50 mg，重度 1 日 1 回 12.5〜25 mg）
DPP-4 阻害薬	（処方例 2）リナグリプチン（トラゼンタ®）
用法・用量	1 日 1 回 5 mg
副作用	腸閉塞，急性膵炎など

4. ビグアナイド薬

機序に関する基礎知識

ビグアナイド薬の血糖低下作用に関する機序はすべてが明らかではないが，その中心は肝臓からの糖放出を抑制することである．そのほかに骨格筋での糖取り込み促進，腸管からの糖吸収抑制，GLP-1 の分泌増強などがあげられる．肝臓では糖放出のほか脂肪合成も抑制されることが示されており，脂質代謝異常を伴わず体重も増加させることなく血糖降下作用を発揮する．これらの分子機序は徐々に明らかにされつつあり，呼吸鎖の抑制によって細胞内 ATP/AMP 比が低下し AMP キナーゼが活性化されること，肝臓においてグルカゴンシグナルを抑制すること，ミトコンドリア内のグリセロール-3-リン酸デヒド

ロゲナーゼを阻害して乳酸からピルビン酸への変換が減少し糖新生が低下すること，などが示されている．

また最近では，抗腫瘍効果に関する報告もあるが，まだ一定の見解は得られていない．

 ## 投薬根拠となる代表的臨床試験

UKPDS（United Kingdom Prospective Diabetes Study）では，肥満のある2型糖尿病患者で，食事療法のみの通常療法群に比べてメトホルミン投与群において，全死亡が36％，心筋梗塞が39％減少していた[7]．

一方，日本国内で行われた MORE Study（Melbin Observational Research Study）では，メトホルミン投与開始3〜12カ月後に HbA1c，空腹時血糖値の有意な改善が観察され，BMI 25 未満の非肥満患者にも有効であった[8]．

副作用と処方のポイント

主な副作用は，悪心，下痢などの消化器症状である．投与開始時や増量時に出現し，減量・中止により改善することが多いが，同用量で継続しても自然軽快する場合もある．

処方開始時には1日250〜500 mg 程度の少量から始めて漸増することが望ましい．

まれではあるが，注意すべき副作用として乳酸アシドーシスがある．「メトホルミンの適正使用に関する Recommendation」によると，経口摂取困難な患者や寝たきりなど全身状態が悪い患者には投与しないことを大前提として，腎機能障害のある患者で eGFR 30（mL/分/1.73 m²）未満の場合にはメトホルミン

表2　乳酸アシドーシスの症例に多く認められた特徴

1）腎機能障害患者（透析患者を含む）
2）脱水，シックデイ，過度のアルコール摂取など，患者への注意・指導が必要な状態
3）心血管・肺機能障害，手術前後，肝機能障害などの患者
4）高齢者
※高齢者だけでなく，比較的若年者でも少量投与でも，上記の特徴を有する患者で，乳酸アシドーシスの発現が報告されていることに注意 日本糖尿病学会「メトホルミンの適正使用に関する Recommendation」（2016年5月）より

JCOPY 498-13430

は禁忌，eGFR 30〜45 では慎重投与であり，さらに表2に示す特徴を有する患者では乳酸アシドーシスに注意すべきである．ビグアナイド薬を内服中の腎機能低下例にヨード系造影剤を使用する場合，またはビグアナイド薬内服中にヨード系造影剤を使用して腎機能が低下した場合などにも乳酸アシドーシスが生じる可能性があるため注意を要し，eGFR が 30〜60 の患者では造影検査の前または造影時にメトホルミンを中止して 48 時間後に eGFR を再評価して再開することが勧められている．

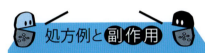

処方例と 副作用

ビグアナイド薬	メトホルミン（メトグルコ®）
用法・用量	1 日 500〜1,500 mg，2〜3 回に分けて内服（メトグルコ®のみ，最大 2,250 mg）
副作用	消化器症状，乳酸アシドーシスなど
注意	腎機能障害患者では慎重投与または禁忌（eGFR などによる）

5. チアゾリジン薬

機序に関する基礎知識

　チアゾリジン薬もその作用機序が完全に解明されたわけではないが，核内の転写因子である peroxisome proliferator-activated receptor-γ（PPAR-γ）に結合して標的遺伝子の発現を制御し，インスリン抵抗性を改善していると考えられている．PPAR-γ は脂肪細胞に多く発現し，PPAR-γ の活性化により前駆脂肪細胞の分化を促進し，小型脂肪細胞が増加することによってインスリン感受性アディポサイトカインであるアディポネクチンが増加する．脂肪細胞で脂肪合成が高まるため，脂肪酸の取り込みが増加し，肝臓や筋肉への異所性脂肪蓄積を減らす．マクロファージによる脂肪組織での炎症性サイトカインの産生を抑制する．これらの作用がインスリン抵抗性の改善につながるとされている．

投薬根拠となる代表的臨床試験

PROactive 試験（PROspective pioglitAzone Clinical Trial In macroVascular Events）では，大血管症のハイリスク 2 型糖尿病患者において，総死亡，非致死性心筋梗塞，脳卒中，急性冠症候群，冠血管・下肢血管に対する血管内治療または手術，足首より近位での下肢切断からなる複合一次エンドポイントに有意差はなかった．しかし，総死亡，非致死性心筋梗塞，脳卒中の二次エンドポイントでは，プラセボに対してピオグリタゾン投与群でイベント発症が 16％少なかった[9]．

 ## 副作用と処方のポイント

わが国で発売されているチアゾリジン薬はピオグリタゾンのみである．これより先に上市されていたトログリタゾンは劇症肝炎発症例が報告され，発売中止になった．ピオグリタゾンでは肝機能障害は少ないとされているが，主に肝臓で代謝される薬剤のためすでに肝障害のある患者では注意深い経過観察が必要であり，重度の肝障害例への投与は禁忌である．また重篤な腎機能障害のある患者でも禁忌である．

単剤使用では低血糖をほとんど起こさないが，注意すべき副作用として水分貯留による浮腫や心不全，体重増加と骨量の低下などがある．水分貯留については，腎尿細管での Na 再吸収促進によって循環血液量が増加することが一因と考えられる．インスリンとの併用時にも浮腫が起こる場合があるが，これもインスリンによる尿細管での Na 再吸収増加を介すると考えられる．

インスリン抵抗性改善作用から，抵抗性の強い患者が適応となるが，肥満を伴わない症例でも有効な場合がある．

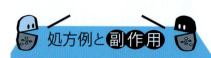 処方例と 副作用

チアゾリジン薬	ピオグリタゾン（アクトス®）	
用法・用量	1 日 1 回 15〜30 mg，最大 45 mg	
副作用	体重増加，浮腫，心不全，肝機能障害	
注　意	肝・腎機能障害．女性や高齢者，インスリンとの併用時は 15 mg から開始．膀胱癌治療中や既往のある患者には投与を控える	

6. α-グルコシダーゼ阻害薬

機序に関する基礎知識

炭水化物は単糖類にまで分解されて小腸で吸収されるが，分解の最終段階はα-グルコシダーゼによる二糖類から単糖類への分解であり，この酵素を阻害する薬剤である．食事中の糖質の吸収を遅らせることによって，食後血糖の上昇を緩やかにする．

わが国では，アカルボース，ボグリボース，ミグリトールの3剤が発売されている．それぞれ阻害対象の酵素や活性，薬物動態が異なる．前2剤はほとんど吸収されないとされているが，ミグリトールは腸管から吸収され小腸下部での作用は減弱すると考えられる．糖質の吸収は通常主に小腸上部で行われ，未消化の糖質が大腸に達すると消化器症状の一因になりうる．そのためミグリトールは他の2剤に比べて消化器症状が少ないと考えられる．

また，α-グルコシダーゼ阻害薬は小腸からのGLP-1の分泌を促進するため，インクレチンを介した血糖低下作用，さらにDPP-4阻害薬との併用による相乗効果も期待できる．

投薬根拠となる代表的臨床試験

STOP-NIDDM Trialでは，境界型糖尿病患者にアカルボースを投与したところ，平均3年の観察期間で心血管イベント発症についてハザード比0.51，2.5%のリスク低下を認めた[10]．経口糖尿病薬の中で唯一ボグリボース0.2 mg錠が耐糖能異常における2型糖尿病の発症抑制に保険適応となっている．

α-グルコシダーゼ阻害薬単独でのHbA1c低下効果は大きくないが，食後高血糖の改善によって大血管症のリスクを軽減すると考えられる．

副作用と処方のポイント

副作用の主なものは，腹部膨満感，放屁の増加，便秘・下痢などの消化器症状であり，腹部手術既往のある患者や便秘傾向のある高齢者などでは腸閉塞などを起こす可能性もある．

上記機序から，α-グルコシダーゼ阻害薬内服後に消化器症状の訴えが強い患

者は，炭水化物摂取量が多い可能性があり，食事療法の見直しにもつながる場合がある．

また，アカルボースでは重篤な肝障害症例が報告されており，定期的な肝機能検査が望ましい．

単独投与では低血糖を起こす可能性は低いが，主にSU薬やインスリンなどとの併用時に生じた低血糖に対しては，ブドウ糖の摂取が必要である．

薬剤の作用機序から，食後内服では効果が減弱するため，食直前内服が必要である．

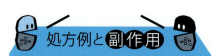

α−グルコシダーゼ阻害薬	**ボグリボース（ベイスン®）**
用法・用量	1日3回食直前，1回0.2～0.3 mg
副作用	腹部膨満感，放屁の増加，便秘・下痢などの消化器症状
注意	食後内服では効果が減弱する

7. SGLT2阻害薬

機序に関する基礎知識

ナトリウム依存性グルコース輸送担体（sodium-dependent glucose transporter: SGLT）のサブタイプのうち，SGLT2を阻害する薬剤である．1日約180 gのグルコースが腎糸球体で濾過されるが，濾過されたグルコースのうち腎近位尿細管に存在するSGLT2が約90％，SGLT1が約10％の再吸収を担っている．SGLT2阻害薬はSLGT2に高い選択性があり，尿糖排泄を促進して1日約65～80 gのグルコースが排泄されることとなる．

投薬根拠となる代表的臨床試験

糖を尿中に排泄しエネルギーを喪失するため，体重減少作用が期待される．また，尿酸値や血圧の低下など，他の代謝異常の改善効果も認められる．しかし一方で投薬開始後，おそらく摂食量が増えることにより期待されたほどの体

JCOPY 498-13430

重減少を認めない場合があり，従来からの食事・運動療法を徹底する必要がある．

心血管イベントリスクの高い2型糖尿病患者に関するエンパグリフロジンを使用した EMPA-REG OUTCOME 試験では，一次アウトカム（心血管死，非致死的心筋梗塞，非致死的脳卒中）のリスク低下が14％であり，心血管死38％，心不全による入院35％，総死亡32％のそれぞれリスク低下を認めた[11]．当初有効性が予想された患者像と異なり，65歳以上，アジア人，HbA1c 8.5％未満，BMI 30未満の患者で一次アウトカムのリスクが低下している．心不全による入院のリスクが低下した理由として，グルコースや遊離脂肪酸が豊富な状態であるにもかかわらずエネルギー代謝状態の悪化した糖尿病患者の心筋において，SGLT2阻害薬投与によって増加したケトン体が効率のよいエネルギー源として利用されるようになったのではないかとする仮説もあり[12]，現在進行中の他のSGLT2阻害薬に関する大規模臨床試験結果とも合わせて興味深いところである．

副作用と処方のポイント

腎機能低下例では糸球体濾過率が低下しておりSGLT2阻害薬の効果が減弱するため，腎不全および透析患者には使用しない．

インスリン作用とは独立した作用機序の薬剤であるため，単独使用では低血糖を起こしにくい．

現在6種類のSGLT2阻害薬が発売されており，浸透圧利尿作用から尿量が増加することが多いため，いずれの薬剤も朝1回食前または食後に投与され

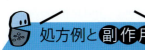

処方例と副作用

SGLT2阻害薬	（処方例1）エンパグリフロジン（シャディアンス®）		
用法・用量	1日1回10 mg，25 mgまで増量可．朝食前または後		
SGLT2阻害薬	（処方例2）ダパグリフロジン（フォシーガ®）		
用法・用量	1日1回5 mg，10 mgまで増量可．朝食前または後		
副作用	脱水，脳血管障害，尿路感染症・性器感染症，皮膚関連事象		
注　意	腎機能低下症例では効果が期待できない．心不全・重度の肝機能障害がある患者での安全性は確立していない		

る．頻尿・多尿，尿路感染症，性器感染症のほか，脱水症から脳血管障害を発症する可能性があるため適度な水分補給を指導する必要があり，水分摂取が少ない高齢者や脳梗塞の既往がある患者への投与は勧められない．すでに利尿薬を内服している場合は投与開始時に利尿薬の減量などを考慮し，シックデイの際には SGLT2 阻害薬の服用を中止するよう指導する必要がある．以上を含め，日本糖尿病学会「SGLT2 阻害薬の適正使用に関する委員会」から Recommendation が出されている．

●文献●

1) The ADVANCE Collaborative Group. Intensive blood glucose control and vascular outcomes in patients with type 2 diabetes. N Engl J Med. 2008; 358: 2560-72.
2) The Action to Control Cardiovascular Risk in Diabetes Study Group. Effects of intensive glucose lowering in type 2 diabetes. N Engl J Med. 2008; 358: 2545-59.
3) Schramm TK, et al. Mortality and cardiovascular risk associated with different insulin secretagogues compared with metformin in type 2 diabetes, with or without a previous myocardial infarction: a nationwide study. Eur Heart J. 2011; 32: 1900-8.
4) White WB, et al. Alogliptin after acute coronary syndrome in patients with type 2 diabetes. N Engl J Med. 2013; 369: 1327-35.
5) Scirica BM, et al. Saxagliptin and cardiovascular outcomes in patients with type 2 diabetes mellitus. N Engl J Med. 2013; 369: 1317-26.
6) Green JB, et al. Effect of sitagliptin on cardiovascular outcomes in type 2 diabetes. N Engl J Med. 2015; 373: 232-42.
7) UK Prospective Diabetes Study（UKPDS）Group. Effect of intensive blood-glucose control with metformin on complications in overweight patients with type 2 diabetes. Lancet. 1998; 352: 854-65.
8) 加来浩平，他．2 型糖尿病地用におけるメトホルミンの使用実態に関する観察研究（MORE study）．糖尿病．2006; 49: 325-31.
9) Dormandy JA, et al. Secondary prevention of macrovascular events in patients with type 2 diabetes in PROactive Study（PROspective pioglitAzone Clinical Trial In macroVascular Events）: a randomized controlled trial. Lancet. 2005; 366: 1279-89.
10) Chiasson JL, et al. Acarbose treatment and the risk of cardiovascular disease and hypertension in patients with impaired glucose tolerance. The STOP-NIDDM Trial. JAMA. 2003; 290: 486-94.
11) Zinman B, et al. Empagliflozin, cardilvascular outcomes, and mortality in type 2 diabetes. N Engl J Med. 2015; 373: 2117-28.
12) Mudaliar S, et al. Can a shift in fuel energetics explain the beneficial cardiorenal outcomes in the EMPA-REG OUTCOME Study? A unifying hypothesis. Diabetes Care. 2016; 39: 1115-22.

〈下田平眞生子，中村嘉夫〉

JCOPY 498-13430

禁煙総論
心血管イベントの一次予防，二次予防を意識したストラテジー

1. 喫煙の生体影響と疫学　社会背景

　タバコ煙は，依存の本質となるニコチン，酸素欠乏に関与する一酸化炭素をはじめ，約 5,300 種類の物質を含んでいる．活性酸素やフリーラジカルを生体に負荷することにより酸化ストレスを増大させ，血管内皮機能障害，平滑筋細胞の活性化をきたし，動脈の炎症や収縮を引き起こす．さらに血小板凝集能の亢進などを通して血栓形成傾向との関連も指摘されている．急速に肺から吸収され数秒で脳内に達するニコチンは，主にニコチン性アセチルコリン受容体に結合し，報酬系とリンクしていると考えられている側坐核にドパミンを放出し，快感や報酬感を感じさせる[1]．通常ニコチンの血中半減期は約 2 時間程度とされており，喫煙者は血中濃度を一定に保つために断続的に喫煙を繰り返す．その他，ニコチンは交感神経系を刺激し，心拍数の増加，血圧上昇，心筋収縮能の増加に伴い，心筋の酸素需要の増加を引き起こす．一酸化炭素は，酸素に比べ Hb 親和性は約 250 倍高く，喫煙によって CO-Hb が増加し酸素供給能の低下を引き起こす．喫煙者は酸素供給能の低下に対し代償的に赤血球数の増加をきたし，血栓形成増強の一因となる．また，わずか 30 分の受動喫煙が血管内皮機能を傷害し，冠血流予備能を低下させることが報告されており[2]受動喫煙も大きなリスクとなることも見逃せない．一方，禁煙は疾患の既往の有無に関わらず死亡や心血管疾患リスクの低下をもたらし，その効果は年齢や性別を問わない．禁煙の開始とともに効果は速やかに現れ，禁煙期間が長くなるほどリスクはより多く低下することが知られている．喫煙がもたらす循環器疾患，病態を下記にまとめる．

① 動脈硬化性疾患

　喫煙は冠動脈疾患，脳卒中，腹部大動脈瘤，末梢動脈疾患の独立した主要な危険因子となることがわが国の疫学データで示されている[3]．また，喫煙は糖尿病，HDL コレステロール低下などの脂質異常，メタボリックシンドロームの危険因子となるため，さらに動脈硬化性疾患発症リスク増加に関与している[3]．喫煙本数が 1 日 5 本未満であってもリスクが増加するとされている[3]．受動喫煙によって冠動脈疾患発症相対危険度はメタ解析で 1.31 倍になると報告され

ており，海外では屋内禁煙の受動喫煙防止法の実施によって，禁煙の範囲が広がるほど，急性冠症候群，脳卒中による入院が減少することが示されている[4]．

　また，最近の報告では，心筋梗塞入院中に禁煙カウンセリングを受けると余命が延長すると報告されている[5]．急性心筋梗塞による入院は禁煙カウンセリングの好機であることを医療従事者は認識すべきである．

② 不整脈

　心血管疾患の発症や進展にきわめて深く関連する喫煙も心房細動の発症に関連することが明らかにされている．16 研究のメタ解析[6]では喫煙者の心房細動罹患率のリスク比は 1.23 であった．サブグループ解析では非喫煙者に対して，現在喫煙者 1.39，禁煙者 1.16 と解析されている．また最近の報告では，家庭や職場での受動喫煙のみならず，小児期の受動喫煙，さらには胎児期の両親の喫煙が将来における心房細動の発症と関連するとされている[7]．非喫煙者のCO-Hb は 0.3〜1.6％であるが，喫煙者では CO-Hb は 5〜15％と上昇しており，冠動脈疾患を合併する患者の CO-Hb が 6％になると，運動中の不整脈が起こりやすい．

③ 心不全

　喫煙は心不全の増悪や死亡のリスクとなる．慢性心不全発症の関連因子の検討として，米国における心不全の既往のない男女 13,643 名の 1971〜1975 年から 19 年間の追跡研究 the First National Health and Nutrition Examination Survey Epidemiologic Follow-up Study（NHNES Ⅰ疫学追跡研究）がある[8]．心不全発症の独立した予測因子として示されたのは，冠動脈疾患，糖尿病，現在の喫煙習慣，心臓弁膜症，高血圧，体重過剰，身体活動の低さ，男性であった．「現在の喫煙」の人口寄与危険度は 17.1％とされ，喫煙がなければ心不全発症は 17.1％減少するとされている．現在および過去の喫煙が，左心機能低下患者の予後に及ぼす影響を検討した SOLVD（the Studies Of Left Ventricular Dysfunction）Prevention and Intervention trial の解析（多施設無作為二重盲検試験，対象 EF＜35％，平均 41 カ月の追跡，n＝6704)[9]では，左心機能低下患者にとって，喫煙継続は心不全の反復・心筋梗塞再発作・死亡の強力で独立した予測因子であり，禁煙はそれらを確実で早期に減少させる効果（2 年以下の禁煙で効果）があり，左心機能低下患者で推奨されている薬物療法と少なくとも同等の効果があると報告されている．

④ 循環器疾患周術期

　血管内治療やバイパス術など，循環器疾患における麻酔・手術治療の機会は増えている．喫煙で種々の周術期合併症は増加し，術後の回復が遅延すること

JCOPY 498-13430

が知られており，手術前のいつの時点からでも禁煙を開始することは意義があるとされている[10]．手術直前の禁煙でも周術期合併症の増加はみられない．

▶ 禁煙は，動脈硬化性疾患の一次予防および二次予防，循環器疾患手術治療，不整脈，慢性心不全病態における基本的で必要な治療である．
▶ 禁煙して，受動喫煙を避けることが必要である．

2. 治療における投薬の組み立て方

　まずは，全ての患者において喫煙歴，受動喫煙の有無を確認する（Ask）[11]．そして，喫煙者には「禁煙が必要である．」という医療従事者の明確な禁煙の促し（Advise）が必要である．その場合，1. はっきりと（例：「あなたにとって今禁煙することが重要です，私もお手伝いしましょう」「病気のときに減らすだけでは十分ではありません」），2. 強く（例：「あなたの主治医として，禁煙があなたの健康を守るのに最も重要である（優先度が高い）ことを知ってほしい，私やスタッフがお手伝いします」），3. 個々人にあったメッセージ〔例：喫煙と本人の現在の健康状態（病気），経済的なコスト，禁煙への関心レベル，子どもや家庭へのインパクトなどと関連づける〕などを念頭において働きかける．

　しかし，喫煙習慣はニコチン依存が重要な要因を占めており，簡単に禁煙できない場合も多いため，投薬が必要となる場合が多い．現在，日本で禁煙治療に使用できる薬剤で，効果が証明されているのはニコチン製剤（ニコチンパッチとニコチンガム）[12]と，バレニクリン[13]である．ニコチンには交感神経刺激作用があり，心筋梗塞急性期の患者では日本においては禁忌とされているが，ニコチンガムやニコチンパッチから吸収されて上昇する血中ニコチン濃度はタバコよりも低く，しかも血中濃度の上昇も穏やかである．心疾患患者におけるニコチン製剤使用の安全性に関するいくつかの系統的検討においてニコチンパッチと心血管イベントには関係がみられなかったとする報告がある[16]．バレニクリンは，ニコチンの含まれていない経口治療薬であり，心疾患患者に関する禁忌事項はない．心疾患患者は定期的に外来受診するので，喫煙習慣から脱却するための行動療法を利用する禁煙サポートを医療従事者は日常診療の中で根気よく続けていく必要がある．

3. 禁煙外来の仕組み

現在，医療施設側と患者の両者が一定の要件を満たして「禁煙治療のための標準手順書」[15]に則った治療を行った場合，12週間にわたる禁煙治療は保険適用（ニコチン依存症管理料算定）となっている（表1, 図1）. 保険診療による禁煙治療はチーム医療として行われており，医師が患者に喫煙が及ぼす健康へのリスクや禁煙の利点を伝えて薬物療法を行い，看護師が心理的または行動のアドバイス受け持つこともよく行われている. 喫煙しない環境を整え，喫煙か

表1　ニコチン依存症管理料について（平成28年3月4日: 保医発0304第3号）

(1) ニコチン依存症管理料は，入院中の患者以外の患者に対し，「禁煙治療のための標準手順書」（日本循環器学会，日本肺癌学会，日本癌学会及び日本呼吸器学会の承認を得たものに限る.）に沿って，初回の当該管理料を算定した日から起算して12週間にわたり計5回の禁煙治療を行った場合に算定する.

(2) ニコチン依存症管理料の算定対象となる患者は，次の全てに該当するものであって，医師がニコチン依存症の管理が必要であると認めたものであること.
　ア 「禁煙治療のための標準手順書」に記載されているニコチン依存症に係るスクリーニングテスト（TDS）で，ニコチン依存症と診断されたものであること.
　イ 35歳以上の者については，1日の喫煙本数に喫煙年数を乗じて得た数が200以上であるものであること.
　ウ 直ちに禁煙することを希望している患者であって，「禁煙治療のための標準手順書」に則った禁煙治療について説明を受け，当該治療を受けることを文書により同意しているものであること.

(3) ニコチン依存症管理料は，初回算定日より起算して1年を超えた日からでなければ，再度算定することはできない.

(4) 治療管理の要点を診療録に記載する.

(5) (2) に規定するニコチン依存症管理料の算定対象となる患者について，「注1」に規定する厚生労働大臣が定める基準を満たさない場合には，所定点数の100分の70に相当する点数を算定する.

JCOPY　498-13430

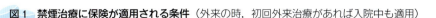

図 1　禁煙治療に保険が適用される条件（外来の時，初回外来治療があれば入院中も適用）

施設要件

・禁煙治療保険医療機関*1である
*1: 敷地内禁煙，医師・看護師，一酸化炭素測定器などの条件を満たし，施設基準届出が認められた医療機関

患者要件

・ニコチン依存症と診断される（TDS 5 点以上）
・35 歳以上の者はブリンクマン指数（1 日喫煙本数×喫煙年数）200 以上
・直ちに禁煙しようと思っている
・禁煙治療に同意（12 週間）

【標準禁煙治療のスケジュール】

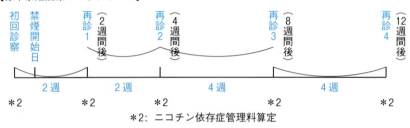

＊2: ニコチン依存症管理料算定

ら気持ちをそらせる行動を実行し，禁煙に関して見通しをもてるようにアドバイスし，心理的依存への対処を身につけるための働きかけを行う．

▶ 禁煙治療は「禁煙治療のための標準手順書」に則った治療を行う．
▶ 保険適用には，施設要件，患者要件を満たすことが必要である．
▶ 禁煙保険治療ができる外来システムを構築する必要がある．

●文献●

1) Changeux JP, et al. Brain nicotinic receptors: structure and regulation, role in learning and reinforcement. Brain Res Rev. 1998; 26: 198-216.
2) Otsuka R, et al. Acute effects of passive smoking on coronary circulation in healty young adults. JAMA. 2001; 286: 436-41.
3) 本庄かおり，他. 厚生労働科学研究費補助金 循環器疾患・糖尿病等生活習慣病対策総合研究事業たばこ対策の健康影響および経済影響の包括的評価に関する研究（研究代表者　片野田耕太）. 平成 27 年度総括・分担研究報告書. 2016.

4) Tan CE, et al. Association between smoke-free legislation and hospitalizations for cardiac, cerebrovascular, and respiratory diseases: a meta-analysis. Circulation. 2012; 126: 2177-83.

5) Bucholz EM, et al. Life years gained from Smoking-cessation counseling after myocardial infarction. Am J Prev Med. 2017; 52: 38-46.

6) Zhu W, et al. Association of smoking with the risk of incident atrial fibrillation: A meta-analysis of prospective studies. Int J Cardiol. 2016; 218; 259-66.

7) Dixit S, et al. Secondhand smoke and atrial fibrillation: Data from the Health eHeart Study. Heart Rhythm. 2016; 13: 3-9.

8) He J, et al. Risk factors for congestive heart failure in US men and women: NHANES I epidemiologic follow-up study. Arch Intern Med. 2001; 161: 996-1002.

9) Suskin N, et al. Relationship of current and past smoking to mortality and morbidity in patients with left ventricular dysfunction. J Am Coll Cardiol. 2001; 37: 1677-82.

10) 周術期禁煙ガイドライン　日本麻酔科学会　2015 年 3 月制定
www.anesth.or.jp/guide/pdf/20150409-1guidelin.pdf

11) US Department of Health and Human Services: Treating Tobacco Use and Dependence: 2008 Update.
(http://www.ahrq.gov/sites/default/files/wysiwyg/professionals/clinicians-providers/guidelines-recommendations/tobacco/clinicians/update/treating_tobacco_use08.pdf)

12) Stead LF, et al. Nicotine replacement therapy for smoking cessation (Review). Cochrane Database Syst Rev. 2012, Issue 11. Art. No.: CD000146

13) Cahill K, et al. Nicotine receptor partial agonists for smoking cessation (Review). Cochrane Database Syst Rev. 2016, Issue 5. Art. No.: CD006103.

14) Joseph AM, et al. The safety of transdermal nicotine as an aid to smoking cessation in patients with cardiac disease. N Engl J Med. 1996; 335: 1792-8.

15) 日本循環器学会，日本肺癌学会，日本癌学会，日本呼吸器学会. 禁煙治療のための標準手順書（第 6 版）. 2014.

〈飯田真美，早川由香〉

Note

2

薬剤各論

　現在，国内で処方・購入が可能な禁煙治療薬はニコチン置換療法に用いるニコチン製剤とニコチン受容体の部分アゴニストであるバレニクリンのみである．海外では，非三環系抗うつ薬として開発された Bupropion やニコチン受容体の部分アゴニストであり薬理学的にバレニクリンに類似した Cytisine なども禁煙治療薬として用いられる．

1. ニコチン（ニコチネル® TTS®）

機序に関する基礎知識

　ニコチンには脳波覚醒，学習行動における正確さの上昇などの中枢興奮作用，攻撃行動の減少といった精神安定作用が確認されている．ニコチン置換療法は，喫煙に代わってニコチンを補充することにより，禁煙に伴う離脱症状を緩和することを目的とした禁煙補助薬である．

　ニコチン製剤には貼付薬，ガム，スプレー，吸入薬，錠剤などの剤形があり，いずれも禁煙治療に対する効果が報告されているが，現在国内で承認されているものは貼付薬とガムのみである[1]．

　貼付薬であるニコチンパッチは，喫煙時のレベルを超えない範囲のニコチンを放出する経皮吸収製剤である．医療用ニコチンパッチに含まれるニコチン含有量は，ニコチネル TTS30 1 枚中 52.5 mg（1 日あたりのニコチン放出量は 21 mg），ニコチネル TTS20 1 枚中 35 mg（同 16 mg），ニコチネル TTS10 1 枚中 17.5 mg（同 8 mg）である．

投薬根拠となる代表的臨床試験

表 1 Nicotine replacement therapy for smoking cessation（Review）〔Stead LF, et al. Cochrane Database Syst Rev. 2012；Issue 11. Art. No.： CD000146.[1]より〕

	対象試験 （治療群/コントロール群）	結果 risk ratio（95% CI）
ニコチンパッチ vs プラセボ	43 試験（11,746/7,480）	RR 1.64（1.52-1.78）
ニコチンガム vs プラセボ	55 試験（10,596/11,985）	RR 1.49（1.40-1.60）

表 2 喫煙関連疾患を有する喫煙者での禁煙補助薬 Ba37142（Nicotine TTS）の臨床効果
　　　─多施設共同第Ⅲ相二重盲検比較試験─〔Goto Y, et al. 臨床医薬. 1994；10： 1801(105)-1830 (134).[2]より〕

	対象施設 （治療群/プラセボ群）	有効率（χ^2検定）
ニコチンパッチ（実薬）vs プラセボ （試験薬剤の 13%のニコチンを含有）	国内 82 施設（93/118）	53.3% vs 36.3% （p＜0.001）

副作用と処方のポイント

　合計 8 週間（最長 10 週間）のニコチン置換療法を行う. 標準的な貼付スケジュールは, 最初の 4 週間はニコチネル TTS30 を 1 日 1 回 1 枚, 次の 2 週間はニコチネル TTS20 を 1 日 1 回 1 枚, 最後の 2 週間はニコチネル TTS10 を 1 日 1 回 1 枚とする. 最長 10 週間までの貼付が可能である. 最初のニコチネル TTS30 貼付時に副作用などの発現により減量の必要が生じた場合は, ニコチネル TTS20 に切り替える. 注意すべき点は, 本来最初の用量（ニコチネル TT30）を貼付する最終日までの残余期間にニコチネル TTS20 を貼付し, その後, 次の用量（ニコチネル TTS20）で 2 週間貼付, 最後の用量（ニコチネル TTS10）で 2 週間貼付し, 総貼付期間を 8 週（最長 10 週間）とする.

　喫煙本数が少ない場合には, ニコチン過量症状（頭痛, めまい, 嘔気, 嘔吐, 動悸, 冷や汗など）を予防するため初回投与量を減量してもよい. 目安として, 1 日の喫煙本数が 10～15 本以下の場合はニコチネル TTS20 から, 5 本以下の場合はニコチネル TTS10 から開始する. 初回投与量の減量により, ニコチン過量症状を予防するほか, 不整脈や虚血性心疾患などのニコチンにより病状が悪化する疾患を有する患者に対しても安全に使用することが可能となる[3].

JCOPY 498-13430

表3　一般的な貼付スケジュール

4週間	2週間	2週間
ニコチネル TTS30	ニコチネル TTS20	ニコチネル TTS10

表4　減量を必要とした場合の貼付スケジュール（例）

5日間	2日間＋3週間	2週間	2週間
ニコチネル TTS30	ニコチネル TTS20	ニコチネル TTS20	ニコチネル TTS10

表5　喫煙本数が少ない場合の貼付スケジュール（例）

6週間	2週間
ニコチネル TTS20	ニコチネル TTS10

　本剤は24時間連続貼付であることから，体内のニコチン濃度を維持し，日常活動時のニコチン離脱症状を軽減するだけでなく，起床時のニコチン離脱症状の軽減が期待される．一方，ニコチンは中枢に作用し，少量においては覚醒作用を示すため24時間連続貼付により不眠などの睡眠障害が現れることがある．したがって，睡眠に関連した副作用が発現した場合には，起床時に貼付し就寝時に外すなどの説明を行う．また，貼付薬であるため，皮膚の紅斑や瘙痒を認めることがある．皮膚症状を認めた場合には，必要に応じて抗ヒスタミン薬やステロイド外用薬などの使用を考慮する[3]．

　ニコチン依存度が高く離脱症状が強い患者や喫煙本数を減らしたものの禁煙に踏み切れない患者に対し，医療機関より処方されるニコチンパッチと一般用医薬品のニコチンガムとを併用することで，バレニクリンと同等の効果があると報告されている[4]（なお，中用量・低用量のニコチンパッチおよびニコチンガムは一般用医薬品として薬局で購入することができるが，医療用とはニコチン放出量，使用期間・貼付時間が異なる[3]）．

　ニコチンパッチの禁忌は，非喫煙者，妊婦または妊娠している可能性のある婦人，授乳婦，不安定狭心症，急性期の心筋梗塞（発症3カ月以内），重篤な不整脈のある患者または経皮的冠動脈形成術直後，冠動脈バイパス術直後の患者，脳血管障害回復初期の患者，本成分に対し既往歴のある患者である．慎重投与は，心筋梗塞・狭心症（異型狭心症など）の既往歴のある患者，または狭

心症で症状の安定している患者, 高血圧症・不整脈・脳血管障害・心不全・末梢血管障害（バージャー病など）のある患者, 甲状腺機能亢進症・褐色細胞腫などの内分泌疾患のある患者, 糖尿病（インスリンを使用している）患者, 消化性潰瘍のある患者, 肝・腎障害のある患者, アトピー性皮膚炎あるいは脂漏性湿疹などの全身性皮膚疾患の患者, てんかんまたはその既往がある患者, 神経筋接合部疾患（重症筋無力症, イートン・ランバート症候群）またはその既往がある患者である.

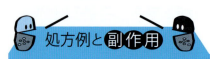

ニコチン依存症治療薬 ニコチン（ニコチネル® TTS®）	
用法・用量	最初の4週間　ニコチネル TTS30　1日1回1枚 次の2週間　ニコチネル TTS20　1日1回1枚 最後の2週間　ニコチネル TTS10　1日1回1枚 （必要に応じて最長10週間とする）
副作用	不眠, 頭痛, めまい, 嘔気, 嘔吐, 動悸, 冷や汗, 紅斑（かぶれ, 発赤など）, 瘙痒など
注　意	禁煙により生じる生理的変化のため, テオフィリン, ワルファリン, インスリンなどの用量調節が必要となることがある. 禁煙により CYP1A2 の基質の血症濃度が上昇する可能性がある.

2. バレニクリン（チャンピックス®）

機序に関する基礎知識

　バレニクリンは, 日本で初めて承認された経口禁煙補助薬である. ニコチン依存症の形成に寄与している $\alpha_4\beta_2$ ニコチン受容体に対して高い結合親和性を有する部分作動薬である. 他のニコチン受容体に対して結合親和性が低いという特徴を有する.

　バレニクリンは脳内に分布する $\alpha_4\beta_2$ ニコチン受容体に結合することにより, ニコチンが $\alpha_4\beta_2$ ニコチン受容体へ結合することを阻害する. アンタゴニスト

として作用することにより，喫煙による満足感を得にくくする（拮抗作用）．同時に，アゴニストとして作用することにより少量のドパミンを放出させ，禁煙に伴う離脱症状やタバコに対する切望感を軽減する（刺激作用）．

　バレニクリンはニコチン置換療法および Bupropion と比較し，禁煙に対する有効性が高いことが報告されている[5]．

投薬根拠となる代表的臨床試験

表6　Nicotine receptor partial agonists for smoking cessation（Review）（Cahill K, et al. Cochrane Database Syst Rev. 2016; Issue 5. Art. No.: CD006103.[5]より）

	対象試験（人数）	結果 risk ratio（95% CI）
バレニクリン vs プラセボ	27 試験（12,625 人）	2.24（2.06-2.43）
バレニクリン vs ニコチン置換療法	8 試験（6,264 人）	1.25（1.14-1.37）
バレニクリン vs Bupropion	5 試験（5,877 人）	1.39（1.25-1.54）

表7　Efficacy and tolerability of varenicline, an $\alpha_4\beta_2$ nicotinic acetylcholine receptor partial agonist, in a 12-week, randomized, placebo-controlled, dose-response study with 40-week follow-up for smoking cessation in Japanese smokers（Nakamura M, et al. Clinical Therapeutics. 2007; 29: 1040-56.[6]より）

投与群（1日2回投与）	持続禁煙率 %（禁煙した数/評価対象数）	プラセボ群に対するオッズ比（95% CI）	p 値
バレニクリン 1 mg	65.4%（85/130）	2.98（1.78-4.99）	＜0.0001
バレニクリン 0.5 mg	55.5%（71/128）	1.94（1.17-3.22）	0.0095
バレニクリン 0.25 mg	54.7%（70/128）	1.88（1.14-3.12）	0.0134
プラセボ	39.5%（51/129）	—	—

副作用と処方のポイント

　合計 12 週間の投与を行う．バレニクリンは第 1〜3 日目は 0.5 mg を 1 日 1 回　食後（朝・昼・夕いずれも可）に経口投与，第 4〜7 日目は 0.5 mg を 1 日 2 回　朝・夕食後に経口投与，第 8 日目以降は 1 mg を 1 日 2 回　朝・夕食後に経口投与する．禁煙を開始する 1 週間前より内服を開始する．主な副作用の一つである嘔気の発現を抑えるため，必ず食後にコップ 1 杯程度の水またはぬる

表8　一般的な内服スケジュール

第1～3日目	第4～7日目	第8日目以降
禁煙準備期間	禁煙準備期間	禁煙開始
バレニクリン 0.5 mg（1日1回）	バレニクリン 0.5 mg（朝）	バレニクリン 1 mg（朝）
	バレニクリン 0.5 mg（夕）	バレニクリン 1 mg（夕）

表9　腎機能低下を認める場合の内服スケジュール
（クレアチニン・クリアランス推定値 30 mL/分未満）

第1日目～	
バレニクリン 0.5 mg（1日1回）	
第1日目～	**必要に応じ増量**
バレニクリン 0.5 mg（1日1回）	バレニクリン 0.5 mg（朝）
	バレニクリン 0.5 mg（夕）

ま湯で服用することが重要である．嘔気が続く場合は制吐剤の併用や減量投与を考慮する[3]．

　バレニクリンは肝代謝をほとんど受けず主として未変化体として尿中へ排泄されるため，重度の腎機能障害のある患者では減量投与が必要である．クレアチニンクリアランス推定値が 30 mL/分未満の場合は，バレニクリン 0.5 mgを1日1回で投与を開始し継続する．その後は，必要に応じバレニクリン最大 0.5 mg 1日2回　朝・夕食後に増量する．

　バレニクリンはニコチンを含まないため，前述のニコチン置換療法では禁忌となる患者でも使用することが可能である．バレニクリンの禁忌は，本成分に対し過敏症の既往がある患者である．慎重投与は，統合失調症，双極性障害，うつ病などの精神疾患のある患者，重度の腎機能障害のある患者，血液透析を受けている患者である．禁煙は薬剤による治療の有無を問わず，抑うつ気分など様々な症状を伴うことがあるが，精神疾患を有する患者にバレニクリンを使用した際に精神疾患の悪化が報告されている．精神疾患を有さない場合も，めまい，傾眠，意識障害による自動車事故に至った報告があるので，自動車の運転など危険を伴う機械操作に従事しないよう指導が必要とされている．一方，バレニクリンとこれらの精神症状との関連について，基礎疾患を伴わない場合は因果関係を認めないとする報告もある[7]．

JCOPY 498-13430

併用注意薬としてシメチジンがある．シメチジンとの併用によりバレニクリンの腎クリアランスが低下する可能性があるので，重度の腎機能患者で併用する場合には注意が必要である．なお，バレニクリンは原則としてニコチン製剤との併用は行わない[3]．

処方例と 副作用

ニコチン依存症治療薬 バレニクリン（チャンピックス®）

用法・用量	第1〜3日目　バレニクリン0.5mg　1日1回　食後 第4〜7日目　バレニクリン0.5mg　1日2回　朝・夕食後 第8日目以降　バレニクリン1mg　1日2回　朝・夕食後
用法・用量 （腎機能低下例）	クレアチニン・クリアランス推定値が30 mL/分未満の場合は，0.5 mg 1日1回で投与を開始し継続する．その後は必要に応じ，最大0.5 mg 1日2回　朝・夕食後に増量する
副作用	嘔気，便秘，不眠，異常な夢，頭痛，鼓腸，めまい，傾眠，意識消失など
注　意	シメチジンとの併用注意 精神疾患の悪化を認めることがある 禁煙により生じる生理的変化のため，テオフィリン，ワルファリン，インスリンなどの用量調節が必要となることがある．禁煙によりCYP1A2の基質の血症濃度が上昇する可能性がある

3. Bupropion, Cytisine（いずれも国内未承認）

非三環系抗うつ薬として開発されたBupropionはアメリカとヨーロッパとで認可されている．ニコチン受容体の部分アゴニストであり薬理学的にバレニクリンに類似したCytisineはロシアと東欧とで認可されている．それぞれ禁煙治療に対する効果が報告されている[4]．

●参考文献●

1) Stead LF, et al. Nicotine replacement therapy for smoking cessation (Review). Cochrane Database Syst Rev. 2012; Issue 11. Art. No.: CD000146.

2) Goto Y, et al. 喫煙関連疾患を有する喫煙者での禁煙補助薬 Ba37142 (Nicotine TTS) の臨床効果—多施設共同第Ⅲ相二重盲検比較試験—Clinical Efficacy of Ba37142 (Nikcotine TTS) as an Aid to Smoking Cessation in Smokers with Smoking Related Disease. 臨床医薬. 1994; 10: 1801(105)-1830(134).

3) 日本循環器学会, 日本肺癌学会, 日本癌学会, 日本呼吸器学会. 禁煙治療のための標準手順書 第6版. 2014年4月.

4) Cahill K, et al. Pharmacological interventions for smoking cessation: an overview and network meta-analysis. Cochrane Database of Syst Rev. 2013; Issue 5. Art. No.: CD009329.

5) Cahill K, et al. Nicotine receptor partial agonists for smoking cessation (Review). Cochrane Database of Syst Rev. 2016; Issue 5. Art. No.: CD006103.

6) Nakamura M, et al. Efficacy and tolerability of varenicline, an $\alpha_4\beta_2$ nicotinic acetylcholine receptor partial agonist, in a 12-week, randomized, placebo-controlled, dose-response study with 40-week follow-up for smoking cessation in Japanese smokers. Clinical Therapeutics. 2007; 29: 1040-56.

7) Molero Y, et al. Varenicline and risk of psychiatric conditions, suicidal behaviour, criminal offending, and transport accidents and offences: population based cohort study. BMJ. 2015; 351: h238. doi: 10.1136/bmj.h2388

〈早川由香, 飯田真美〉

Note

JCOPY 498-13430

II

慢性期
疾患別

1

狭心症総論

1. 狭心症の疫学

　WHO の統計を基に世界各国の急性心筋梗塞や狭心症を含む虚血性心疾患による年齢調整後の死亡率を比較すると，我が国の死亡率は先進国の中で最も低く，東欧・北欧の 1/8〜1/10，西欧・北米の 1/5 に過ぎない[1]．また米国，フィンランド，オランダ，イタリア，ユーゴスラビア（当時），ギリシャ，日本の 7 カ国 16 地域において 1957〜1964 年の初回検診を行った 40 歳代，50 歳代の男性集団を追跡した 7 カ国研究では，年齢調整後の 1,000 人あたり 25 年間の虚血性心疾患による累積死亡者数はフィンランドの 239 人，米国の 202 人に対して日本では 54 人（福岡県田主丸町 45 人，熊本県牛深市 63 人）と低く，追跡開始時の危険因子のうち血清総コレステロール値の違いがこの死亡率の違いの有意な説明因子であった[2]．労作性狭心症における心血管事故に関する疫学調査は少ないが，冠動脈に 75％以上の狭窄を有する日本人冠動脈疾患 13,812 名を平均 2.7 年間追跡調査した the Japanese Coronary Artery Disease study（JCAD 試験）の結果では，1,000 人あたりの年間心血管事故発症数は 62.8（人）であった[3]．冠攣縮性狭心症に関しては中村らが行った 8 施設共同研究における冠攣縮性狭心症 349 症例の追跡調査の結果では平均 3.4 年の観察期間中に致死的 2 名を含む 18 例（5％）が心筋梗塞を発症し，なかでも 90％以上の冠狭窄を有する症例の心筋梗塞発症率が 59 例中 9 例（15％）と高かった[4]．このように狭心症患者における心血管事故の発生率は高く，その抑止に向けた二次予防が重要となっている．また近年，虚血性心不全の増加が問題となっている．狭心症症例の心不全発症に関する疫学データは少ないが，東北慢性心不全登録（CHART）研究では症例登録を 2000〜2004 年に行った CHART-1 研究から症例登録を 2006〜2010 年に行った CHART-2 研究にかけて基礎疾患としての冠動脈疾患を有する慢性心不全患者の割合が 26.4％から 47.1％に増加し，近年虚血性疾患を合併した心不全の割合が欧米並みに増加していることが報告されている（図 1）[5]．興味深いことに有症候性心不全増加の主体は左室駆出率（LVEF）50％以上の心不全，いわゆる左室駆出率が保持された心不全（HFpEF）であり，LVEF の保たれた狭心症であっても従来の心血管事故予防に加えて心不全発症予防

に向けた二次予防が重要となりつつある.

図1　CHART-1 研究と CHART-2 研究の比較 (Sakata Y, et al. Circ J. 2013; 77: 2209-17.（Review）[5]より改変）

2000〜2004 年に症例登録を行った CHART-1 研究に比べて 2006〜2010 年に登録を行った CHART-2 研究では心不全の基礎疾患に冠動脈疾患を有する患者の頻度は 26.4％から 47.1％に飛躍的に増加している.

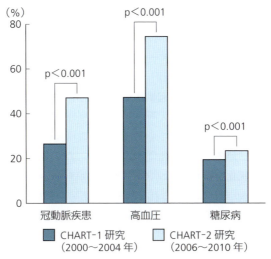

- 日本における虚血性心疾患による死亡率は欧米諸国に比較して低い.
- 従来の日本人と欧米人の虚血性心疾患死亡率の差は血清総コレステロール値の違いにより説明できた.
- 冠動脈疾患患者における心血管事故発生率は高く，二次予防が重要である.
- 近年虚血性心疾患を基礎疾患とする心不全が増加しており，狭心症患者の二次予防においても心不全発症予防が重要となりつつある.

　近年我が国では，高コレステロール血症を含む脂質異常症のみならず肥満，耐糖能異常など冠危険因子でもある生活習慣病の有病率が大幅に増加しており，虚血性心疾患の今後のさらなる増加が懸念されている．事実，狭心症とならび虚血性心疾患の代表である急性心筋梗塞は 1980 年以降多くの研究でその増加が報告されている[6,7]．また興味深いことには 1960～1980 年代に行われた秋田と大阪の心筋梗塞剖検症例の検討[8]では，秋田の症例では高コレステロール血症の頻度は 14％と少ない一方で高血圧の頻度は 92％と高く，病理所見は比較的小さい虚血性病巣の新旧入り交じった集簇からなる「散在壊死型」が 73％を占め，冠状動脈硬化も起始部から末梢部にかけての石灰化を伴う粥状硬化を多く認めたのに対して，大阪の症例では高血圧の合併頻度は 41％，高コレステロール血症は 59％であり，心筋梗塞の病理所見は心筋層が広範囲にわたって一様に壊死に陥る「塊状壊死型」が 91％を占めて動脈硬化も冠状動脈の比較的起始部に石灰化を伴わないソフトプラークからなる粥状硬化を多く認めた．この 1960～1980 年代に認められた秋田と大阪の心筋梗塞症例における背景疾患および冠動脈を含めた病理的所見の差異は，その後数十年が経過した現代では変容していると推測されるが，当時の秋田の症例の所見は社会の産業化・生活習慣の西欧化の進む前の日本，大阪の症例の所見はそれらが進んだ日本の代表的な心筋梗塞症例のそれを反映しているものと考えられる．すなわち 1980 年代以降，日本では大都市部のみならず日本中で社会の産業化・生活習慣の西欧化が進んで高コレステロール血症の頻度が増加し，冠状動脈硬化の病理も比較的大きな脂質プラークを有する粥状硬化が主体となっていることが推測に難くない．特に近年，比較的若い時期から冠動脈が高コレステロール血症に晒されてきた世代が増加し，それに伴い地域により程度の差はあれ全国で冠粥状硬化性プラークの破綻に伴う「塊状壊死型」の心筋梗塞が増加していると推測される．事実，宮城県心筋梗塞対策協議会のデータでは非都市部においては心筋梗塞発症増加が 65 歳未満で顕著であり，脂質異常症の頻度の増加を伴っている[9]．狭心症においてはこのようなデータはないが，恐らくは「塊状壊死型」の心筋梗塞の原因となる高コレステロール血症が主体となって形成される脂質プラークを有する冠粥状硬化に起因する狭心症が増えているものと推測される．このように，近年は地域を問わず虚血性心疾患が増加し，そのリスク構造も変容していることを念頭に置き，狭心症の二次予防を行う必要がある．

▶ 近年我が国では，冠危険因子である生活習慣病の有病率が増加しており，虚血性心疾患の有病率増加が懸念されている．

▶ 近年の高コレステロール血症の増加に従い，我が国の狭心症患者の冠動脈硬化の病理学的特徴は脂質プラークを伴う冠粥状硬化にシフトしていると推察される．

▶ 狭心症の二次予防においても上記の変化を十分に考慮する必要がある．

3. 狭心症における二次予防：神経体液性因子の管理

　狭心症の二次予防においては心血管事故の予防がまずは重要である．すなわち心筋虚血発作あるいは心筋梗塞発症，およびそれに関連する突然死の予防であり，また上述のごとく心不全発症予防も近年重要となっている．そしてこれら二次予防のためには冠動脈イベント予防にむけた抗血小板療法と冠危険因子の管理に加えて神経体液性因子の管理が重要である．すなわち一般に冠動脈疾患患者ではレニン-アンジオテンシン（RA）系と交感神経系の活性化が病態に悪影響を及ぼしており，その抑制が心血管事故抑制に向けて重要である．具体的にはアンジオテンシン変換酵素（ACE）阻害薬あるいはアンジオテンシン受容体拮抗薬（ARB）などによる RA 系阻害，そしてさらには心機能低下例では β 遮断薬による交感神経系の抑制が推奨される．なお心血管保護を目的とした RA 系阻害薬の使用の場合，ACE 阻害薬では降圧に依存しない心血管保護効果を認めるのに対して ARB では認められないことがメタ解析で明らかになっており[10]，ARB ではなく ACE 阻害薬が第一選択であることを念頭におく必要がある．また必ずしも神経体液性因子の管理とは関係しないが，スタチンによる抗炎症作用など LDL-C 低下作用以外の多面的効果も冠動脈イベント予防に有用であり，適応があれば必ず投与することが大切である．

▶ 狭心症患者の二次予防においては心筋虚血発作，心筋梗塞，突然死，そして近年では心不全発症予防が重要である．

▶ 抗血小板療法と冠危険因子の管理に加えて神経体液性因子の管理が狭心症二次予防において重要である．

▶ 狭心症二次予防における神経体液性因子の管理においてはアンジオテンシン変換酵素（ACE）阻害薬あるいはアンジオテンシン受容体拮抗薬（ARB）などによる RA 系阻害，そして心機能低下例では β 遮断薬による交感神経系の抑制が推奨される．

4. 狭心症における二次予防: 狭心症における投薬の組み立て方

　狭心症患者の二次予防においては抗血小板療法と冠危険因子の管理，そして神経体液性因子の管理が重要である．神経体液性因子の管理に関してはすでに述べた．また抗血小板療法に関しては各論の小谷らの頁に譲り，ここでは冠危険因子の管理について述べる．

① 脂質管理

　前述のごとく，近年の狭心症患者における冠動脈硬化は恐らくは脂質の蓄積によるソフトプラーク形成を伴う粥状硬化が主体となっており，その破綻に伴う急性冠症候群発症リスクを常に伴っている．そのため高コレステロール血症〔冠動脈疾患の場合は LDL コレステロール（以下 LDL-C）100 mg/dL 以上〕を合併する狭心症患者においてはスタチンの投与が前提となる．近年 ACCF/AHA のガイドライン[11]では脂質異常症の治療として LDL-C 到達値ではなく，強度のスタチン治療施行そのものが重要であるという Fire and Forget theory が提唱され，従来の LDL-C 管理目標値を設定して脂質管理を行う Target to Treat theory とは異なることから議論をよんでいる．確かにこれまでの臨床試験では強力スタチンと標準スタチン投与の比較において強力スタチン投与群で LDL がさらに低下して予後の改善が示されているものの，強力スタチン群における予後の改善が LDL-C 低下による直接効果であるのか，LDL-C 低下作用以外の多面的効果によるものであるのかは明らかになっていない．しかしながら高コレステロール血症を有する冠動脈疾患におけるスタチン投与に関しては両説支持者いずれにとっても異論はなく，LDL-C 値が 100 mg/dL 以上の狭心症患者にはスタチン投与が推奨されることはいうまでもない．また高中性脂肪

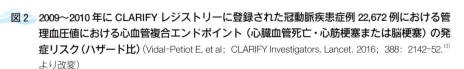

図2 2009〜2010 年に CLARIFY レジストリーに登録された冠動脈疾患症例 22,672 例における管理血圧値における心血管複合エンドポイント（心臓血管死亡・心筋梗塞または脳梗塞）の発症リスク（ハザード比）(Vidal-Petiot E, et al; CLARIFY Investigators. Lancet. 2016; 388: 2142-52.[13] より改変)

本試験では従来示されてきた J カーブ現象を拡張期血圧に関してのみならず（70 mmHg 未満ではリスク上昇），収縮期血圧に関しても認めた（120 mmHg 未満でリスク上昇）.

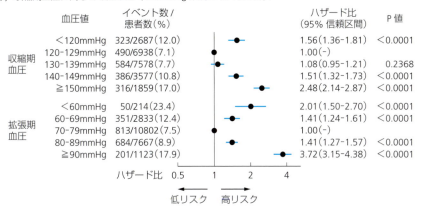

	血圧値	イベント数/患者数(%)	ハザード比(95%信頼区間)	P値
収縮期血圧	<120mmHg	323/2687(12.0)	1.56(1.36-1.81)	<0.0001
	120-129mmHg	490/6938(7.1)	1.00(−)	
	130-139mmHg	584/7578(7.7)	1.08(0.95-1.21)	0.2368
	140-149mmHg	386/3577(10.8)	1.51(1.32-1.73)	<0.0001
	≧150mmHg	316/1859(17.0)	2.48(2.14-2.87)	<0.0001
拡張期血圧	<60mmHg	50/214(23.4)	2.01(1.50-2.70)	<0.0001
	60-69mmHg	351/2833(12.4)	1.41(1.24-1.61)	<0.0001
	70-79mmHg	813/10802(7.5)	1.00(−)	
	80-89mmHg	684/7667(8.9)	1.41(1.27-1.57)	<0.0001
	≧90mmHg	201/1123(17.9)	3.72(3.15-4.38)	<0.0001

ハザード比 0.5　1　2　4
低リスク　高リスク

血症の患者，ω3 系不飽和脂肪酸値が低い患者に対してはフィブラート製剤や EPA 製剤などの投与を考慮すべきである.

② 血圧管理

　高血圧は心筋梗塞を含む虚血性心疾患の重要な危険因子であり，狭心症患者における二次予防においてその管理はきわめて有用である．虚血性心疾患における一次予防においては血圧降下に伴う心血管事故リスク低下作用において各降圧薬に差を認めないが，二次予防に関しては心血管保護作用を有する ACE 阻害薬，ACE 阻害薬に忍容性がない場合は ARB，そして有意狭窄を有する症例あるいは心機能低下例では β 遮断薬が使用されるべきである．また冠攣縮性狭心症に関しては冠血管拡張作用を有するカルシウムチャネル拮抗薬および硝酸薬の使用が推奨される．ただし冠動脈疾患症例においては収縮期圧 120 mmHg 未満，そして拡張期圧 70 mmHg 未満ではむしろ心血管事故が増大するという J カーブ現象が指摘されている（図2）[13]．そのため狭心症における血圧管理では過降圧に十分気をつける必要がある.

③ 糖尿病管理

　狭心症の二次予防において冠危険因子である糖尿病の管理の重要性はいうまでもない．糖尿病治療薬の心血管病における予後改善効果に関してはこれ

まで PROACTIVE 試験[12]においてピオグリタゾンの有用性が示されたのみであった．しかしながら最近はリラグルチドやエンパグリフロジンなどの心血管事故抑制効果を有する新薬が登場している．特に SGLT2 阻害薬であるエンパグリフロジンに関しては EMPAREG 試験[14]において狭心症患者を含む心血管事故高リスクの症例において通常のエビデンスに基づく治療に加えての心血管事故抑制効果が示され，さらには心不全入院減少効果，腎保護作用が示されたことは特筆に値する．わが国でも虚血性心疾患を有する心不全症例では糖尿病の有無のみではなく，微量アルブミン尿の存在が予後増悪危険因子であることが示されており[15]，心不全発症抑制に加えて腎保護作用を示したエンパグリフロジンは今後糖尿病を有する虚血性心疾患における第一選択薬の一つとなる可能性がある．

今後こうした効果がエンパグリフロジンに特有のものであるのか，エンパグリフロジン以外の SGLT2 阻害薬にも認められる作用であるのか，カナグリフロジン，ダパグリフロジンなど他の SGLT2 阻害薬の臨床試験成果の発表が待たれる．

▶ 狭心症二次予防においては冠危険因子である生活習慣病，とくに脂質異常症，高血圧，糖尿病の管理が重要である．
▶ 狭心症二次予防における脂質異常症，高血圧，糖尿病においては各個人に応じた適切な管理目標を認識して管理を行うことが大切である．
▶ 今後狭心症患者の心不全，腎機能障害発症予防に SGLT2 阻害薬投与が推奨されていく可能性がある．

●文献●
1）WHO. World Health Statistics Annual. 1997-2003.
2）Menotti A, et al. Inter-cohort differences in coronary heart disease mortality in the 25-year follow-up of the Seven Country Study. Eur J Epidemiol. 1993; 9: 527-36.
3）Kohro T, et al; Japanese Coronary Artery Disease Investigators. Prognostic effects of combined treatment with calcium channel blockers and statins in patients with coronary narrowing: from the Japanese Coronary Artery Disease study. Int Heart J. 2010; 51: 299-302.
4）Nakamura M, et al. Clinical characteristics associated with myocardial infarction, arrhythmias, and sudden death in patients with vasospastic angina. Circulation. 1987; 75:

1110-6.

5) Sakata Y, et al. Epidemiology of heart failure in Asia. Circ J. 2013; 77: 2209-17.（Review）

6) Kitamura A, et al. Trends in the incidence of coronary heart disease and stroke and their risk factors in Japan, 1964 to 2003: the Akita-Osaka study. J Am Coll Cardiol. 2008; 52: 71-9.

7) Takii T, et al. Trends in acute myocardial infarction incidence and mortality over 30 years in Japan: report from the MIYAGI-AMI Registry Study. Circ J. 2010; 74: 93-100.

8) 小西正光. 日本人の循環器疾患の原点とその後の変遷（後編）: 秋田における病理・疫学的研究を中心にして. 日本医事新報. 2009; 4443: 53-9.

9) Hao K, et al. Urbanization, life style changes and the incidence/in-hospital mortality of acute myocardial infarction in Japan: report from the MIYAGI-AMI Registry Study. Circ J. 2012; 76: 1136-44.

10) Blood Pressure Lowering Treatment Trialists' Collaboration. Blood pressure-dependent and independent effects of agents that inhibit the renin-angiotensin system. J Hypertens. 2007; 25: 951-8.

11) Stone NJ, et al. 2013 ACC/AHA guideline on the treatment of blood cholesterol to reduce atherosclerotic cardiovascular risk in adults: a report of the American College of Cardiology/American Heart Association Task Force on Practice Guidelines. Circulation. 2014; 129(25 Suppl 2): S1-45.

12) Dormandy JA, et al; PROactive Investigators. Secondary prevention of macrovascular events in patients with type 2 diabetes in the PROactive Study（PROspective pioglitAzone Clinical Trial In macroVascular Events）: a randomised controlled trial. Lancet. 2005; 366: 1279-89.

13) Vidal-Petiot E, et al; CLARIFY Investigators. Cardiovascular event rates and mortality according to achieved systolic and diastolic blood pressure in patients with stable coronary artery disease: an international cohort study. Lancet. 2016; 388: 2142-52.

14) Zinman B, et al; EMPA-REG OUTCOME Investigators. N Engl J Med. 2015 Nov 26; 373 (22): 2117-28. Empagliflozin, Cardiovascular Outcomes, and Mortality in Type 2 Diabetes.

15) Miura M, et al; CHART-2 Investigators. Prognostic impact of diabetes mellitus in chronic heart failure according to presence of ischemic heart disease- with special reference to nephropathy. Circ J. 2015; 79: 1764-72.

〈坂田泰彦〉

Note

2

硝酸薬，カルシウム拮抗薬，*β*遮断薬

1. 硝酸薬

機序に関する基礎知識

　硝酸薬は構造式の中に血管拡張物質である一酸化窒素（NO）を含んでいる．NO を遊離することにより，グアニル酸シクラーゼが活性化し cyclic GMP を増加させ，血管平滑筋拡張を促す（図 1）．冠動脈においては表在血管の拡張をもたらし，心筋への酸素供給を増加させる作用がある．さらに静脈系の拡張作用もあることから心臓にとっての前負荷軽減をもたらす．これにより心筋酸素需要を減少させる作用がある．結果として心筋酸素供給と需要のバランスを改善させて心筋虚血を緩和させる．

図 1 硝酸薬による血管拡張の機序

硝酸薬から遊離した NO は細胞質内でグアニル酸シクラーゼを活性化する．cyclic GMP の増加がプロテインキナーゼ G を活性化して筋弛緩を生じさせる．

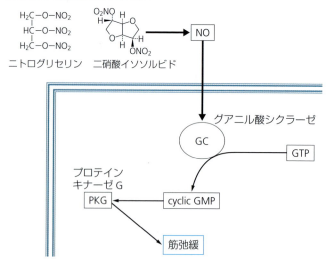

心筋虚血とは，心筋にとっての酸素供給（イン）と酸素需要（アウト）がアウトバランスに傾いた状態．硝酸薬はインを増やし，アウトを減らす．

投薬根拠となる代表的臨床試験

慢性期虚血性心疾患に対して硝酸薬の有用性を検討した臨床試験は存在しない．硝酸薬はその薬理学的機序，および長年市販されてきた臨床経験に基づいて処方されている．

副作用と処方のポイント

硝酸薬の副作用は，過度の血管拡張作用により生じる頭痛，めまい，低血圧や動悸である．

慢性期に心筋虚血が認められる患者に対する硝酸薬の処方は，①胸痛発作時の使用と，②胸痛発作予防目的での投与に分けられる．

①は速効型のニトログリセリンを用いて胸痛症状のコントロールを行う．

②は持続性硝酸薬を用いる．剤形により内服薬と経皮吸収薬がある．

慢性期心筋虚血性心疾患に対しては PCI をはじめとする血行再建術が標準的に行われるようになってきた．そのために現代では②の使用方法はきわめて限定的になってきている．有症候性の虚血性心疾患に漫然と持続性硝酸薬を使用することは避けなければならない．しかし，予定の血行再建術までの間のつなぎとしての使用はきわめて有効である．

血行再建術の時代となった虚血性心疾患治療のトレンドの中での硝酸薬の積極的適応は，狭心発作寛解を目的とした即効型硝酸薬の使用と考える．

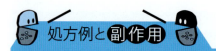

処方例と副作用

硝酸薬	**一硝酸イソソルビド，二硝酸イソソルビド（ニトロール®）**
適　応	虚血性心疾患の慢性期
用法・用量	20 mg×2 回/日，朝・夕食後 経皮吸収薬であれば 1 枚/日
副作用	頭痛，めまい，動悸が多い
注　意	胸痛症状があれば漫然と投与せずに血行再建術の可能性を検討する必要がある
硝酸薬	**ニトログリセリン舌下錠および吸入薬（ニトログリセリン®）**
適　応	慢性期虚血性心疾患の胸痛発作時
用法・用量	発作時に 0.3 mg 錠を舌下投与，吸入薬であれば 1 回吸入
副作用	頭痛，めまい，血圧低下
注　意	3 分以内に効果が発現する．胸痛が持続するならば急性心筋梗塞への移行の恐れがあり注意を要する

2. カルシウム（Ca）拮抗薬

機序に関する基礎知識

カルシウム拮抗薬は細胞膜上の L 型カルシウムチャネルに拮抗阻害して，細

図2　カルシウム拮抗薬による血管拡張の機序

L 型 Ca^{2+} チャネルより Ca^{2+} が細胞質内へ流入すると筋小胞体から Ca^{2+} の放出が起こる，これにより収縮蛋白が活性化されて筋収縮を起こす．カルシウム拮抗薬は L 型 Ca^{2+} チャネルを拮抗阻害することにより筋弛緩を生じさせる．

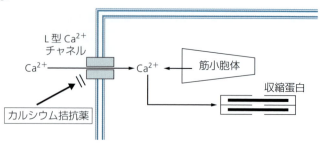

JCOPY 498-13430

胞質内へのカルシウムイオン流入を抑制することにより血管平滑筋に対して拡張作用をもつ（図2）．冠動脈拡張による冠血流増加作用と冠攣縮予防効果を期待して処方する．全身の末梢動脈系に作用して，血圧を下げる効果が強い．これによる左心室後負荷の軽減も心筋酸素需要を減らすことに貢献する．

投薬根拠となる代表的臨床試験

2000年代に，冠動脈疾患患者への投与が心血管イベントを抑制するとの結果が発表された．

JMIC-B[1]，およびCAMELOT[2]では，冠動脈疾患予後改善効果がすでに確立しているACE阻害薬との比較試験で同等の長期的有用性を示した（表1）．

表1 カルシウム拮抗薬の代表的臨床試験

試験名	使用薬剤	対象患者	結果
JMIC-B	ニフェジピン（カルシウム拮抗薬）vs ACE阻害薬	冠動脈疾患を有する日本人高血圧患者 1,650例	心血管イベント発生はニフェジピン群とACE阻害薬群で同等であった．
CAMELOT	アムロジピン（カルシウム拮抗薬）vs エナラプリル（ACE阻害薬）vs プラセボ	冠動脈疾患を有する正常血圧患者 1,991例	アムロジピン群はエナラプリル群と同等の心血管イベント回避を示した（プラセボに対するハザード比0.69）．

副作用と処方のポイント

過度の降圧や，めまい，反射性頻脈，顔面紅潮，浮腫が起きることがある．反射性頻脈は，最近の長時間作動型薬剤では少なくなってきている．

冠攣縮予防効果を期待して処方することが多い．特に日本人には，冠攣縮が多いとされており，日本循環器学会ガイドライン上で冠攣縮性狭心症の治療薬としてはクラスⅠの推奨となっている．

狭心症への適応承認がなされていて比較的よく処方されるのは，ジルチアゼム，ニフェジピン，ベニジピン，アムロジピン．冠攣縮に対する効果が強いのはニフェジピンとジルチアゼムで，ともに徐放剤を使用する．抗冠攣縮作用の他に，ニフェジピンは降圧作用が強く，ジルチアゼムは徐拍化作用が強い．

▶血行再建術が主流となった時代においても，カルシウム拮抗薬は冠攣縮性狭心症には必須の薬剤．個々の患者さんの血圧や脈拍数をみて薬を選択する．

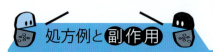

Ca 拮抗薬	ジルチアゼム （ヘルベッサー®）
適 応	狭心症，異形狭心症
用法・用量	徐放カプセル剤を 100 mg/日，夕食後
	あるいは 100 mg×2 回/日，朝・夕食後
副作用	洞性徐脈，房室ブロック，心不全
注 意	過度の徐脈を生じる場合がある
Ca 拮抗薬	ニフェジピン （アダラート L®）
適 応	狭心症，異形狭心症
用法・用量	徐放剤 20 mg×2 回/日，朝・夕食後
副作用	めまい，ふらつき，血圧低下，浮腫，歯肉増殖
注 意	浮腫や歯肉増殖はこの薬剤特有の時々みかける副作用
Ca 拮抗薬	アムロジピン （ノルバスク®，アムロジン®）
適 応	狭心症
用法・用量	5 mg×1 回/日，朝食後
副作用	めまい，ふらつき，血圧低下
注 意	冠攣縮による胸痛が残存する場合は，他のカルシウム拮抗薬への変更を考慮する

3. β遮断薬

機序に関する基礎知識

　β遮断薬は狭心症治療の根本的解決とはなり得ない．冠動脈プラークに作用して退縮させる作用はなく，冠動脈疾患の病態の根本である心筋酸素供給不全

を改善するものではない．β遮断薬の抗狭心症作用の機序は，心筋酸素需要を減少させて心筋虚血の誘発を抑えることである．

　β遮断薬は交感神経アドレナリン受容体に作用する．心血管系ではサブタイプにより α 受容体，β_1，β_2に分類されており，それぞれ局在と生理作用が異なる．β_1遮断作用により，心筋収縮力低下と心拍数減少作用がもたらされ心筋酸素需要を減少させる（表2）．

表2　交感神経アドレナリン受容体の分類

サブタイプ	局在	生理作用
α	血管平滑筋	血管収縮
β_1	心筋 洞房結節	収縮力増大 心拍数増加
β_2	血管平滑筋，気管支平滑筋	血管拡張

　心筋梗塞後の慢性期虚血性心疾患に対する二次予防効果，および左室リモデリング予防効果もある．心機能低下症例において恒常的に亢進している交感神経系の活性を抑えることにより左室リモデリングの進行を抑制する．

▶ β遮断薬の作用機序は，心筋酸素需要の軽減と交感神経系亢進を抑制すること．

投薬根拠となる代表的臨床試験

① 抗狭心症薬としての使用

　2000年代以降で，安定型狭心症に対する β遮断薬の有効性について検討した臨床試験は存在しない．血行再建術が標準的治療となり，臨床試験の意義が見いだせなくなったためである．古いものをみると，ビソプロロールあるいはアテノロールが狭心症発作を有意に軽減したとの報告がある[3]．

② 心筋梗塞後二次予防としての使用

　CAPRICORN 試験[4]において，比較的高リスクの心筋梗塞患者への投与の有用性が確立した（表3）．また，その Echo サブスタディ[5]の結果，心筋梗塞後の

左室リモデリング抑制効果が認められている.

　以上により，日本循環器学会ガイドラインでは心筋梗塞後二次予防に関するβ遮断薬の投与がクラスⅠ～Ⅱaの推奨となっている.

表3　β遮断薬の代表的臨床試験

試験名	使用薬剤	対象患者	結果
CAPRICORN 試験	カルベジロール vs プラセボ	急性心筋梗塞後の左室駆出率 40%以下の患者 1,959 例	カルベジロール群で非致死性心筋梗塞発症を 41%抑制.心血管死亡＋非致死性心筋梗塞発症を 29%抑制

副作用と処方のポイント

　注意点はβ遮断作用による陰性変力・陰性変時作用が過度に出現することで，血圧低下や徐脈をきたす.心機能の低下した症例では心不全を惹起することがあり注意を要する.特に心筋梗塞後の心血管イベント二次予防の目的で処方するときは心機能に注意して初期処方量を決定する.

　β_1，β_2非選択型のβ遮断薬は気管支喘息を悪化させる懸念がある.また，明らかに冠攣縮を伴う狭心症の場合には攣縮を誘発する恐れがあり使いにくい.気管支喘息のある場合にはβ_1選択性のビソプロロールを使用する.

　さまざまなβ遮断薬が上市されているが，主に使用されるのは$\alpha\beta$遮断作用のあるカルベジロールとβ_1選択性遮断作用のあるビソプロロール.心機能の低下した症例や心筋梗塞後の二次予防目的であれば，少量から徐々に増量してゆくのが基本である.慢性心不全に対するβ遮断薬の投与法に準じる.

　心機能の良好な安定型狭心症に対する処方であれば，添付文書通りの通常量の処方でよい.カルベジロールであれば 10～20 mg/日，ビソプロロールであれば 2.5～5 mg/日を 1 日 1 回投与する.ただし，現代の血行再建術時代においては硝酸薬と同様に補助的な使用となる.

JCOPY 498-13430

▶血行再建術が標準治療となった現代では，β遮断薬に抗狭心作用を期待することは少ない．心筋梗塞後のリモデリング予防としての処方が主流．

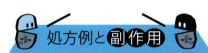

処方例と 副作用

β遮断薬	カルベジロール（アーチスト®）
適 応	安定型労作性狭心症，心筋梗塞後二次予防，慢性心不全
用法・用量	10〜20 mg/日，1日1回
	心機能の低下した場合は，慢性心不全に対する投与法に準じる
副作用	心不全，徐脈
注 意	気管支喘息の合併した症例，冠攣縮を伴う症例には必要性を十分検討して使用．
	心機能の低下した症例では，導入に注意する．

β遮断薬	ビソプロロール（メインテート®）
適 応	安定型労作性狭心症，心筋梗塞後二次予防，慢性心不全
用法・用量	2.5〜5 mg/日，1日1回
	心機能の低下した場合は，慢性心不全に対する投与法に準じる
副作用	心不全，徐脈
注 意	冠攣縮を伴う症例には必要性を十分検討して使用．
	心機能の低下した症例では，導入に注意する．

●文献●

1) Yui Y, et al. Comparison of nifedipine retard with angiotensin converting enzyme inhibitors in Japanese hypertensive patients with coronary artery disease, the Japan multicenter investigation for cardiovascular disease-B（JMIC-B）randomized trial. Hypertens Res. 2004; 27: 181-91.

2) Nissen SE, et al. Effect of antihypertensive agents on cardiovascular events in patients with coronary disease and normal blood pressure. JAMA. 2004; 292: 2217-26.

3) Muinck ED, et al. Comparison of the safety and efficacy of bisoprolol versus atenolol in stable exercise-induced angina pectoris; a multicenter international randomized study of angina pectoris（MIRSA）. J Cardiovasc Pharmacol. 1992; 19: 870-5.

4） Dargie HJ. Effect of carvedilol on outcome after myocardial infarction in patients with left-ventricular dysfunction: the CAPRICORN randomized trial. Lancet. 2001; 357: 1385-90.
5） Doughty RN, et al. Effects of carvedilol on left ventricular remodeling after acute myocardial infarction: the CAPRICORN Echo Substudy. Circulation. 2004; 109: 201-6.

〈樋口義治〉

Note

3

抗血小板薬とその変遷

 機序に関する基礎知識

① アスピリン

　これまで，多くの抗血小板薬が開発され臨床応用されてきたが，最も古典的に汎用されているのはアスピリン（バイアスピリン®, バファリン®）であろう．アスピリンは低用量では，主として血小板のシクロオキシゲナーゼ1（COX-1）をアセチル化して酵素活性を阻害することにより，血小板凝集促進作用のあるトロンボキサン A_2（TXA_2）の生成を抑制し，抗血小板凝集作用を発揮する（図1）.

② P2Y₁₂ADP 受容体阻害薬

　チエノピリジン誘導体である，チクロピジン（パナルジン®）とクロピドグレル（プラビックス®），プラスグレル（エフィエント®），チカグレロール（ブリリンタ®），カングレロール（日本未承認）は血小板膜上の ADP 受容体群の1つである P2Y₁₂ を特異的に阻害し，分泌された ADP を介するシグナル伝達阻害することで，血小板凝集を抑制する（図1）.

　チクロピジン，クロピドグレル，プラスグレルはプロドラッグであるが，チカグレロール，カングレロールは薬剤自体が直接 P2Y₁₂ADP 受容体を阻害することから，P2Y₁₂ 阻害効果に可逆性が高いという特徴がある．チクロピジン，クロピドグレル，プラスグレルは非可逆的に結合するため，薬剤中止後も抗血小板薬効果が数日以上持続する.

③ グリコプロテインⅡb/Ⅲa（GP Ⅱb/Ⅲa）受容体阻害薬

　GP Ⅱb/Ⅲa 受容体阻害薬であるアブシキマブ，エプチフィバチド，チロフィバン（いずれも日本未承認）は，血小板表面に存在する GP Ⅱb/Ⅲa 受容体を阻害することにより抗血小板作用を発揮する．GP Ⅱb/Ⅲa 受容体はフィブリノーゲン，フォン・ヴィレブランド因子を挟んで血小板同士が結合して血小板血栓を形成する役割をはたすため，GP Ⅱb/Ⅲa 受容体阻害薬は強力な血小板凝集抑制を発揮する（図1）.

図 1　臨床応用されている抗血小板薬の作用機序

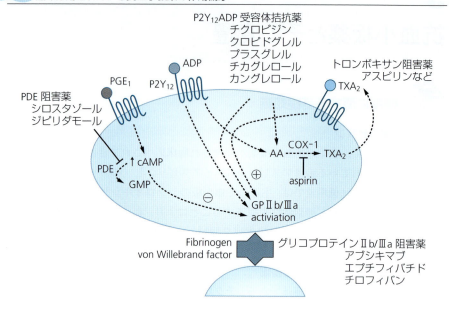

投薬根拠となる代表的臨床試験

① アスピリン（バイアスピリン®，バファリン®）

　アスピリンは，そのコスト・ベネフィットの高さから循環器領域で最も頻用される薬剤の一つである．1988 年 ISIS-2（the second international study of infarct survival）試験の成績が発表され，急性心筋梗塞症例におけるアスピリン（162 mg/日）の投与が死亡率を改善することが示された．本邦でも，JAMIS 試験において，低用量アスピリン（81 mg/日）による心筋梗塞後患者の再梗塞予防効果が証明された（表 1）[1]．REACH registry における Japan arm のデータによれば，アテローム血栓症と診断された患者の年間心筋梗塞発症率は 0.5～1%，脳卒中発症率は 1～2.5% と報告される．アスピリン投与による大出血の頻度は 0.2% 程度であるため，リスクとベネフィットのバランスから心筋梗塞の二次予防にはルーチンの生涯投与が勧められる．

　一方，一次予防では考え方が異なる．Finish trial において，糖尿病患者では，心筋梗塞初発発症率が，非糖尿病患者の心筋梗塞再発率に匹敵するため，二次予防と同様にルーチン使用を勧める考え方があったが，日本における糖尿病患者に対する J-PAD 試験では，糖尿病患者の一次予防目的で低用量アスピリン

表1　二次予防としての効果

	対象患者	結果
アスピリン投与群 vs 対照群	JAMIS 急性心筋梗塞発症から1カ月以内で血行再建が施行されていない日本人患者723例を無作為に割り付け	心血管死，再梗塞，入院を要する治療抵抗性不安定狭心症，非致死的脳梗塞に関して，アスピリン群の対照群と比較したオッズ比は0.789（95% CI：0.525-1.185, p=0.1961）．再梗塞に関してはオッズ比0.271（95% CI：0.101-0.722，p=0.0045）

を使用しても死亡，心筋梗塞，脳卒中，末梢動脈疾患の発症抑制ができなかった．本邦では一次予防としてのアスピリン投与は一般的ではない．

② チクロピジン（パナルジン®）

　1980年代から冠動脈疾患治療にカテーテルインターベンション（percutaneous coronary intervention：PCI）が導入され大きく進歩してきた．当初はバルーンによる拡張術（plain old balloon angioplasty：POBA）しか手段がなかったが，急性閉塞が高頻度であったためステント植込み術が開始された．しかし，ステントで内腔を確保しても亜急性期（1カ月以内）に発症するステント血栓症が問題として残った．当初は，ステント血栓症の予防の目的でアスピリンと抗凝固薬であるワルファリンの併用療法が試みられていたが，その効果は乏しく，STARS試験において，アスピリンとチクロピジンによる抗血小板薬2剤併用療法（dual anti-platelet therapy：DAPT）がステント血栓症を大幅に減少させることが示された結果，ステント治療と付随するDAPT療法が急速に広まることとなった（表2，図2）[2]．

表2　DAPTとしてのチクロピジンの効果

	対象患者	結果
アスピリン vs アスピリン＋ワルファリン vs アスピリン＋チクロピジン	STARS 冠動脈ステントを留置した虚血性心疾患患者1,653例を無作為に割り付けた非盲検試験	30日以内の死亡，標的病変の血行再建術，血管造影上確かなステント血栓症，心筋梗塞の発生率は，アスピリン＋チクロピジンで有意に減少（アスピリン群（3.6%）vs アスピリン＋ワルファリン群（2.7%）vs アスピリン＋チクロピジン群（0.5%）（3群すべての比較 p=0.001）．

アスピリンとチクロピジンによる抗血小板薬 2 剤併用療法がステント留置後の心血管イベントを大幅に減少させることが示された.

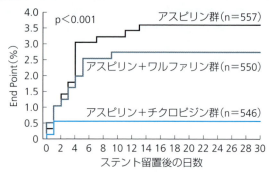

③ クロピドグレル（プラビックス®）

　チクロピジンはステント血栓症を著明に減少させることに成功したが，その一方で，無顆粒球症や血栓性血小板減少症などの重篤な合併症が多発した．そこでチクロピジンの有効性を保持したまま，より安全な薬剤が求められるようになりクロピドグレルが開発された．CLASSICS および CLEAN 試験において，クロピドグレルはチクロピジンと同様の有効性を示すと同時に，非心性有害事象を減少させることに成功し，チエノピリジン系薬剤で最も頻用される薬剤に成長した．また，クロピドグレルはローディング投与を行うことで効果発現までの時間を短縮することができるため，急性冠症候群（acute coronary syndrome: ACS）の急性期治療においてもその威力を発揮し，CURE 試験では ACS 症例における心血管イベント抑制効果を証明した（表 3）[3].

表3　DAPT としてのクロピドグレルの効果

	対象患者	結果
アスピリン+クロピドグレル vs アスピリン+プラセボ	CURE 発症 24 時間以内の ST 上昇を伴わない ACS 患者 12,562 例を無作為に割り付けた二重盲検試験（PCI の有無に関わらない）	心血管死＋非致死性心筋梗塞＋脳卒中は，クロピドグレル群で有意に減少（クロピドグレル群 9.3% vs プラセボ群 11.4%，相対リスク 0.80, 95% CI: 0.72-0.90, p＜0.001）．一次エンドポイント＋虚血再発でも，クロピドグレル群で有意に減少（クロピドグレル群 16.5% vs プラセボ群 18.8%，相対リスク 0.86, 95% CI: 0.79-0.94, p＜0.001）．

表4　二次予防としてのクロピドグレルとアスピリンの比較

	対象患者	結果
クロピドグレル vs アスピリン	CAPRIE 最近虚血性脳卒中，心筋梗塞，末梢動脈疾患を発症したことが明らかなアテローム性血管病の患者 19,185 例を無作為に割り付けた 2 重盲検試験	脳梗塞，心筋梗塞，心血管死の発生リスクは，クロピドグレル群で有意に減少（クロピドグレル群 5.32% vs アスピリン群 5.83%，相対リスク 8.7%，95% CI: 0.3-16.5，p＝0.043）．

　近年，ACS を含む冠動脈疾患治療への PCI 治療が一般化し，さらに薬剤溶出性ステント（drug-eluting stent: DES）の使用頻度が高まっている．DES は通常型ステントに比し，ステント内の新生内膜増殖を抑制するため再狭窄予防効果が高い．一方で，ステントの金属や血栓源性の高い粥腫が長く流血にさらされるため，遅発性血栓症が問題として残った．そのため，DES 留置後は DAPT を通常型ステントに比べて長期に内服する必要がある．日本循環器学会ガイドラインでは 12 カ月以上，欧米では待機例では 6 カ月，ACS では 12 カ月が目安とされている．この推奨期間は，今後発表される臨床研究の結果を受けて改訂されていくものと考えられる．

　ステント留置後 DAPT 期間が終わった後，あるいは長期二次予防として抗血小板薬をいかに選択するかという課題もある．CAPRIE 試験において，アテローム血栓症患者の二次予防目的でのクロピドグレル単剤投与が，アスピリン単剤投与に比して，心血管イベントを有意に抑制することが報告された[4]（表4）．ただし，CAPRIE 試験はスタチンの使用頻度も低い古い時代の臨床研究であり，現在の進歩した薬物治療併用下にも優位性を示せるかは疑問である．日本では現在，多施設無作為化オープンラベル比較試験である STOPDAPT-2 試験が進められており，一定期間の DAPT 投与終了後に，クロピドグレル単独治療群とアスピリン単独治療群に無作為に割り付け，5 年間追跡し，心血管・出血イベントを検証する試験であり，試験の結果が待たれる．

④ プラスグレル（エフィエント®）

　ACS 急性期の治療として，クロピドグレルには課題が残っていた．プロドラッグであるため代謝酵素の活性により効果に個人差が大きい点と，ローディング投与ができるものの効果発現までに 6 時間以上を要するという点があげられる．そのため，より強力で効果発現の早いプラスグレルが開発された．欧米で行われた TRITON-TIMI38 試験において，PCI 予定の ACS 患者において，

プラスグレル群（ローディング量 60 mg，維持量 10 mg）はクロピドグレル群（ローディング量 300 mg，維持量 75 mg）に比べて有意に心血管イベントを減少させ，ACS 患者へのプラスグレル投与の有効性が示された（表5）[5]．一方で，出血に関してはプラスグレル群で有意に多く，特に，全体の 1％と極少数ではあるものの，冠動脈バイパス手術（coronary artery bypass grafting：CABG）に回った症例においてはクロピドグレルと比較して約 4 倍も出血を増やすという結果であった（図3）．心血管イベント抑制効果と出血性イベントを合わせて評価した正味の臨床的利点（net clinical benefit）でもプラスグレルの有効性は示さ

表5　DAPT としてのプラスグレルの効果

	対象患者	結果
アスピリン＋クロピドグレル vs アスピリン＋プラスグレル（ローディング量 60 mg，維持量 10 mg）	TRITON-TIMI 38 PCI 予定の ACS 患者 13,608 人を無作為に割り付けた 2 重盲検試験	心血管死，心筋梗塞，脳卒中の複合エンドポイトの発生はプラスグレル群において有意に減少（クロピドグレル群 12.1% vs プラスグレル群 9.9%，ハザード比 0.81，95% CI：0.73-0.90，p＜0.001）． 一方，出血に関してはプラスグレル群で有意に増加（クロピドグレル群 1.8% vs 2.4%，ハザード比 1.32，95% CI：1.03-1.68，p＝0.03）．

図3　TRITON-TIMI38 試験における心血管イベント発症頻度の比較 （Wiviott SD, et al. N Engl J Med. 2007；357：2001-15.[5]より改変）

プラスグレル群ではクロピドグレル群に比べて有意に心血管イベントを減少していることが示された一方で，出血に関してはプラスグレル群で有意に多かった．

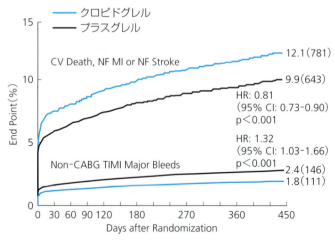

JCOPY 498-13430

れたが，75 歳以上の群および体重 60 kg 以下の群において有効性は示されず，脳卒中・TIA の既往群ではむしろ有害性を示した．

TRITON-TIMI38 試験の結果を踏まえ，本邦では低体重，高齢者が多い患者層を考慮し，プラスグレル第Ⅲ相試験は，投与量を欧米の 1/3 であるローディング量 20 mg，維持量 3.75 mg に減量して行われた[6]．有意差を生む症例設定ではなかったが，心血管イベントの発生率はプラスグレル群で 9.4％，クロピドグレル群で 11.8％と TRITON-TIMI38 試験と同様の傾向を示すことができた．出血に関しては TRITON-TIMI38 試験と異なり，両群同等であった．

⑤ チカグレロール（ブリリンタ®）

もう一つの強力な P2Y$_{12}$ 受容体作動薬として，チカグレロールが開発された．欧米で行われた PLATO 試験には，発症 24 時間以内の ACS 患者を PCI の有無にかかわらずエントリーされ，チカグレロール（ローディング 180 mg，維持 90 mg 1 日 2 回）はクロピドグレルに比べて，心血管イベントの有意な減少効果を示した（表 6，図 4）．さらに，副次評価項目である全死亡も有意に減少した（4.5％ vs 5.9％，p＜0.001）．両群間において，大出血の発現に有意差はなかったが，CABG 非関連出血はチカグレロール群で有意に多かった（4.5％ vs 3.8％，

表 6　DAPT としてのチカグレロールの効果

	対象患者	結果
アスピリン＋クロピドグレル vs アスピリン＋チカグレロール（ローディング 180 mg，維持 90 mg 1 日 2 回）	PLATO 発症から 24 時間以内の ACS 患者 18,624 人を無作為に割り付けた二重盲検試験（PCI の有無に関わらない）	心血管死，心筋梗塞，脳卒中の複合心血管イベントはチカグレロール群で有意に減少（チカグレロール群 9.8％ vs クロピドグレル群 11.7％，ハザード比 0.84，95％ CI：0.77-0.92，p＜0.001）．両群間で大出血の発現に有意差なし（チカグレロール群 11.6％ vs クロピドグレル群 11.2％，p＝0.43）．
アスピリン＋クロピドグレル vs アスピリン＋チカグレロール（ローディング 180 mg，維持 90 mg 1 日 2 回）	PHILO 発症から 24 時間以内の日本人，韓国人，中国人 ACS 患者 801 人を無作為に割り付けた二重盲検試験	心血管死，心筋梗塞，脳卒中の複合心血管イベント，大出血いずれにおいてもチカグレロール群で多い傾向にあった（複合心血管イベント：チカグレロール群 9.0％ vs クロピドグレル群 6.3％，ハザード比 1.47，95％ CI：0.88-2.44／大出血：チカグレロール群 10.3％ vs クロピドグレル群 6.8％，ハザード比 1.54，95％ CI：0.94-2.53）．

チカグレロール群ではクロピドグレル群に比べて，心血管イベントが有意に減少した.

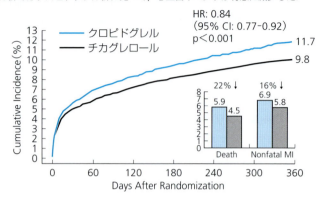

p＝0.03)[7]. 欧米では ACS で広く使用可能である.

　本邦においては第Ⅲ相試験として PHILO 試験が韓国・中国と共同で行われた. プラスグレルが 1/3 に用量を減らしたのとは対照的に，本試験は欧米と同じチカグレロールをローディング 180 mg，維持 90 mg 1 日 2 回投与するプロトコールで行われたが，心血管イベント，重大な出血いずれにおいてもチカグレロールで増加する傾向にあった (表6)[8].

　チカグレロールには非 ACS でのエビデンスもある. 陳旧性心筋梗塞患者を通常量チカグレロール群 （90 mg 1 日 2 回），低用量チカグレロール群 （60 mg 1 日 2 回），プラセボ群 （3 群すべてアスピリンを併用）に無作為に割り付け，心血管死・心筋梗塞・脳卒中の複合心血管イベントの発生を検討した PEGASUS 試験において，通常量チカグレロール群 7.85％，低用量チカグレロール群 7.77％といずれの群においても，プラセボ群の 9.04％と比較して有意に虚血性イベント抑制効果を示したが，出血性合併症の増加は避けられなかった (図5)[9].

⑥ カングレロール （Kengreal®，日本商品なし）

　これまでの P2Y$_{12}$ADP 受容体阻害薬は全て経口薬であったが，重症例では経口摂取ができない症例や消化管吸収が不良と考えられる症例が少なからず存在し，それらの症例においても確実に早く効果を発揮する薬剤が望まれた. そこで静注薬であるカングレロールが開発されたが CHAMPION PCI 試験，CHAMPION PLATFORM 試験，CHAMPION PHOENIX 試験を合わせたメタ解

図5 PEGASUS 試験における心血管イベント発症頻度の比較 〔Bonaca MP, et al. N Engl J Med. 2015; 372: 1791-800.[9)より改変〕

通常量チカグレロール群，低用量チカグレロール群のいずれの群においても，プラセボ群と比較して有意に虚血性イベント抑制効果を示した.

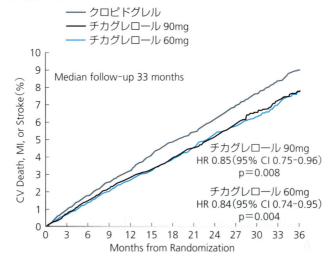

析の結果，PCI 施行から 48 時間以内の死亡，心筋梗塞，虚血による血行再建術の再施行に 48 時間以内のステント血栓症を加えた複合エンドポイントにおいて，カングレロール群がクロピドグレル群に比し低下させた（3.8% vs. 4.7%，オッズ比 0.81，95% CI: 0.71-0.91，p＝0.0007）[10)].

⑦ グリコプロテインⅡb/Ⅲa（GPⅡb/Ⅲa）受容体阻害薬（アブシキマブ，エプチフィバチド，チロフィバン，日本商品なし）

EPIC，EPILOG，CAPTURE，EPISTENT など多くの大規模臨床試験でその有用性を示したことから，欧米においては GPⅡb/Ⅲa 阻害薬の積極的な使用を推奨していたが，ACS 以外の症例での使用や CAG 以前の早期タイミングでの薬剤開始ではその有用性を示すことができず，2015 ESC ガイドラインでは PCI 時の血栓性合併症出現時のベイルアウトに限定使用となっている．日本では，JEPPORT study において，GPⅡb/Ⅲa 阻害薬は有効性を示すことができず，出血を増加させてしまったことから，現在日本においては使用することができない[11)].

副作用と処方のポイント

　アスピリンの抗血小板作用は非可逆であり，体内に吸収されて約 1 時間でその効果を発揮する．しかし，バイアスピリン®は腸溶剤であり，体内への吸収が遅れ，最大効果発現までに約 4 時間程度を要してしまう．臨床の現場においてはなるべく早期に抗血小板作用を発揮したい場合には，通常維持量の 2～3 倍量（162～352 mg）のバイアスピリン®を咀嚼服用することを推奨している．また，プロスタグランジン生合成抑制作用により，胃粘膜血流が減少し，消化性潰瘍を悪化させることがあり，プロトンポンプインヒビター投与など潰瘍発症の予防に務めることが推奨されている．

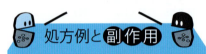

抗血小板薬	**アスピリン（バイアスピリン®）**
適　応	狭心症（慢性安定狭心症，不安定狭心症），心筋梗塞，虚血性脳血管障害，末梢動脈疾患，川崎病
用法・用量	100 mg を 1 日 1 回経口投与する．なお，症状により 1 回 300 mg まで増量可能
副作用	出血，血球減少，喘息発作，肝機能障害，消化性潰瘍，発疹など
注　意	消化性潰瘍の既往歴のある患者や気管支喘息のある患者（気管支喘息の患者の中にはアスピリン喘息患者も含まれており，それらの患者では重篤な喘息発作を誘発させることがある）では疾患を増悪させる可能性があり，注意が必要である

① P2Y12ADP 受容体阻害薬

　各種 P2Y12ADP 受容体阻害薬の作用の比較を表 7 に示す．

　クロピドグレルの副作用頻度は多くないが，特徴として効果発現の遅さと抵抗性の存在を意識しておく必要がある．日本人を含むアジア人には，クロピドグレルを活性代謝物に変換するチトクローム P450（CYP）2C19 の酵素活性が低くなる機能喪失遺伝子を有する割合が多い．クロピドグレル抵抗性では，抗血小板作用が減弱するため心血管イベントの発生率が高いことが報告されている[13,14]．

　プラスグレルもプロドラッグであるが，肝臓で受ける CYP 代謝は 1 段階の

表7　各種 P2Y₁₂ ADP 受容体阻害薬の作用の比較

	クロピドグレル（プラビックス®）	プラスグレル（エフィエント®）	チカグレロール（ブリリンタ®）	カングレロール（Kengreal®）
分類	Thienopyridine	Thienopyridine	Cyclopencyl-tria-zolopyrimidine	Stabilized ATP analogue
投与方法	経口	経口	経口	静注
血小板への作用	不可逆的	不可逆的	可逆的	可逆的
作用方法	プロドラッグ	プロドラッグ	直接作用	直接作用
ローディングでの維持効果発現までの期間	6 時間	2 時間	1.5 時間	2 分間
効果持続期間	3〜10 日間	7〜10 日間	3〜5 日間	1〜2 時間
術前休薬期間	5 日間	7 日間	5 日間	1 時間

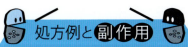

処方例と 副作用

抗血小板薬	**チクロピジン（パナルジン®）**
適　応	PCI が適用される虚血性心疾患，慢性動脈閉塞症，虚血性脳血管障害など
用法・用量	・PCI が適用される虚血性心疾患，虚血性脳血管障害など：1 日 200〜300 mg を 2〜3 回に分けて経口投与する ・慢性動脈閉塞症：1 日 300〜600 mg を 2〜3 回に分けて経口投与する
副作用	血栓性血小板減少性紫斑病，無顆粒球症，重篤な肝障害，貧血，中毒性表皮壊死融解症，皮膚粘膜眼症候群，消化性潰瘍，急性腎不全，間質性肺炎，全身性エリテマトーデス様症状など
注　意	血栓性血小板減少性紫斑病，無顆粒球症，重篤な肝障害などの重大な副作用が主に投与開始後 2 カ月以内に発現し，死亡に至る例も報告されている

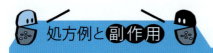

抗血小板薬	**クロピドグレル（プラビックス®）**
適 応	狭心症（慢性安定狭心症，不安定狭心症），心筋梗塞，虚血性脳血管障害，末梢動脈疾患
用法・用量	75 mg を 1 日 1 回経口投与するが，年齢，体重，症状により 50 mg を 1 日 1 回に減量投与する．また，PCI が適用される虚血性心疾患の場合，投与開始日に 300 mg を 1 日 1 回経口投与し，その後，維持量として 1 日 1 回 75 mg を経口投与する
副作用	出血，血球減少，肝機能障害，間質性肺炎，好酸球性肺炎，発疹など
注 意	CYP2C19 機能喪失遺伝子をもつ患者では，抗血栓作用が不十分となる可能性がある

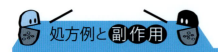

抗血小板薬	**プラスグレル（エフィエント®）**
適 応	PCI が適用される虚血性心疾患（ACS に限らない）
用法・用量	投与開始日に 20 mg を 1 日 1 回経口投与し，その後，維持用量として 1 日 1 回 3.75 mg を経口投与する
副作用	出血，肝機能障害，発疹など
注 意	高齢者，低体重の患者，脳梗塞または一過性脳虚血発作の既往歴のある患者では慎重投与となっている．また，冠動脈造影検査の結果，PCI を適用しない場合には，以後の投与を控えること

みであり，CYP2C19 機能喪失遺伝子による影響が少なく，患者間での抗血小板抑制効果に差が少ない．また効果発現も 2 時間程度と早い．また，咀嚼服用することで効果発現までの時間を 30 分ほどに短縮できることが The CRUSH Study において報告されている．

　プラスグレルは，海外では PCI 施行予定の ACS 患者に適応が限られており，待機的 PCI 時に使用できるのは現状で日本のみである．日本人用量に減量さ

JCOPY 498-13430

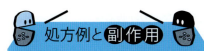

抗血小板薬	**チカグレロール（ブリリンタ®）**
適　応	PCI が適用される虚血性心疾患（ACS に限る），陳旧性心筋梗塞（65 歳以上，薬物療法を必要とする糖尿病，2 回以上の心筋梗塞の既往，血管造影で確認された多枝病変を有する冠動脈疾患，または末期でない慢性の腎機能障害のうち 1 つ以上を有するもの）
用法・用量	・急性冠症候群：投与開始日に 180 mg を 1 日 1 回経口投与し，その後，維持用量として 1 日 2 回 90 mg を経口投与する ・陳旧性心筋梗塞：1 回 60 mg を 1 日 2 回経口投与する．
副作用	出血，尿酸値の増加，一過性の腎機能障害，呼吸困難，徐脈性不整脈など
注　意	強い CYP3A 阻害薬（イトラコナゾール，ボリコナゾール，クラリスロマイシン，ネルフィナビル，サキナビル，リトナビル，テラプレビル，インジナビル，コビシスタットを含む薬剤）との併用で本剤の代謝が阻害され，効果が増強されるおそれがあることから，併用禁忌とされている．また強い CYP3A 誘導薬（リファンピシン，リファブチン，カルバマゼピン，フェノバルビタール，フェニトイン，セイヨウオトギリソウ含有食品）との併用で本剤の代謝が増強され，有効性が減弱するおそれがあるとして，併用禁忌とされている

れているが，出血性合併症には注意が必要である．脳卒中または一過性脳虚血発作の既往歴を有する患者，75 歳以上の高齢者，体重 50 kg 未満の患者においては 2.5 mg への減量処方も考慮されるべきであろう．

　チカグレロールは直接 $P2Y_{12}$ 受容体に作用する特徴をもつ．このため，CYP2C19 遺伝子の影響を受けないだけでなく，作用発現が早く，内服 30 分以内に抗血小板作用を発現し始め，2〜4 時間後で最高血中濃度に達する．$P2Y_{12}$ 受容体拮抗作用が可逆的で，1 日 2 回の内服が必要であるため，服用忘れには注意が必要である．内服中止後の抗血小板機能の回復が速やかであるが，効果消失には 3〜5 日間必要である[15]．

　また，呼吸困難，徐脈性不整脈が起こりうる．徐脈性不整脈を有する患者，

β遮断薬を投与中の患者，COPD，気管支喘息などの呼吸器疾患を有する患者，高尿酸血症，痛風または尿酸腎症の既往のある患者では慎重に投与する必要がある．

② 抗血小板薬の変遷について

循環器領域において，急性冠症候群，安定型冠動脈疾患に対する PCI は適応を正しく行えば，症状，予後改善効果が高く，虚血性心疾患の治療において欠かせないものとなっている．特に本邦においては急性冠症候群，安定型冠動脈疾患ともに PCI が施行される割合が諸外国に比して多い．PCI が安全に施行できるようになった背景には，その技術的側面の改良に加えて，DAPT によるステント血栓症抑制が根幹的役割を演じている．

ステント血栓症と再発のリスクが高い ACS に対する治療のため，作用に個人差が少なく，迅速に強力な抗血小板作用を発揮する，プラスグレル，チカグレロールが開発された．カングレロールや GPⅡb/Ⅲa 受容体阻害薬は本邦では使用できないが，今後の開発が待たれる．

抗血小板薬は諸刃の剣である．出血性合併症のリスクを負いながら血栓形成を抑制するため，患者背景や病態，時期によって求められる強さが変わるといえる．DES 留置後の DAPT 必須期間は全体としては短縮する方向にあるが，継続するメリットが高い症例を同定することも重要である．抗血小板薬は医師のさじ加減（tailored medicine）が重要ともいわれ，上記のエビデンスやエクスペリエンスを駆使して診療にあたって頂きたい．

●文献●

1）Yasue H, et al. Effects of aspirin and trapidil on cardiovascular events after acute myocardial infarction. Japanese Antiplatelets Myocardial Infarction Study（JAMIS）Investigators. Am J Cardiol. 1999; 83: 1308-13.

2）Leon MB, et al. A clinical trial comparing three antithrombotic-drug regimens after coronary-artery stenting. Stent Anticoagulation Restenosis Study Investigators. N Engl J Med. 1998; 339: 1665-71.

3）Yusuf S, et al. Effects of clopidogrel in addition to aspirin in patients with acute coronary syndromes without ST-segment elevation. N Engl J Med. 2001; 345: 494-502.

4）Gent M, et al. A randomised, blinded, trial of clopidogrel versus aspirin in patients at risk of ischaemic events（CAPRIE）. CAPRIE Steering Committee. Lancet. 1996; 348: 1329-39.

5）Wiviott SD, et al. Prasugrel versus clopidogrel in patients with acute coronary syndromes. N Engl J Med. 2007; 357: 2001-15.

6）Saito S, et al. Efficacy and safety of adjusted-dose prasugrel compared with clopidogrel in Japanese patients with acute coronary syndrome: the PRASFIT-ACS study. Circ J. 2014; 78: 1684-92.

7) Wallentin L, et al. Ticagrelor versus clopidogrel in patients with acute coronary syndromes. N Engl J Med. 2009; 361: 1045-57.

8) Goto S, et al. Ticagrelor vs. clopidogrel in Japanese, Korean and Taiwanese patients with acute coronary syndrome-- randomized, double-blind, phase III PHILO study. Circ J. 2015; 79: 2452-60.

9) Bonaca MP, et al. Long-term use of ticagrelor in patients with prior myocardial infarction. N Engl J Med. 2015; 372: 1791-800.

10) Steg PG, et al. Effect of cangrelor on periprocedural outcomes in percutaneous coronary interventions: a pooled analysis of patient-level data. Lancet. 2013; 382: 1981-92.

11) Nakagawa Y, et al. Efficacy of abciximab for patients undergoing balloon angioplasty: data from Japanese evaluation of c7E3 Fab for elective and primary PCI organization in randomized trial (JEPPORT). Circ J. 2009; 73: 145-51.

12) Kupfer Y, et al. Ticlopidine and thrombotic thrombocytopenic purpura. N Engl J Med. 1997; 337: 1245.

13) Parodi G, et al. High residual platelet reactivity after clopidogrel loading and long-term cardiovascular events among patients with acute coronary syndromes undergoing PCI. JAMA. 2011; 306: 1215-23.

14) Nishio R, et al. Effect of cytochrome P450 2C19 polymorphism on target lesion outcome after drug-eluting stent implantation in Japanese patients receiving clopidogrel. Circ J. 2012; 76: 2348-55.

15) Navarese EP, et al. A critical overview on ticagrelor in acute coronary syndromes. QJM: monthly journal of the Association of Physicians. 2013; 106: 105-15.

〈築山義朗，新家俊郎〉

Note

1

慢性心不全総論

1. 慢性心不全の疫学, 社会背景について

　心不全は加齢とともに罹患率が上昇し, わが国の心不全の推定患者数は 100 万人前後といわれ, 相当な数の患者が存在している. さらに団塊の世代が後期高齢者となる 2025 年問題が控えており患者数は著増すると思われる. また, 慢性心不全は収縮能が障害された心不全 Heart Failure with reduced Ejection Fraction (HFrEF) と, 拡張能が障害された心不全 Heart Failure with preserved Ejection Fraction (HFpEF) に分類され, HFpEF は心不全全体の約 40％を占めるとされるが, いずれの予後も同等に悪い. HFpEF では循環器系の併存疾患としての高血圧, 冠動脈疾患, 心房細動をはじめ, 腎障害, 貧血, 閉塞性肺疾患, 脳梗塞などが併発病態として多い. これらの多くは心不全患者において独立した予後規定因子であり, しばしば心臓よりも先に致命的となる.

> ▶ 慢性心不全は HFrEF と HFpEF に分類される. HFpEF のほうが高齢で併存症が多い. 予後はいずれも同等に不良.
> ▶ HFpEF ではしばしば心臓以外の併存症で致命的となる.

2. 心不全治療における投薬の組み立て方

　心不全患者における投薬はシステマチックに考える必要がある. 慢性心不全においてはレニン-アンジオテンシン-アルドステロン系と交感神経系が活性化している. これらの系は最初, 心不全の代償機構として働くが, 過剰な系の亢進が心不全の病態と予後を悪化させると考えられている. ACE 阻害薬と ARB はレニン-アンジオテンシン-アルドステロン系を抑制するために使用され, β 遮断薬は交感神経系を抑制するために使用される[1-4].

　図 1 は HFrEF の患者に対して考慮すべき治療戦略である. 基本薬剤は主に 2 つの目的で薬が投与される. ひとつは生命予後を改善する目的で ACE 阻害

図1 **HFrEF に対する投薬の考え方**（Gheorghiade M. J Am Coll Cardiol. 2009; 53: 557-73. より改変）

ガイドライン推奨治療を，左室収縮能低下，うっ血，冠動脈疾患，心房細動，リスクファクター管理，患者教育の観点より多角的に同時にとらえる必要がある．

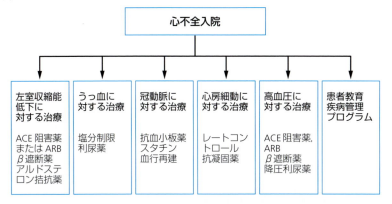

表1 **左室収縮能が低下した心不全患者に用いられる代表的な基本薬の使用する意味と副作用**

使用する意味	薬剤の種類	注意すべき副作用
心血管イベントの抑制	ARB または ACE 阻害薬	血管神経性浮腫 腎不全，高カリウム血症
同上	β 遮断薬	低用量で使用を開始するが，時に心不全悪化を認める 気管支喘息悪化 高度徐脈
同上	抗アルドステロン薬	腎不全，高カリウム血症
浮腫，肺うっ血など水分貯留症状の改善	利尿薬 フロセミド	低ナトリウム血症，腎不全
同上	利尿薬 トルバプタン	高ナトリウム血症

薬または ARB と β 遮断薬が投与され，もうひとつは患者が自覚する浮腫や肺うっ血などの症状を改善する目的で利尿薬を投与する（表1）．ACE 阻害薬または ARB と β 遮断薬は現在ではどちらから投与を開始してもよいが，禁忌のない限りどちらも投与すべき薬である．また，投与時期は心不全の早期より，症状が出現する以前より考慮する（図2）．さらに，左室収縮能の改善効果が乏しければ抗アルドステロン薬の追加を検討する．ただしこれらの薬剤の効果は生命予後改善であるので患者は内服の意味を実感できない．一方，利尿薬は

むくみがとれて呼吸が楽になるなど自覚症状が改善するので，患者にとっては内服する意味を実感しやすい薬である．従来のループ利尿薬では治療抵抗性になった場合に追加投与する利尿薬としてトルバプタンがあるが，投与数時間で高ナトリウム血症を生じることがあり，注意が必要である．また利尿薬に生命予後改善効果はないので，必ず上記の ACE 阻害薬または ARB と β 遮断薬と併用する．このほかに，狭心症や，心房細動，高血圧などを合併していればそれぞれの内服薬を追加投与する．

なお，HFpEF に対して生命予後を改善する薬は残念ながら証明されていない．したがって図 1 の左室収縮能の低下に対する治療以外の事項を検討する．

▶ HFrEF では生存率を改善させるために ACE 阻害薬または ARB，β 遮断薬を禁忌のない限り早期より投与する．
▶ HFpEF では生存率を改善させる内服は証明されておらず，対症療法が中心となる．
▶ HFrEF，HFpEF ともにうっ血症状の改善には利尿薬を投与する．

3. 心不全治療における内服治療の問題点

医療者側の問題点として，生存率を改善させる治療であるガイドライン遵守率が各施設によって大きな差があることが以前から指摘されている（図 3）．ガイドライン遵守率が低い施設では患者予後が悪いことも示されており，各施設でのガイドライン遵守率を向上させる取り組みが必要である．また患者側の問題点として，前述の ACE 阻害薬や β 遮断薬は HFrEF の生存率改善のための必須薬であるが，患者自身が利尿薬の効果のように直接その効果を実感するのではないために，内服コンプライアンスが低くなりがちである．このために，心不全の病態を患者自身が理解することが大変に重要となる．最近では医師，看護師，薬剤師，理学療法士，栄養士などからなる多職種チーム医療の効果が検討されている．一般には多職種チーム医療の効果としてガイドライン遵守率の上昇，コスト削減，心不全再入院回避などの効果が認められる．医師，看護師による生活指導の効果，心臓リハビリによる運動耐用能改善効果，薬剤師による薬剤コンプライアンスの改善，栄養士による栄養指導などの相乗効果による結果と思われる．

JCOPY 498-13430

図 3 **IMPROVE HF におけるガイドライン遵守率**（Fonarow GC, et al. Circ Heart Fail. 2008; 1: 98-106. より）

外来心不全患者において，各治療のガイドライン遵守率は施設間格差がある．

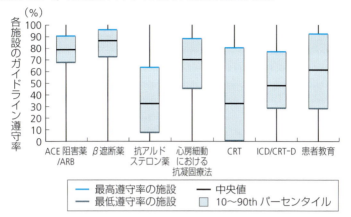

　一方で，併存症の多い高齢者ではガイドラインの推奨薬でも明らかなエビデンスのないことが多く，治療法の上乗せによる生命予後改善効果はある程度で頭打ちになり，それ以上の治療法はかえって副作用を起こし患者自身に苦痛を与え，QOL が低下するようなこともある．内服を含め従来のガイドライン推奨治療が副作用で QOL を損なうと思われた場合，中止してもよいという認識が必要である．また高齢者では医学的併存症以外に社会的背景もしばしば複雑になる．独居，低収入などの社会的背景が本質的な問題となっていないかを多職種で検討し，ケアマネージャーやソーシャルワーカーの介入の検討も必要である．

▶ HFrEF の場合，生存率を改善させる薬剤のガイドライン遵守率が低い施設があることが指摘されている．ガイドライン遵守率を上昇させる取り組みが求められる．

▶ 多職種からなるチーム医療では，ガイドライン遵守率の上昇，コスト削減，心不全再入院回避などの効果が認められる．

▶ 高齢者の場合，ガイドライン推奨治療が効果を示さず，かえって副作用が前面に出ることも多い．この場合は，積極的治療を差し控えた方が QOL が保たれることもある．

▶ 高齢化に伴い，併存症の多い患者，社会的に問題のある患者が著増している．これらの患者には医療以外の介入が必要なこともある．

●参考文献●
1）佐藤幸人. 心不全の基礎知識 100. 東京: 文光堂; 2011.
2）慢性心不全治療ガイドライン 2010 年改訂版.
3）Writing Committee Members. 2013 ACCF/AHA Guideline for the Management of Heart Failure: A Report of the American College of Cardiology Foundation/American Heart Association Task Force on Practice Guidelines. Circulation. 2013; 128: e240-327.
4）ESC Guidelines for the diagnosis and treatment of acute and chronic heart failure 2012: The Task Force for the Diagnosis and Treatment of Acute and Chronic Heart Failure 2012 of the European Society of Cardiology. Developed in collaboration with the Heart Failure Association（HFA）of the ESC. Eur Heart J. 2012; 33: 1787-847. doi: 10.1093/eurheartj/ehs104. Epub 2012 May 19.

〈佐藤幸人〉

Note

JCOPY 498-13430

2

ACE 阻害薬，ARB

機序に関する基礎知識

　レニン-アンジオテンシン-アルドステロン（RAA）系の活性化は，アルドステロンの作用による細胞外液量の保持による前負荷の増大とアンジオテンシンの作用による血管収縮からの後負荷増大をきたす．RAA 系の活性化は，そもそもは心不全による低心拍出量を補おうとする代償機転である．しかし，その過剰な持続的活性化が今度は心不全の悪化を加速するため，この系を遮断することが予後を改善する上で重要である．

　レニン-アンジオテンシン系には循環中の系と，組織での系が独立して存在する．循環中の系として，肝臓で産生されたアンジオテンシノーゲンは腎臓より産生されたレニンによって，アンジオテンシンⅠに，さらに内皮細胞表面の ACE によって活性を有するアンジオテンシンⅡになり，アンジオテンシンⅡは副腎皮質からアルドステロンの産生を促す（図1）．一方，心臓組織の局所でもアンジオテンシノーゲン，レニン，ACE，アンジオテンシンⅡの存在が確認

図1　循環中のレニン-アンジオテンシン系概念図（Weber KT. N Engl J Med. 2001；345：1689-97. より）

肝臓で産出されたアンジオテンシノーゲンが腎臓より産生されたレニンによって，アンジオテンシンⅠに，さらに内皮細胞表面の ACE によって活性を有するアンジオテンシンⅡになり，アンジオテンシンⅡは副腎皮質からアルドステロンの産生を促す.

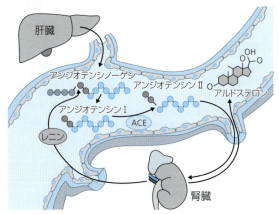

され，組織では ACE だけでなくキマーゼによってもアンジオテンシン I から
アンジオテンシン II が産生されることが知られている．アンジオテンシン II
の受容体には AT1，AT2 の 2 種類があり，AT1 受容体を介して血圧上昇，血管
収縮，血管平滑筋増殖，心肥大，心筋線維化，アルドステロン，カテコラミン
分泌など，心不全を悪化させる機序が生じる．

▶レニン–アンジオテンシン系の活性化は心不全の代償機転であるが，
過剰な活性化は予後を悪化させる．

投薬根拠となる代表的臨床試験

① ACE 阻害薬

　ACE 阻害薬は心不全の予後改善薬の中でも歴史的な薬剤で，1987 年の
CONSENSUS[1]をはじめ，SOLVD[2]などの大規模試験などの結果より，HFrEF に
対する生命予後の改善効果が証明されており，国内外の心不全ガイドラインで
も基本薬としての投与が強く推奨されている（表 1，図 2）．

② ARB

　アンジオテンシン II 受容体拮抗薬（ARB）は ELITE II[3]，CHARM-Alternative[4]
などの試験（表 1）を経て，心不全に対し ACE 阻害薬と同等の心血管イベント
抑制効果が考えられている．実臨床においては ACE 阻害薬または ARB のいず
れかが投薬されていればよいという考えにシフトしてきているが，ガイドライ
ン上は「ACE 阻害薬が忍容性などの点で投与できない場合には ARB を用いる

表1　国内で収縮性心不全に適応のある経口治療薬の用量

	対象患者	結果
エナラプリル（ACE 阻害薬）vs プラセボ	SOLVD EF 35%以下の NYHA II または III度の心不全患者 2,569 例	エナラプリル群で 16%（5〜26%）総死亡低下（p=0.0036）
カンデサルタン（ARB）vs プラセボ	CHARM-Alternative EF 40%以下の NYHA II度以上の ACE 阻害薬に忍容性のない心不全患者 2,028 例	カンデサルタン群で心血管死＋心不全入院減少 ハザード比 0.77（0.67-0.89），p＝0.0004

JCOPY 498-13430

図2　SOLVD における総死亡

プラセボ群と比較してエナラプリル群では総死亡が改善した.

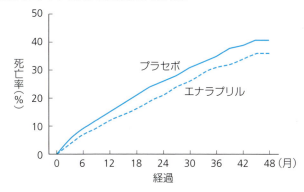

べき」とされる.

副作用と処方におけるポイント

　ACE 阻害薬の副作用として咳があるためにしばしば患者から敬遠されることがある. また, 腎不全患者に用いた場合, 血清クレアチニン値, カリウム値が上昇することがあるので定期的チェックが必要である. 非常にまれな副作用に血管浮腫（突然, 唇や舌が腫れ上がり呼吸困難になる）もある.

　ARB では ACE 阻害薬に認められる咳の副作用がなく, 比較的使用しやすいが, 腎不全患者に用いた場合, 血清クレアチニン値, カリウム値が上昇することがあるのは ACE 阻害薬と同じである.

　ACE 阻害薬も ARB も HFrEF に対して, 投与量が多いほどイベント抑制効果が高いと考えられている（図3）. また薬剤に著効を示す患者の場合, 心機能が回復するに従って, 血圧が徐々に上昇してくることがあり, 治療が有効であるサインと考える. この場合は, ACE 阻害薬または ARB とも投与量を増量し, 適正な血圧（収縮期血圧 120 mmHg 前後）に保つようにする.

　一方, ACE 阻害薬も ARB も降圧薬としても使用される薬剤であるために, 重症心不全の場合は, 過度の血圧低下が生じて患者が不都合を訴える場合がある. この場合, 可能であれば薬剤を中止するのではなく, 減量してでも可能な限り投与を継続することが大切である.

図3 ARB ロサルタン高用量投与の心不全における効果（Konstam MA, et al. Lancet. 2009; 374: 1840-8. より）

ロサルタン高用量投与は，低用量投与と比較して心血管イベントを有意に抑制した.

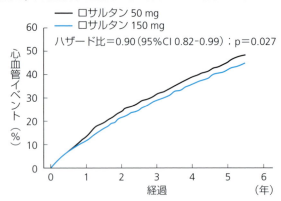

▶ HFrEF に対して可能な限り ACE 阻害薬または ARB を投与する.
▶ 血圧低下時や腎機能悪化時は，投与量を少なくするなどして，たとえ少量でも投与するよう心がける.

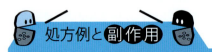

ACE 阻害薬	エナラプリル（レニベース®）
適 応	本態性高血圧，慢性心不全
用法・用量	1日1回5〜10 mg，20 mg まで増量可能
副作用	血管浮腫，高カリウム血症，腎不全
注 意	腎障害合併時では減量，2.5 mg から投与開始
ARB	カンデサルタン（ブロプレス®）
適 応	本態性高血圧，慢性心不全
用法・用量	1日1回4〜8 mg
副作用	高カリウム血症，腎不全
注 意	腎障害合併時では減量，2 mg から投与開始

JCOPY 498-13430

●参考文献●

1) [No authors listed]. Effects of enalapril on mortality in severe congestive heart failure. Results of the Cooperative North Scandinavian Enalapril Survival Study (CONSENSUS). The CONSENSUS Trial Study Group. N Engl J Med. 1987; 316: 1429-35.

2) [No authors listed]. Effect of enalapril on survival in patients with reduced left ventricular ejection fractions and congestive heart failure. The SOLVD Investigators. N Engl J Med. 1991; 325: 293-302.

3) Pitt B, et al. Effect of losartan compared with captopril on mortality in patients with symptomatic heart failure: randomised trial--the Losartan Heart Failure Survival Study ELITE Ⅱ. Lancet. 2000; 355: 1582-7.

4) Granger CB, et al; CHARM Investigators and Committees. Effects of candesartan in patients with chronic heart failure and reduced left-ventricular systolic function intolerant to angiotensin-converting-enzyme inhibitors: the CHARM-Alternative trial. Lancet. 2003; 362: 772-6.

〈佐藤幸人〉

Note

3

β遮断薬

機序に関する基礎知識

　心不全における交感神経系の活性化は心臓の収縮力を増大し，弱った心臓の代償機転として生じると考えられている．しかし，その過剰な持続的活性化が心不全の悪化を加速するため，β遮断薬を心不全に投与する．生体では，1）大動脈弓部，頸動脈洞の高圧系圧受容体により動脈系圧が，2）心肺の低圧系圧受容体により循環血液量がモニターされている．心不全では圧受容体の交感神経抑制が低下し，化学受容体，骨格筋代謝受容体は交感神経を刺激し，刺激中枢からの交感神経系の活動が強くなる（図1左半分）．その結果，交感神経からのノルエピネフリン分泌が増加し，神経末端からの再取り込みが減少し，血液中にノルエピネフリンがあふれ出る．副交感神経は反対に活動が低下する．ノルエピネフリンが放出される結果，心臓の心拍数，収縮力は増大するが，その一方で1）心臓に直接，心筋障害，心肥大，不整脈をきたし，2）腎臓ではレ

図1　心不全と交感神経系概念図〔Libby P, et al（ed）. Braunwald's Heart disease. Saunders/Elsevier, 2008, p. 543, Fig22-2. より改変〕

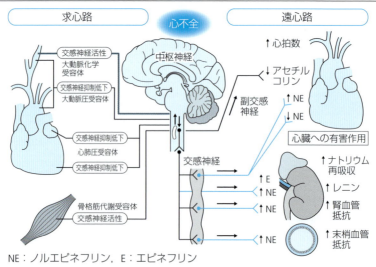

NE：ノルエピネフリン，E：エピネフリン

図2　心筋リモデリング概念図（Mann DL, et al. Circulation. 2005; 111: 2837-49. より）

心臓に心不全を惹起するイベントが生じると，代償機転として交感神経系，レニン-アンジオテンシン系が活性化する．最初はこれらの代償機転により患者は無症状であるが，年単位でこれらの系が活性化すると細胞レベルの心筋障害から心筋リモデリングが生じ，非代償性の心不全状態となって症状も生じてくる．

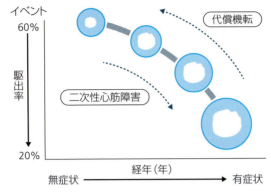

ニン分泌が亢進し（レニン-アンジオテンシン系が活性化），3）末梢血管が収縮して血管抵抗が増加する（図1右半分）．

　慢性心不全においては病態が進行するにつれ，心拡大と収縮能の低下が徐々に進行することが知られている．心筋が細胞レベルから肥大，変性し，組織的には線維化を伴って，心拡大と心収縮力が低下する現象を心筋リモデリングとよび，予後不良因子である（図2）．心筋リモデリングが進行する機序としては血行動態的心負荷，交感神経系とレニン-アンジオテンシン系，炎症性サイトカイン系の亢進が考えられている．慢性心不全の臨床試験において，最終的に評価されるのは心血管イベントの抑制であるが，心筋リモデリングの改善は代理指標として用いられる．抗心筋リモデリング効果はACE阻害薬に上乗せしたβ遮断薬の効果について主に検討されている．

▶ 交感神経系の活性化は心不全の代償機転であるが，過剰な活性化は予後を悪化させる．
▶ β遮断薬は心血管イベント抑制と抗左室リモデリング効果を期待して使用される．

投薬根拠となる代表的臨床試験

β遮断薬は U. S. Carvedilol Heart Failure study[1]，CIBIS-Ⅱ[2]などの大規模試験を経て，生命予後の改善効果が証明されており（表1，図3），国内外の心不全ガイドラインでも基本薬としての投与が強く推奨されている．日本で使用できるエビデンスのある薬剤はカルベジロールとビソプロロールだけである．なお，β遮断薬と ACE 阻害薬の必須治療薬をどちらから投与開始しても大差はないと考えられている[3]．

表1　国内で収縮性心不全に適応のある経口治療薬の用量

	対象患者	結果
カルベジロール vs プラセボ	U. S. Carvedilol Heart Failure study EF 35%以下の NYHA Ⅱ度以上の心不全患者 1,094 例	カルベジロール群で 65%（39〜80%）総死亡低下（p＜0.001）
ビソプロロール vs プラセボ	CIBIS-Ⅱ EF 35%以下の NYHA Ⅲまたは Ⅳ度の心不全患者 2,647 例	ビソプロロール群で総死亡，突然死低下 総死亡ハザード比 0.66（0.54-0.81），p＜0.0001 突然死ハザード比 0.56（0.39-0.80），p＜0.0011

図3　U. S. Carvedilol Heart Failure study における β 遮断薬の生存率改善作用（Packer M, et al. N Engl J Med. 1996; 334: 1349-55. より改変）

全死亡のリスクは，カルベジロール群においてプラセボ群に比べ有意に低下した．

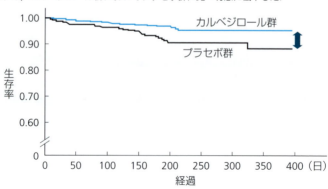

副作用と処方のポイント

　注意点は心不全患者がうっ血状態にある時に通常量を投与するとかえって心不全の状態が悪化して肺水腫になる可能性があるため，カルベジロールであれば 1.25〜2.5 mg/day から投与を開始し，徐々に増量する方法がとられる（図4）．投与量が多いほど，また心拍数の減少が大きいほどβ遮断薬のイベント抑制効果は強いと考えられており，努力して外来通院中でも最大投与量まで徐々に増量を試みる．ACE 阻害薬，ARB 同様に HFrEF に対してβ遮断薬も限りなく処方率を 100％に近づけるべきである．副作用には徐脈，倦怠感，血圧低下があるが，薬剤を中止するのではなく，少量でも可能な限り投与を継続することが大切である．

図4　カルベジロールの基本投与例（カルベジロール Drug Information より改変）

β遮断薬は少量から開始し，漸増する．

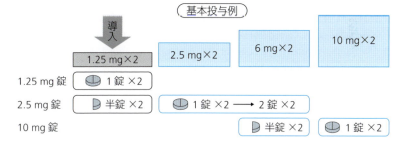

▶ HFrEF に対して可能な限りベータ遮断薬を投与する．
▶ 様子をみながら，最大投与量まで徐々に投与量を増量するように努力する．

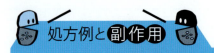

処方例と 副作用

β遮断薬	**カルベジロール（アチースト®）**
適　応	本態性高血圧，　慢性心不全，　狭心症
用法・用量	1日2.5 mg，1日2回から開始，維持量1回2.5〜10 mg　1日2回
副作用	徐脈，心不全悪化，気管支喘息悪化
注　意	心不全患者への導入時，増量時は副作用に充分注意
β遮断薬	**ビソプロロール（メインテート®）**
適　応	本態性高血圧，狭心症，心室性期外収縮，頻脈性心房細動
用法・用量	1日1回0.625 mgから開始，維持量1回1回1.25〜5 mg
副作用	心不全，完全房室ブロック，高度徐脈
注　意	増量時には4週間以上の間隔で段階的に行う

●参考文献●

1）Packer M, et al. The effect of carvedilol on morbidity and mortality in patients with chronic heart failure. U. S. Carvedilol Heart Failure Study Group. N Engl J Med. 1996; 334: 1349-55.

2）［No authors listed］The Cardiac Insufficiency Bisoprolol Study II（CIBIS-II）: a randomised trial. Lancet. 1999; 353: 9-13.

3）Willenheimer R, et al; CIBIS III Investigators. Effect on survival and hospitalization of initiating treatment for chronic heart failure with bisoprolol followed by enalapril, as compared with the opposite sequence: results of the randomized Cardiac Insufficiency Bisoprolol Study（CIBIS）III. Circulation. 2005; 112: 2426-35. Epub 2005 Sep 4.

〈佐藤幸人〉

Note

4

ループ利尿薬, トルバプタン

1. ループ利尿薬（フロセミド, トラセミド, アゾセミド）

機序に関する基礎知識

　1962 年にスルファモイル安息香酸誘導体であるフロセミド（ラシックス®）が開発され, 1978 年にはトラセミド（ルプラック®）, アゾセミド（ダイアート®）が開発された. このようにループ利尿薬は古くからある利尿薬であるが, 図1で示すように Na^+ 再吸収の内訳は近位尿細管 60〜70%, ヘンレループ 20〜

図1　ループ利尿薬, トルバプタンの作用機序, ネフロン各部位での Na^+ 再吸収の割合

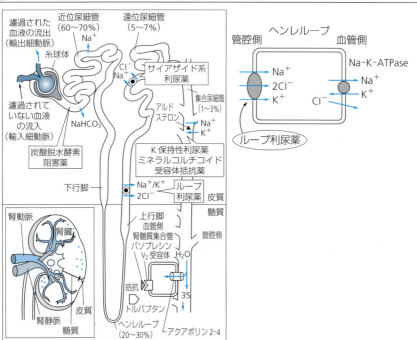

30%，遠位尿細管 5～7%，集合尿細管 1～3%となっておりヘンレループにおける Na^+ 再吸収を阻害するループ利尿薬の役割は大きく現在でも利尿薬の主流として用いられる.

① 利尿作用[1]

そもそも，ヘンレループ上行脚では基底膜に存在する Na^+/Cl^- ATP アーゼにより Na^+ が血管側に能動輸送され，管腔側膜にある $Na^+/K^+/2Cl^-$ 共輸送体により Na^+，Cl^-，K^+ は二次性能動輸送されて Na^+，Cl^- は尿細管腔から間質へと移動する.

フロセミド，トラセミド，アゾセミドなどのループ利尿薬は血漿蛋白質と結合した状態で近位尿細管の有機酸輸送系を介して尿細管腔内へ分泌される. そして，図 1 のように尿細管腔側からヘンレループ上行脚の管腔側膜に存在する $Na^+/K^+/2Cl^-$ 共輸送体を阻害することにより Na^+，Cl^- の再吸収を抑制することで尿濃縮機構が抑制される. また，尿細管におけるプロスタグランジン生成を増加させ直血管の血流量を増加させることで腎髄質の溶質が洗い出されて腎髄質の浸透圧勾配が崩れ対向流交換系が機能しなくなり尿濃縮機構が抑制される. このようにしてループ利尿薬は対向流増幅系と対向流交換系を抑制することで利尿作用をもたらす.

また，トラセミドにはアルドステロン受容体拮抗作用も認められる. 皮質部集合管に存在するアルドステロン受容体にアルドステロンが結合し阻害することで Na^+ チャネル，K^+ チャネル，Na^+/K^+ ATP アーゼの生合成を調節している遺伝子発現を抑制する. そのため，その他のループ利尿薬と比べて低 K 血症を起こしにくいとされる.

② 降圧作用

Na^+ 排泄促進に伴う有効循環血漿量の減少，血管平滑筋に直接作用し末梢血管抵抗を低下させることで降圧作用をもたらすと考えられる.

③ 抗浮腫作用

動物実験では毛細血管透過性亢進を抑制することが示されている.

投薬根拠となる代表的臨床試験（表 1）

① フロセミド

持続投与 vs ボーラス投与，高用量投与 vs 低用量投与

DOSE 試験[2]は急性心不全に対するフロセミド持続投与とボーラス投与，高用量投与と低用量投与とで比較した試験である. 一次エンドポイントを「入院

JCOPY 498-13430

表1 心不全に対するループ利尿薬の臨床試験

	対象患者	結果
フロセミド bolus 投与 vs 持続投与 低用量 vs 高用量	<u>DOSE</u> 慢性心不全既往かつ1カ月以上の経口ループ利尿薬投与歴のある急性非代償性心不全患者 308 例	投与方法で腎機能変化および 60 日間複合エンドポイントに有意差は認めなかった.
トラセミド vs フロセミド	<u>TORIC</u> NYHA ⅡまたはⅢの慢性心不全患者 1,377 症例	トラセミド群で総死亡・心原性死亡が有意に減少し NYHA 改善が有意に増加.
アゾセミド vs フロセミド	<u>J-MELODIC</u> 1カ月以上の経口ループ利尿薬を投与されている NYHA ⅡまたはⅢの慢性心不全患者 320 症例	アゾセミド群で心血管死またはうっ血性心不全による予期せぬ入院が有意に減少.

図2 血清 Cr 変化量（持続投与 vs ボーラス投与，高用量投与 vs 低用量投与）(Felker GM, et al. N Engl J Med. 2011; 364: 797-805.[2]より改変)

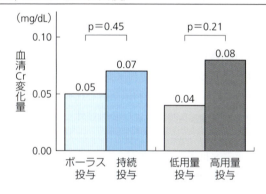

時から 72 時間の視覚的評価スケール濃度時間曲線下面積（visual-analog scale AUC）」，「入院時から 72 時間までの血清 Cr 変化量」とし，図2 で示すように持続投与とボーラス投与との比較では両群間において一次エンドポイントである血清 Cr 変化量に有意差を認めず，また高用量投与と低用量投与との比較でも両群間においても同様に有意差を認めなかった．ただし，高用量投与群のほうが尿量，体重減少，呼吸苦においては有意に改善する結果となった．また，図3 で示すように入院後 60 日間における「死亡，再入院または救急外来受診」でも持続投与とボーラス投与，高用量投与と低用量投与との比較で有意差を認めなかった．

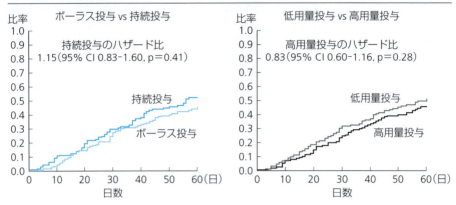

ただし，慢性腎不全に対するフロセミド持続投与とボーラス投与との比較では持続投与のほうが尿中 Na 排泄量において有意に改善するという報告[3,4]も認める．

② トラセミド

TORIC 試験[5]は NYHA class Ⅱ-Ⅲ の慢性心不全 1,377 症例を対象としトラセミド群とフロセミドおよびその他利尿薬群とで比較した試験である．トラセミド群はフロセミドおよびその他利尿薬群と比較して，図4で示すように総死亡率 [2.2% vs 4.5%，p＜0.05] および心原性死亡率 [1.4% vs 3.5%，p＜0.05] が有意に減少し，NYHA class 改善 [45.8% vs 37.2%，p＝0.00017] も有意に増加させている．また，抗アルドステロン作用も有していることから低 K 血症 [12.9% vs 17.9%，p＝0.013] も有意に減少させている．

トラセミドが慢性心不全における交感神経賦活化を抑制させ左室リモデリングおよび心筋線維化抑制効果をもたらす可能性が報告[6]されており，トラセミドとアゾセミドと比較した報告もある．トラセミド投与後では左室拡張末期容積 [LVEDV: 139±53→124±46 mL，p＝0.004]，左室収縮期容積 [LVSDV: 73±46→60±33 mL，p＝0.0065] ともに有意に減少したが，アゾセミド投与後では左室拡張・収縮期容積ともに有意な変化を認めなかった．血漿中ノルエピネフリン濃度はアゾセミド投与後に有意に上昇したが [370±170→481±247 pg/mL，p＝0.028]，トラセミド投与前後では変化がみられなかった [388±186→440±199 pg/mL，N.S]．血漿中アルドステロン濃度はトラセミド投与後に有意に低下したが [133±61→95±50 pg/mL，p＝0.015]，アゾセミド投与前後で

図4 死亡率の比較（トラセミド vs フロセミド/その他利尿薬）（Cosín J, et al；TORIC investigators, et al. Eur J Heart Fail. 2002；4：507-13.[5]より改変）

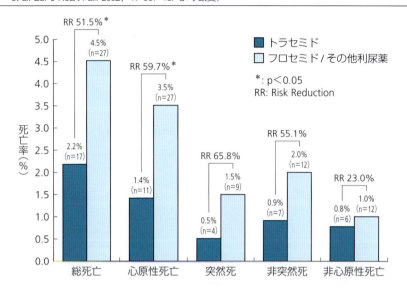

は変化を認めなかった［128±92→103±53 pg/mL，N.S］．左室収縮期壁応力はトラセミド投与前後で有意に低下したが［259±95→232±80kdyn/cm², p＝0.034］，アゾセミド投与前後では変化を認めなかった［245±80→254±90kdyn/cm², p＝0.575］．トラセミド投与により交感神経を賦活化させることなく左室容積は減少しさらに左室収縮期壁応力も低下させた．トラセミドが有する抗アルドステロン作用によってアゾセミドと比べてさらに交感神経系賦活化を抑制する可能性が示唆されている[7]．

③ アゾセミド

長時間作用型ループ利尿薬 vs 短時間作用型ループ利尿薬

　表2に示すようにアゾセミドはフロセミドと比べて効果持続時間が長く長時間作用型ループ利尿薬に分類される．J-MELODIC 試験[8]では NYHA class Ⅱ-Ⅲの慢性心不全 320 症例において長時間作用型ループ利尿薬アゾセミドと短時間作用型ループ利尿薬フロセミドとで比較している試験である．その一次エンドポイントである「心血管死またはうっ血性心不全による予期せぬ入院」は，図5で示すようにフロセミド群に対するアゾセミド群のハザード比が 0.55［95％信頼区間（CI）：0.32-0.95，p＝0.03］となりアゾセミドによる 45％の有意なリスク軽減が示されている．また，アゾセミドのほうがフロセミドと比

表2 ループ利尿薬の比較

一般名	Oral Bioavailability （経口生物学的利用能）	作用発現時間	効果持続時間
フロセミド	10〜100%	0.1〜1h	6h
トラセミド	90%	0.5〜1h	8h
アゾセミド	19.1%	〜1h	9〜12h

図5 心血管死，うっ血性心不全による予期せぬ入院 （Masuyama T, et al. Circ J. 2012; 76: 833-42.[8]）より改変）

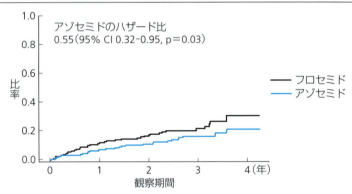

図6 BUN/Cr 比上昇が予後に及ぼす影響 （Cosín J, et al; TORIC investigators, et al. Eur J Heart Fail. 2002; 4: 507-13.[5]より改変）

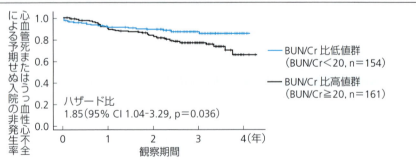

べて有意に体重減少および ANP，BNP を減少させたという報告もある[9]．

J-MELODIC 試験サブ解析[10]にて一次エンドポイント発生の独立したリスク因子として BUN/Cr 比≧20 が同定され，図6 で示すようにそのハザード比は

1.85［95% CI：1.04-3.29，p＝0.036］となっている．これは RAS が活性化され腎髄質集合管における抗利尿ホルモン依存性尿素トランスポーターを介した尿素再吸収亢進により BUN/Cr 比の上昇が生じたと分析されている．また β 遮断薬投与症例ではアゾセミドとフロセミドとの間に心血管リスク有意差はみられないが，β 遮断薬非投与症例では，アゾセミドで心血管死リスクが有意に減少することが示されている．以上の結果から RAS 抑制薬，β 遮断薬非投与例では長時間作用型ループ利尿薬を考慮したほうがよい可能性が示唆されている．

副作用と処方のポイント

利尿薬抵抗性

ループ利尿薬使用における「利尿薬抵抗性」をしばしば経験する．利尿薬抵

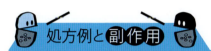

ループ利尿薬	**フロセミド（ラシックス®）**
適 応	高血圧症，心原性・腎性・肝性浮腫，月経前緊張症など
用法・用量	内服 1 日 1 回　40〜80 mg
	注射 1 回 20 mg　静・筋注（最大 1000 mg/日）
	利尿反応ないことを確認後に漸増する，最大 1,000 mg/日まで可能
副作用	脱水，血圧低下，Cr 上昇，BUN 上昇，低 Na/K/Ca 血症
注 意	夜間休息を必要とする患者には，午前中投与が望ましい
ループ利尿薬	**トラセミド（ルプラック®）**
適 応	心性浮腫，腎性浮腫，肝性浮腫
用法・用量	内服：4〜8 mg×1 回/日
副作用	脱水，血圧低下，低 Na/K 血症，高 K 血症，高尿酸血症
注 意	夜間休息を必要とする患者には，午前中投与が望ましい
ループ利尿薬	**アゾセミド（ダイアート®）**
適 応	心性浮腫（うっ血性心不全），腎性浮腫，肝性浮腫
用法・用量	内服：60 mg×1 回/日
副作用	脱水，血圧低下，低 Na/K 血症，高尿酸血症
注 意	夜間休息を必要とする患者には，午前中投与が望ましい

抗性は利尿薬濃度に対するナトリウム排泄分画の低下と定義される．つまり，うっ血症状に対する利尿薬投与の経過において同じ投与量でナトリウム利尿が減少し同じ利尿効果を得るのにより多量の利尿薬を要する状態である．

利尿薬抵抗性の要因としては経口利尿薬の腸管吸収不良，利尿薬の腎への輸送量減少（腎血漿流量低下，低アルブミン血症），腎機能低下，ヘンレ係蹄に達するナトリウム量減少，遠位尿細管・集合管でのナトリウム再吸収亢進，利尿薬投与による循環器血漿減少や細胞外貯留液排出に伴う交感神経緊張亢進，傍糸球体装置を介する RAS 活性化もあげられる．

その対処方法としてはサイアザイド系利尿薬の併用，カルペリチド（ハンプ®）投与，トルバプタン（サムスカ®）の併用などがあげられる．

2. トルバプタン

機序に関する基礎知識

下垂体後葉から分泌されるバソプレシンが腎集合管主細胞の血管側に発現している V_2 受容体に結合すると，腎集合管の管腔側細胞膜に H_2O チャネルであるアクアポリン 2-4 を集簇させて自由水の再吸収（腎髄質間質の浸透圧勾配を利用した受動輸送）を促進させる[11]．

トルバプタンは V_2 受容体に特異性の高く結合しバソプレシンに対して拮抗することにより，腎集合管の管腔側細胞膜でのアクアポリン 2-4 の集簇を抑制し自由水の再吸収を抑制することで利尿効果を発揮する．

投薬根拠となる代表的臨床試験 (表3)

EVEREST 試験[12,13]は EF$\leq$40％かつ NYHA class Ⅲ-Ⅳの非代償性慢性心不全入院患者 4,133 症例を対象としトルバプタン群（心不全標準治療＋トルバプタン）とプラセボ群（心不全標準治療＋偽薬）とで比較し，短期有効性ならびに長期予後評価を目的とした多施設無作為割付試験である．介入は入院から 48 時間以内に投与を開始し 60 日以上投与とした．

短期有効性評価（試験 A，試験 B で構成）では，投与 1 日目からトルバプタン群が有意に体重を減少［A：1.71 kg vs 0.99 kg，B：1.82 kg vs 0.95 kg，両試験とも p＜0.001］させ，減少量［A：3.35 kg vs 2.73 kg，B：3.77 kg vs 2.79 kg，両試験

JCOPY 498-13430

表3 心不全に対するトルバプタンの臨床試験

	対象患者	結果
トルバプタン vs プラセボ	EVEREST 心不全既往かつ EF≦40%，NYHA III または IV のうっ血増悪した非代償性心不全患者 4,133 症例	トルバプタン群の方が投与 7 日目（退院時）で有意に体重減少させたが，臨床症状には差を認めなかった．また，心血管死，心不全再入院には有意差なく長期予後改善は認めなかった．

図7 うっ血性心不全の長期予後（トルバプタン vs プラセボ）

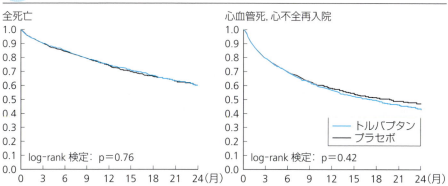

とも p＜0.001］は 7 日目もしくは退院時でも有意であった．全般的臨床症状には両群間に有意差は認めなかったが，トルバプタン群で投与 1 日目の呼吸困難［A：76.7% vs 70.6%，B：72.1% vs 65.3%，両試験とも p＜0.001］が有意に改善した．

長期予後評価では，入院から 48 時間以内に開始し 9.9 カ月間（中央値）投与し「全死亡」ならびに「心血管死，心不全再入院」はそれぞれ，図 7 で示すようにプラセボ群に対するトルバプタン群のハザード比が 0.98［95% 信頼区間（CI）：0.87-1.11，p＝0.68］，1.04［95% 信頼区間（CI）：0.95-1.14，p＝0.55］と両群間に差を認めなかった．

 副作用と処方のポイント

トルバプタン non-responder

トルバプタンによる利尿効果が得られない non-responder が心不全患者の一

部にみられる．先に述べたように集合管での自由水の再吸収には腎髄質間質の浸透圧勾配が必要であり，ループ利尿薬を長期大量投与され腎髄質間質の浸透圧がすでに完全に低下している状態ではトルバプタンによるさらなる間質浸透圧低下はえられず non-responder となると考えられる．間質浸透圧と尿浸透圧との変動は相関することから尿浸透圧がその指標となるかもしれない[14]．

　高 Na 血症の観点からトルバプタンはループ利尿薬との併用が望ましく，高用量のループ利尿薬を要するコントロール困難な心不全患者において non-responder の観点からもトルバプタンの比較的早期導入を検討したほうがよいかもしれない．

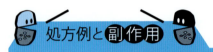

処方例と 副作用

バソプレシン拮抗薬	トルバプタン（サムスカ®）
適応	心不全・肝硬変における体液貯留，常染色体優性多発性嚢胞腎
用法・用量	心不全に対して 1 日 1 回　15 mg 肝硬変に対して 1 日 1 回　7.5 mg 常染色体優性多発性嚢胞腎に対して 1 日 60〜120 mg
副作用	高 Na 血症，口渇，BUN 上昇，尿酸値上昇，血栓塞栓症
注意	急激な Na 上昇をきたすことがあり，血清 Na＜125 mEq/L の患者には橋中心髄鞘崩壊症の合併に注意する

●文献●

1）Suzuki F, et al. Stop-Flow Studies on The Action Mechanism of Furosemid. Klin Wochenschr. 1964; 42: 569-71.

2）Felker GM, et al. Diuretic strategies in patients with acute decompensated heart failure. N Engl J Med. 2011; 364: 797-805.

3）Sanjay S, et al. The comparison of the diuretic and natriuretic efficacy of continuous and bolus intravenous furosemide in patients with chronic kidney disease. Nephrology (Carlton). 2008; 13: 247-50.

4）Rudy DW, et al. Loop diuretics for chronic renal insufficiency: a continuous infusion is more efficacious than bolus therapy. Ann Intern Med. 1991; 115: 360-6.

5）Cosín J, et al; TORIC investigators, et al. Torasemide in chronic heart failure: results of the TORIC study. Eur J Heart Fail. 2002; 4: 507-13.

6）Kasama S, et al. Effects of torasemide on cardiac sympathetic nerve activity and left ventricular remodelling in patients with congestive heart failure. Heart. 2006; 92: 1434-40.

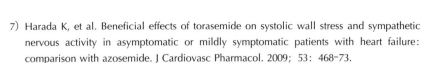

7) Harada K, et al. Beneficial effects of torasemide on systolic wall stress and sympathetic nervous activity in asymptomatic or mildly symptomatic patients with heart failure: comparison with azosemide. J Cardiovasc Pharmacol. 2009; 53: 468-73.

8) Masuyama T, et al. Superiority of long-acting to short-acting loop diuretics in the treatment of congestive heart failure. Circ J. 2012; 76: 833-42.

9) Miyata M, et al. Comparative study of therapeutic effects of short- and long-acting loop diuretics in outpatients with chronic heart failure (COLD-CHF). J Cardiol. 2012; 59: 352-8.

10) Fukui M, et al. JCS Annual Meeting 2013.

11) Sands JM. Urinary concentration and dilution in the aging kidney. Semin Nephrol. 2009; 29: 579-86.

12) Gheorghiade M, et al. Short-term clinical effects of tolvaptan, an oral vasopressin antagonist, in patients hospitalized for heart failure: the EVEREST Clinical Status Trials. JAMA. 2007; 297: 1332-43.

13) Konstam MA, et al. Effects of oral tolvaptan in patients hospitalized for worsening heart failure: the EVEREST Outcome Trial. JAMA. 2007; 297: 1319-31.

14) Imamura T, et al. Novel criteria of urine osmolality effectively predict response to tolvaptan in decompensated heart failure patients--association between non-responders and chronic kidney disease. Circ J. 2013; 77: 397-404.

〈柴　昌行〉

Note

5

抗アルドステロン薬

機序に関する基礎知識

　心不全患者におけるレニン–アンジオテンシン–アルドステロン（RAA）系の活性化とその弊害については「B-2. ACE 阻害薬，ARB」にも記載されているが，抗アルドステロン薬は RAA 系の最も下流に位置するアルドステロンの作用を直接阻害する．現在，抗アルドステロン薬には，コルチコイドの受容体を非選択的阻害するスピロノラクトンと，鉱質コルチコイド受容体を選択的に阻害するエプレレノンがある．抗アルドステロン薬は腎臓の遠位尿細管に存在するナトリウムの再吸収を促進しカリウムを尿中に排泄する輸送体（Na–K 交換系）を阻害することにより，ナトリウム排泄を促進させ，カリウム排泄を抑制する．このため，カリウム保持性利尿薬ともよばれる．抗アルドステロン薬の利尿効果の発現はゆっくりであり強くはないが，ループ利尿薬，サイアザイド系利尿薬と異なり，低 K 血症を生じさせることなく心不全による体液量過剰，浮腫の改善，降圧に有用である．また，抗アルドステロン薬は AT_1 受容体を介さないアルドステロンによる直接的な心筋線維化作用・心肥大作用を抑制する．

　ACE 阻害薬，ARB 投与によりアンジオテンシン Ⅱ 低下を介して血中アルドステロン値は抑制されると考えられるが，数カ月後には再度血中アルドステロン値が上昇してくる場合がある．このような ACE 阻害薬，ARB 投与中に認められる血中アルドステロン値抑制低下をアルドステロン・ブレイクスルー現象とよぶ[1]．アルドステロン・ブレイクスルー現象のメカニズムとしては，レニン非依存性のアルドステロンの合成系の活性化，レニン依存性・ACE 非依存性のアルドステロンの合成系の活性化，AT_2 受容体を介したアルドステロンの合成系の活性化などが考えられているが，十分に明らかにはされていない．

▶ 抗アルドステロン薬は腎におけるカリウム保持性利尿薬としての作用と，直接的心筋線維化抑制・心肥大抑制作用を有する．

投薬根拠となる代表的臨床試験

　ACE 阻害薬，ARB を投与中にアルドステロン・ブレイクスルー現象を認めるような心不全患者に対して抗アルドステロン薬は有用と考えられる．大規模臨床試験において，重症心不全症例では ACE 阻害薬，ARB を含む標準治療に抗アルドステロン薬を上乗せすることにより，心筋リモデリング・心臓交感神経機能の改善が得られること，死亡率を低下させることが示されている．慢性心不全患者に対する抗アルドステロン薬の予後改善効果を示した 2 つの代表的大規模臨床試験を紹介する．

① スピロノラクトン

　RALES では，左室駆出率 35％未満かつ ACE 阻害薬，ループ利尿薬，ジゴキシンによる治療を受けている慢性心不全患者に対するスピロノラクトンの投与が有意に総死亡を減少させたことが報告されている（表 1，図 1）[2]．RALES の対象患者では β 遮断薬はほとんど投与されていなかったこと，多くの患者でジゴキシンが投与されていたことなど，現在の心不全患者に対する標準治療と異なる点も多いが，本試験は ACE 阻害薬を投与されている患者においても抗アルドステロン薬を上乗せすることの有用性を示す重要な臨床試験である．

② エプレレノン

　EPHESUS では，ACE 阻害薬を投与されている急性心筋梗塞後の心不全患者に対してエプレレノンの投与が有意に総死亡率，全入院率を減少させたことが報告されている（表 1，図 2）[3]．また，本試験ではエプレレノンの投与により心臓突然死も有意に低下したことが示された．本試験においてエプレレノンの予後改善効果は，冠動脈血行再建および ACE 阻害薬および β 遮断薬の両薬剤でコントロールされていた患者においても認められたことから，現在の心不全患者に対する標準治療を受けている患者においても抗アルドステロン薬が予後改善のために有用と考えられる．

表1

	対象患者	結果
スピロノラクトン（抗アルド ステロン薬）vs プラセボ	RALES EF 35%以下の NYHA Ⅲ またはⅣ度の重症心不全 患者 1,663 例	スピロノラクトン群で 30% （18〜40%）総死亡率低下 （p＜0.001）
エプレレノン（抗アルドステ ロン薬）vs プラセボ	EPHESUS EF 40%以下の心不全症 状を有する急性心筋梗塞 患者 6,632 例	エプレレノン群で 15%（4〜 25%）総死亡率低下 （p＝0.008）

図1　RALES における総死亡（Pitt B, et al. N Engl J Med. 1999; 341: 709-17.[2)]より）

プラセボ群に比較してスピロノラクトン群では総死亡が改善した.

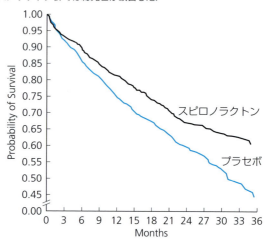

No. at Risk
プラセボ　　　　　　841 775 723 678 628 592 565 483 379 280 179 92 36
スピロノラクトン　　822 766 739 698 669 639 608 526 419 316 193 122 43

 ## 副作用と処方のポイント

　抗アルドステロン薬の投与にあたって最も注意しなければならない副作用 は高カリウム血症である．とくに，高齢者，腎障害合併例や ACE 阻害薬，ARB を投与中に抗アルドステロン薬を上乗せする場合には要注意である．RALES 試験では重篤な高カリウム血症の発症は 2%のみでありスピロノラクトン投与

図2 EPHESUS における総死亡 （Pitt B, et al. N Engl J Med. 2003; 348: 1309-21.[3]より）

プラセボ群に比較してエプレレノン群では総死亡が改善した.

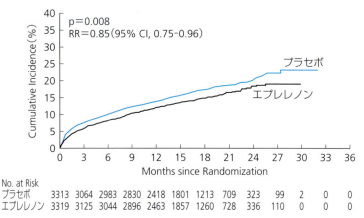

群とプラセボ群の間に有意差は認めなかったとされているが, RALES 試験発表後の実臨床においてスピロノラクトンの処方頻度が上昇するとともに高カリウム血症による入院例や死亡例は4～5倍に増加したという報告がある（入院例は 1,000 患者中 2.4 例から 11 例に, 死亡例は 1,000 患者中 0.3 例から 2 例に増加）[4]. また, 血清クレアチニン値の上昇にも注意が必要である. 抗アルドステロン薬を投与する場合には定期的な採血検査により血清クレアチニン値, カリウム値をモニタリングし, これらの数値が過度に上昇するような患者では減量・中止を考慮する必要がある.

　また, コルチコイドの受容体を非選択的阻害するスピロノラクトンでは, 男性患者の約 10% において女性化乳房や乳房痛が生じることがある（テストステロンの合成阻害によるものと考えられている）. これは生命に関わる副作用ではないが, 患者の QOL には影響が少なからずあるため投薬中止が必要となる. 鉱質コルチコイド受容体を選択的に阻害するエプレレノンでは女性化乳房や乳房痛はほぼ生じないため, 女性化乳房や乳房痛のみが問題でスピロノラクトンが継続できない患者ではエプレレノンに切り替えるというのも一つの選択肢である.

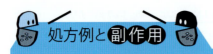

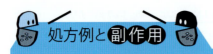処方例と 副作用

抗アルドステロン薬	**スピロノラクトン（アルダクトン A®）**
適　応	高血圧症，心性浮腫，腎性浮腫，肝性浮腫，原発性アルドステロン症
用法・用量	1 日 25〜100 mg
副作用	高カリウム血症，腎不全，女性化乳房
注　意	高齢者，腎障害合併例では減量
抗アルドステロン薬	**エプレレノン（セララ®）**
適　応	高血圧症
用法・用量	1 日 25〜100 mg
副作用	高カリウム血症，腎不全，消化器症状
注　意	高齢者，腎障害合併例では減量

知
ここが
りたい

▶ 高齢者，腎障害合併例や ACE 阻害薬，ARB を投与中に抗アルド
ステロン薬を投与する際には血清クレアチニン値，カリウム値をモニタ
リングする.

●文献●

1）Bomback AS, et al. The incidence and implications of aldosterone breakthrough. Nat Clin Pract Nephrol. 2007; 3: 486-92.

2）Pitt B, et al. The effect of spironolactone on morbidity and mortality in patients with severe heart failure. N Engl J Med. 1999; 341: 709-17.

3）Pitt B, et al. Eplerenone, a selective aldosterone blocker, in patients with left ventricular dysfunction after myocardial infarction. N Engl J Med. 2003; 348: 1309-21.

4）Juurlink DN, et al. Rates of Hyperkalemia after Publication of the Randomized Aldactone Evaluation Study. N Engl J Med. 2004; 351: 543-51.

〈小笹寧子〉

6

ジギタリス

機序に関する基礎知識

　ジギタリスと称される薬剤には，ジギトキシン，ジゴキシン，メチルジゴキシンがある．ジギトキシンは遅効性（作用発現まで 3〜6 時間）で半減期が長く（7 日），ジゴキシンは速効性（作用発現まで 1.5 時間）で半減期が短い（1.6日）．メチルジゴキシンはジギトキシンとジゴキシンの中間の薬物動態を呈する．ジギタリス製剤の効果を検証した主な臨床試験にて使用されているのはジゴキシンであり，薬剤血中濃度の測定もジゴキシン濃度を基準としているため，以下，ジゴキシンについて述べる．

　ジゴキシンは，神経休液性因子の改善作用，房室伝導の抑制作用，そして心筋の収縮力を高める強心作用を有する．また，低濃度で血中ノルエピネフリン濃度を低下させる作用，迷走神経系刺激作用を有しており，結果として房室伝導を抑制する．強心作用は，心筋細胞膜上の Na-K-ATPase を阻害することにある．これにより細胞内 Na^+ 濃度が上昇する結果，Na-Ca 輸送系が賦活化され細胞内 Ca^{2+} 濃度が増加し，筋原線維の収縮が高まる．ジゴキシンの強心作用は濃度依存性であり，十分な強心作用が発揮されるためには血中濃度としては1.0〜2.0 ng/mL 必要である．ただし，今日の循環器診療においては強心作用の目的でジゴキシンを用いることはまずなく，後述のようにジゴキシン血中濃度モニタリング（therapeutic drug monitoring：TDM）にあたっては，0.8 ng/mL 以下に維持することが推奨されている[1]．

> 心不全患者におけるジゴキシンの有用性は，高濃度で発揮される強心作用ではなく，低濃度で発揮される神経体液性因子の改善作用，房室伝導の抑制作用にある．

投薬根拠となる代表的臨床試験

ジゴキシン

　ジゴキシンは 1700 年代から心不全患者の治療薬として用いられてきた歴史のある薬剤である．1990 年代以前は，ジゴキシンはその強心薬としての作用が重要と考えられており，陽性変力作用が十分発現する 1.0〜2.0 ng/mL を目標に投与されてきた．しかし，1997 年に発表された DIG では，洞調律の左室収縮機能不全に基づく心不全患者の全 6,800 例に対するジゴキシンの効果を検証されたが，ジゴキシン投与群での血中濃度は平均 0.86 ng/mL と比較的低値であった[2]（表1, 図1）．また，濃度別解析ではジゴキシンによる心不全悪化の予防効果は血中濃度が 0.5〜0.9 ng/mL の低い値で投与された患者で認められた[3]．その後 2002 年に発表された AFFIRM では心房細動患者に対するリズムコントロールとレートコントロールの長期予後効果が検証されたが，サブグループ解析において血中濃度を 1.0 ng/mL 以上を目標にジゴキシンが投与された患者では心不全の有無に関わらず総死亡率が有意に高いという結果であった[4]．

表 1　ジゴキシンの代表的臨床検査

	対象患者	結果
ジゴキシン（ジギタリス）vs プラセボ	DIG EF 45%以下・洞調律で ACE 阻害薬と利尿薬を投与されている 慢性心不全患者 6,800 例	総死亡率は有意差なし ジゴキシン群で 28%（21〜34%） 心不全入院率低下（p<0.001）

副作用と処方のポイント

　上述の臨床試験の結果から，血中濃度を 0.5〜0.8 ng/mL に保つ低用量のジゴキシンは，神経体液性因子の異常の改善作用を有しており，かつある程度の血行動態の改善作用と，心不全悪化による入院の予防が期待できる．一方で，血中濃度を 1.0 ng/mL 以上に保つ高用量のジゴキシンは，逆に心不全患者の予後を悪化させると考えられる．日本循環器学会の慢性心不全治療ガイドラインでは，ジゴキシンの血中濃度は 0.8 ng/mL 以下に維持することが推奨されているが[5]，いわゆる「基準値」は 0.8〜2.0 ng/mL とされており至適血中濃度は異

図1　ジゴキシン投与による心不全悪化による入院または心不全死亡のイベント発生率
（The Digitalis Investigation Group. N Engl J Med. 1997; 336: 525-33.[2]より）

ジゴキシン投与は心不全悪化による入院と心不全死亡のイベント発生率を有意に抑制した．

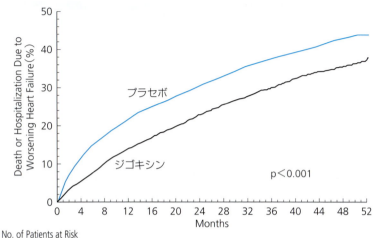

No. of Patients at Risk

プラセボ	3403	2915	2674	2473	2328	2197	2071	1954	1659	1397	1111	859	546	250
ジゴキシン	3397	3120	2888	2696	2544	2392	2241	2115	1825	1521	1188	916	578	255

なっているため注意が必要である．TDM にあたっては，通常服用後 6～24 時間に採血して測定する．症例によっては血中濃度が 0.5 ng/mL 未満であっても心拍数が低下することがあるため，必ずしも 0.5 ng/mL 以上となるように増量する必要はない．とくに高齢者や低体重，腎機能低下例などではジギタリス中毒をきたす可能性が高く，ごく低用量（例：0.625 mg/日）で開始し，徐脈その他のジギタリス中毒の症状についてモニタリングを行うとともに，TDM を行う必要がある[5]．

　ジギタリス中毒の主な症状として，不整脈の増加（例：期外収縮，リエントリー性不整脈，房室ブロック），消化器症状（例：食欲不振，嘔気，嘔吐），神経症状（例：視力障害，見当識障害，混乱状態）などがある．通常ジゴキシン血中濃度が 2 ng/mL 以上でジギタリス中毒が生じるとされるが，ジゴキシン血中濃度が低値であっても，低 K 血症や，低 Mg 血症，甲状腺機能低下が併存するときにジギタリス中毒が生じることがある．クラリスロマイシン，ベラパミル，アミオダロンなどの薬剤を併用するとジゴキシン血中濃度は上昇しやすいため，ジギタリス中毒をきたしやすい．漫然としたジゴキシン投与は危険であるという認識が大切である．

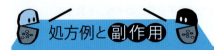

ジギタリス	ジゴキシン（ジゴシン®など）
適 応	高血圧症
用法・用量	1日0.625〜0.25mg
副作用	高カリウム血症，腎不全，消化器症状
注 意	高齢者，低体重，腎障害合併例では減量

▶ 高齢者，低体重，腎障害合併例ではジゴキシン中毒に注意する.

●文献●

1）循環器病の診断と治療のガイドライン（2009年合同研究班報告）慢性心不全治療ガイドライン（2010年改訂版）.

2）The Digitalis Investigation Group. The effect of digoxin on mortality and morbidity in patients with heart failure. N Engl J of Med. 1997; 336: 525-33.

3）Rathore SS, et al. Association of serum digoxin concentration and outcomes in patients with heart failure. JAMA. 2003; 289: 871-8.

4）The Atrial Fibrillation Follow-up Investigation of Rhythm Management（AFFIRM）Investigators. A comparison of rate control and rhythm control in patients with atrial fibrillation. N Engl J Med. 2002; 347: 1825-33.

5）Rathore SS, et al. Association of serum digoxin concentration and outcomes in patients with heart failure. JAMA. 2003; 289: 871-8.

〈小笹寧子〉

Note

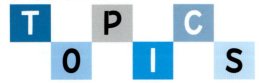

▶ LCZ696

1 歴史

　心不全ではレニン-アンジオテンシン-アルドステロン系（RAAS）と交感神経系（SNS）の活性化に加えて，これらに拮抗する液性因子の活性化も起こる．これら"心保護"的な因子の代表が，ナトリウム利尿作用，利尿作用，血管拡張作用を有するナトリウム利尿ペプチドである．心不全では不全心から心房性および脳性ナトリウム利尿ペプチド（ANP および BNP）の分泌が亢進するが，RAAS や SNS などの病的経路の活性化がそれを凌駕すると考えられる．したがって，ナトリウム利尿ペプチドの作用を増強する治療が，RAAS や SNS 阻害の次なる心不全治療アプローチとして期待されてきた．実際，急性心不全に対してはカルペリチドやネシリチドが使用されているが，いずれも静注薬であり，慢性心不全に対して長期間使用することは不可能であった．

2 作用機序

　中性エンドペプチダーゼである neprilysin は，腎臓に特に強く発現するが血管平滑筋，肺，心筋などその他多くの組織でも発現が認められ，心血管系を標的とする液性因子の分解に重要な役割をもつ（図1）．ナトリウム利尿ペプチドをはじめ，アドレノメデュリン，ブラジキニンなどの血管拡張性因子の分解に関わると同時に，エンドセリン-1 やアンジオテンシンⅡなどの血管収縮性因子の分解にも関わる．Neprilysin 阻害がナトリウム利尿ペプチドの作用増強を介して，心血管病の治療法となりうる可能性が考えられたことから，高血圧や心不全に対して neprilysin 阻害薬である candoxatril の投与が当初試みられたが，血圧低下作用は認められなかった．この結果は，neprilysin が血管拡張性因子のみならず血管収縮性因子の分解にも関わることによるものと考えられ，neprilysin 阻害と RAAS 阻害を同時に行うことの必要性が認識された．

　そこで neprilysin と ACE 両者を阻害する omapatrilat が開発され，心収縮能の低下した心不全（HFrEF）において omapatrilat と ACE 阻害薬エナラプリルの効

図 1　LCZ696（ARNI）の作用機序

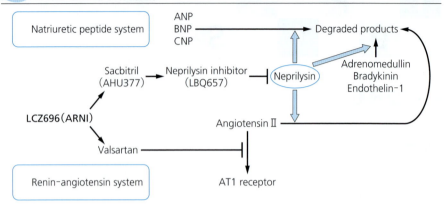

果を比較する OVERTURE study が行われた．しかし，omapatrilat はエナラプリルに対して，primary endpoint である死亡または心不全入院を低下させることはできず，また血管性浮腫の副作用を増加させた．この結果は omapatrilat がACE，neprilysin に加え aminopeptidase P といった複数のブラジキニン分解に関わる酵素を阻害することによりブラジキニン濃度が増加することなどによるものと考えられた．そこで，より血管性浮腫の副作用が少ないと考えられるneprilysin 単独阻害とアンジオテンシン受容体阻害の組み合わせに興味がもたれることとなった．

　このような状況をうけて neprilysin 阻害作用をもつ sacubitril（AHU377）とARB であるバルサルタンとを一つの分子として結合した LCZ696（ARNI）が開発された．本薬剤は体内に入ると，プロドラッグである sacubitril が活性体である LBQ657 に代謝され，neprilysin 阻害薬として働き，一方バルサルタンはARB として作用する（図 1）．

3 多施設研究

　心収縮能の保持された心不全（HFpEF）患者に対する PARAMOUNT 試験が行われ，LCZ696 とバルサルタンの効果の比較が行われ，LCZ696 は NT-proBNP をより強く低下させ，また良好な忍容性が確認された[1]．引き続き，エナラプリルと LCZ696 との HFrEF に対する効果を比較する多施設ランダム化二重盲検試験である PARADIGM-HF が 8,442 名の HFrEF 患者を対象に行われ，primary endpoint である心血管死と心不全入院の複合イベントが，LCZ696群で 20％有意に低下し，早期に試験は中止された[2]．本試験結果を受け，米国

および欧州において，LCZ696 は慢性心不全患者の入院と死亡リスクを減少させる薬剤として 2015 年に承認された．さらに，2016ESC 心不全治療ガイドラインでは ACEI（忍容性がなければ ARB），β遮断薬，MRA を投与してもまだ症状がある EF 35%未満の患者に ACEI の代わりに ARNI を使用することが推奨され[3]，また米国の 2016ACC/AHA/HSFA による心不全治療ガイドラインの改訂版では，β遮断薬，MRA とともに投与されるべきレニン-アンジオテンシン系阻害薬として ACEI，ARB と並び ARNI が推奨されるに至っている[4]．

●文献●

1) Solomon SD, et al. The angiotensin receptor neprilysin inhibitor LCZ696 in heart failure with preserved ejection fraction: a phase 2 double-blind randomised controlled trial. Lancet. 2012; 380: 1387-95.

2) McMurray JJ, et al. Angiotensin-neprilysin inhibition versus enalapril in heart failure. N Engl J Med. 2014; 371: 993-1004.

3) Ponikowski P, et al. 2016 ESC Guidelines for the diagnosis and treatment of acute and chronic heart failure: The Task Force for the diagnosis and treatment of acute and chronic heart failure of the European Society of Cardiology (ESC) Developed with the special contribution of the Heart Failure Association (HFA) of the ESC. Eur Heart J. 2016; 37: 2129-200.

4) Yancy CW, et al. 2016 ACC/AHA/HFSA Focused Update on New Pharmacological Therapy for Heart Failure: An Update of the 2013 ACCF/AHA Guideline for the Management of Heart Failure: A Report of the American College of Cardiology/American Heart Association Task Force on Clinical Practice Guidelines and the Heart Failure Society of America: Circulation. 2016; 134: e298.

〈桑原宏一郎，木村　剛〉

Note

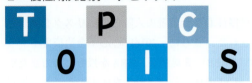

▶ Ivabradine

1 歴史

　従来より虚血性心疾患において，心拍数の上昇が，虚血イベントのトリガーであることのみならず，独立した予後の予知因子であることが知られていた．そのために心拍数を下げる薬剤として β 遮断薬あるいは一部のカルシウムチャネルブロッカーが，虚血性心疾患に使用されてきた．しかしこれら薬剤は心拍数低下以外の作用も持ち合わせており，その作用が場合によっては副作用となり，その薬剤の使用を制限する結果となることもあった．そのために，純粋に心拍数を低下させる薬剤の開発に期待がもたれた．一方で慢性心不全においても，心拍数の増加が予後と相関すること，β 遮断薬の効果が心拍数低下と相関することなどが示され，特異的に心拍数を下げる薬剤の効果に期待がもたれた．そのような中で心拍数を特異的に下げる薬剤として ivabradine が開発された．

2 作用機序

　一般的に心拍数は洞結節の自発的な活動電位により規定される．洞結節の拡張期における緩徐な脱分極がこの自発的な活動電位の生成に重要な役割をはたす（図 1A）．この洞結節での拡張期における緩徐な脱分極には I_f というイオン電流が関与する．この I_f を担うイオンチャネルが HCN チャネルである（図 1B）．Ivabradine は，HCN チャネルを選択的に阻害し，洞結節における I_f を抑制することで，心収縮能には直接影響を与えず心拍数を減少させる作用を有する．

3 多施設研究

　まず ivabradine の狭心症発作抑制効果を検討する複数の多施設試験が行われ，placebo と比較し心拍数の低下と有意な狭心症発作の抑制効果が示され，さらにアテノロールやアムロジピンとの比較においても非劣性が示され，これら

図1　洞結節の拡張期緩徐脱分極に I$_f$は関与する

A： 拡張期緩徐脱分極における I$_f$の役割と ivabradine の作用
B： HCN チャネルの構造

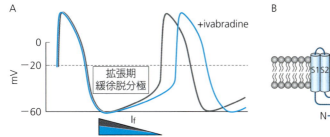

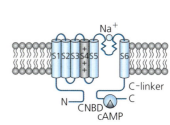

に基づき，ヨーロッパにおいて冠動脈疾患における狭心症発作予防薬として2005 年に承認された[1,2]．

　心拍数の低下は狭心症の発作抑制のみならず，冠動脈疾患における予後の改善や，慢性心不全の予後との相関が疫学的に示されている．Ivabradine による心拍数低下に，そのような効果があるかどうかに興味がもたれ，次に BEAUTIFUL という大規模臨床試験が行われた[3]．BEAUTIFUL 試験は 10,917 例の左室機能障害を有する安定冠動脈疾患患者において標準治療への ivabradine 追加投与による心拍数低下が心血管死および合併症を抑制するかどうかを検討した試験であり，一次エンドポイントは心血管死，急性心筋梗塞による入院，心不全の新規発症および悪化による入院，であった．本試験では 87％の患者が β遮断薬をすでに服用しており，ivabradine 追加による心拍数の低下は平均で 6 bpm であったこともあってか，一次エンドポイントに ivabradine と placebo との有意差は認められなかった．しかし，心拍数が 70 bpm 以上の患者においては，二次エンドポイントである，致死的・非致死的心筋梗塞よる入院，血行再建術の有意な減少が ivabradine 群において認められた[3]．

　そこで次に，標準的治療を受けている心拍数 70 bpm 以上で洞調律，かつ駆出率 35％以下の症候性心不全患者に対する ivabradine の効果を検討する目的で，SHIFT 試験が行われた．試験終了時に ivabradine 群では placebo 群と比較して平均 8.1 bpm の心拍数の低下が認められ，心血管死，心不全悪化による入院の複合エンドポイントである 1 次エンドポイント（心血管死および心不全増悪による入院）は ivabradine 群で有意に低下していた．一次エンドポイントにおける ivabradine 群の有効性は主に心不全悪化による入院の抑制であったが，心不全死も有意に抑制されていた．さらに本試験の心エコーデータに基づく

サブ解析において，ivabradine 投与群で有意な LVSVI および LVEF の改善が認められ，ivabradine による左室リモデリング改善効果が示され，またその LVEF の改善効果は心拍数低下と相関していた[4]．本試験における患者の治療薬物は，高率に β 遮断薬および ACE 阻害薬/ARB が投与され，さらに 50％以上にミネラルコルチコイド受容体拮抗薬も投与されており，このように十分な標準治療がなされている重症心不全患者において ivabradine 追加投与の有効性が認められたインパクトは大きいと考えられる．

これらの結果を受けて 2016ESC 心不全治療ガイドラインでは β 遮断薬，ACE 阻害薬/ARB，ミネラルコルチコイド受容体拮抗薬を投与されてもなお症状を有する LVEF 35％以下の慢性心不全患者において洞調律で心拍数が 70/分以上であれば ivabradine 投与を考慮することが推奨されている．また米国の 2016ACC/AHA/HSFA による心不全治療ガイドラインの改訂版でも同様の推奨がなされている．

●文献●

1) Borer JS. Clinical effect of 'pure' heart rate slowing with a prototype I_f current inhibitor: placebo-controlled experience with ivabradine. Adv Cardiol. 2006; 43: 54-64.
2) Sulfi S, et al. Ivabradine-- the first selective sinus node I(f) channel inhibitor in the treatment of stable angina. Int J Clin Pract. 2006; 60: 222-8.
3) Fox K, et al. Ivabradine for patients with stable coronary artery disease and left-ventricular systolic dysfunction (BEAUTIFUL): a randomised, double-blind, placebo-controlled trial. Lancet. 2008; 372: 807-16.
4) Tardif JC, et al. Effects of selective heart rate reduction with ivabradine on left ventricular remodelling and function: results from the SHIFT echocardiography substudy. Eur Heart J. 2011; 32: 2507-15.

〈桑原宏一郎，木村　剛〉

Note

1　慢性心房細動

慢性心房細動総論

1. 慢性心房細動の診断と疫学

　心房細動は長い臨床経過を伴い，発作性心房細動は年率約5％で慢性化するとされている[1]．心房細動は持続時間によって以下のように分類され，治療選択を考える際に有用である（図1）．

- 初発心房細動（first detected or first documented）：心電図上，最初に検出された心房細動
- 発作性（paroxysmal）：48時間以内，長くとも7日以内に自然停止するもの．
- 持続性（persistent）：7日以上経っても自然停止しないもの，あるいは停止に電気的ないし薬理学的除細動を要するもの．
- 長期持続性（long-standing persistent）：1年以上持続している心房細動
- 永続性（permanent）：電気的除細動で停止しない，あるいは心房細動の持続を許容した状態をさす．

　慢性（chronic）心房細動といった場合は，持続性および永続性の両者を指す場合が多い．

　また心房細動の40％が無症候性[2]であり，過去の心電図記録がない場合には

図1　心房細動の自然史（Camm AJ, et al. Eur Heart J. 2010; 31: 2369-429.[3]より）

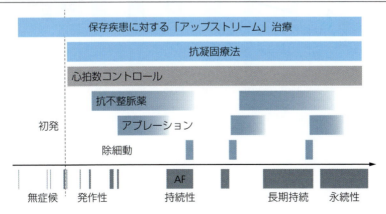

持続性心房細動と永続性心房細動との区別は正確には不可能なため，詳細な病歴，症状聴取により臨床的に持続時間を判断する必要がある．心房細動の有病率が高い高齢者では心房細動の発症を診断するために，12誘導心電図を繰り返し行うことやホルター心電図，また血圧測定の際など医師の触診による脈拍の触診といった定期的なチェックにより心房細動を早期発見し，認識することが重要である．

　慢性心房細動患者は2005年時点で既に日本に約72万人存在しており，発作性心房細動を含めるとさらに多くの患者がいると想定されている[4]．かつてはリウマチ性心疾患を基礎とした弁膜症性心房細動が多く，僧帽弁狭窄症および弁置換後（人工弁，生体弁を含む）以外の心房細動を非弁膜症性心房細動（NVAF：non-valvular atrial fibrillation）とよび，高血圧，糖尿病，肥満などが基礎疾患と考えられている．心房細動は高齢になるほど有病率は高く，最もありふれた不整脈である．高齢化に伴いますます増加することが予想され，2050年には患者数も100万人を突破し，有病率も1.09%にのぼるといわれている（図2）．超高齢化社会における心房細動は，高血圧や糖尿病，脂質異常症のような「common disease」の一つと位置づけられるといえる．

図2　日本における心房細動患者数・有病率の予測 (Inoue H, et al. Int J Cardiol. 2009; 137: 102-7.[4]より)

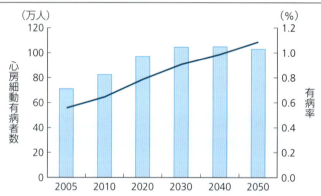

JCOPY 498-13430

> ▶ 心房細動は持続時間に基づいて，発作性，持続性，長期持続性および永続性に分類され，治療方針の決定に有用である．
> ▶ 高齢化社会に伴って心房細動患者は激増しており，「common disease」の一つといえる．

2. 慢性心房細動に対する治療

　心房細動の臨床的問題点は，血栓塞栓症と心不全の発症である．心房細動患者における死因で最も多いのは心不全であり，心房細動患者を診る際には脳梗塞と同様に将来の心不全発症を念頭において診療にあたる必要がある[5]．また最近のメタ解析では，心房細動のある人は，心房細動のない人に比べて死亡率が約 1.5 倍，脳梗塞が 2.3 倍，心不全は 5 倍になるといわれている[6]．心房細動患者の予後改善のためには，これらに対する介入が重要で，脳梗塞予防に対する抗凝固療法，各種危険因子（高血圧，糖尿病，慢性腎臓病，肥満，冠動脈疾患などなど）に対する介入が重要である．

　脳梗塞の予防には抗凝固療法を行うことが重要であり，本邦のガイドライン〔心房細動治療（薬物）ガイドライン 2013 年改訂版[7]〕では，僧帽弁狭窄症および人工弁（機械弁・生体弁）置換術後の弁膜症性心房細動の場合にはワルファリンが，非弁膜症性心房細動（NVAF）の場合には，脳梗塞リスクを勘案した CHADS$_2$ スコア（図 3）に基づいて，抗凝固療法を開始することが推奨されている．詳細は他章にゆずるが大まかには CHADS$_2$ スコアが 1 点の場合には

図 3　CHADS$_2$スコア（Gage BF, et al. JAMA. 2001；285：2864-70.[8]より）

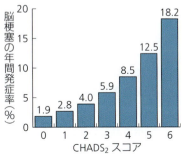

	危険因子		スコア
C	Congestive heart failure/LV dysfunction	心不全，左室機能不全	1
H	Hypertension	高血圧	1
A	Age≧75y	75 歳以上	1
D	Diabetes mellitus	糖尿病	1
S$_2$	Stroke/TIA	脳梗塞, TIA の既往	2
	合計		0〜6

TIA: 一過性脳虚血発作

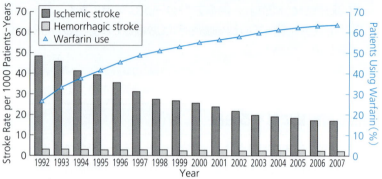

DOAC, 2 点以上の場合は DOAC ないしワルファリンによる抗凝固療法が推奨されている.

　米国のメディケアのデータではワルファリンによる抗凝固療法の普及に従い, 脳梗塞発症率が下がってきているという報告もある（図 4）. 一方で, 脳卒中データバンク 2015[10]によれば, 心房細動を合併した脳卒中患者の入院前抗凝固薬の投与は一過性の心房細動では 18.4％, 持続性では 32％にとどまっている. 2009 年のデータではそれぞれ 14.1％, 23.8％であったため, DOAC の普及に伴い上昇傾向ではあるものの, 依然十分に投与されているとはいえないのが現状である.

　心房細動におけるもう一つの問題点である心不全については, 心房細動と心不全は, 高齢, 高血圧, 糖尿病, 腎機能障害や肥満などといった共通する発症の危険因子を有しており, 合併頻度が高いことで知られている. また心房細動では, 心房収縮が消失するため, 心室充満圧の低下や拡張期の短縮, 頻拍誘発性の心筋障害などが出現して心不全発症および増悪の因子となると考えられており, これらは単に合併するだけでなく, それぞれが互いの主要な危険因子となって, 相互に病態を促進して負の連鎖を形成していると考えられている.

　JCARE-CARD の報告によれば 2,659 名の心不全患者の実に 35.2％が心房細動を合併していた[11]. また心不全の重症度も心房細動の発症に大きく寄与しており, NYHA 分類で心不全の重症度が高いほど心房細動合併率も高くなることが示されている.

　心不全を合併した心房細動という場合でも, 各患者を診れば心不全を最初に

発症し，心房細動が合併した場合と，心房細動患者に新たに心不全を発症した場合に分けられる．どちらを先に発症しても予後は不良であるが，心房細動がどの程度心不全に悪影響を及ぼしているのかは患者ごとに大きく異なっており，心房細動合併の心不全患者の治療を画一的に論じることは困難である．例えば，慢性心不全患者に新たに心房細動を起こした場合，心房細動自体による血行動態への悪影響が心不全増悪の主要因であれば，積極的に洞調律維持を目指した場合がよいこともある．一方で長い経過の持続性心房細動患者が新たに心不全を呈した場合には，レートコントロールの程度や RAS 阻害薬，利尿薬などの心不全治療の内容を見直す必要があろう．

高齢化社会に伴い，心房細動患者は増加しているが，それに伴い心房細動患者は高齢ゆえの問題を合わせて抱えるようになってきている．高齢者では患者背景も多様になってきており，患者ごとに活動範囲や認知機能，経済的な背景や家族環境などが大きく異なる．暦年齢と診察時の印象が大きく異なることはしばしば経験されることである．

高齢者におけるエビデンスは不足しており，例えば 85 歳を超えるような超高齢者となると，DOAC の大規模臨床試験ではほとんどエントリーされていないため有効性・安全性に関してのデータは不明である．京都市伏見区の心房細動患者を登録した Fushimi AF registry によると real world での抗凝固療法施行率は 65〜85 歳で 60％程度であるが 85 歳を超えると，途端に処方率が低下している（図 5）[12]．

図 5 **Real world における年齢ごとの抗凝固療法の処方率**（Yamashita Y, et al. Chest. 2016; 149: 401-12.[12]より）

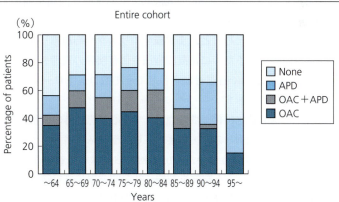

表1　日常診療で活用できるフレイル評価の一例

身体的フレイル	・歩行速度：「青信号が点滅する前に横断歩道が渡りきれるか」を確認する （ほぼ 0.8 m/sec の歩行速度であれば渡りきれる） ・診察室のドアを開けて入ってくる様子を観察する ・腎機能低下の有無を確認する（CCr 30 mL/min 未満）
精神的フレイル	・認知機能：「今日は何年，何月，何日，何曜日ですか」と尋ねる
社会的フレイル	・独居か否かを問診あるいは問診票などから判断する （経済的な問題についてはあまり踏み込まない）

　超高齢者に抗凝固療法を施行することが，本当に患者のアウトカムにつながるのかを躊躇する実臨床の感覚を反映していると思われ，今後の心房細動治療の問題点を示しているといえる．

　近年，高齢による機能低下をフレイルとして表現し，身体的・精神的・社会的な機能低下を早期に認識して治療に反映させることが各所で提唱されている（表1）．

　フレイルの患者では出血をきっかけに併存疾患の急激な悪化をきたし，生命予後が脅かされる例もしばしば認める．フレイルの患者では加齢だけでなく，腎機能の低下や転倒リスクの増加を認め，抗凝固療法行う場合にも安全性を念頭において治療が必要になる．本人や家族の希望・コンセンサスが得られれば，抗凝固療法を行わずに経過をみることもあろう．いずれにしても各個人の疾患背景だけでなく価値観や人生観に合わせて提供する医療の内容を調整する必要がある．現在，75 歳以上の高齢者を対象として，高齢化社会における心房細動診療における real world の outcome や臨床的な問題を抽出すべく ANAFIE registry が進行中である．

　心房細動治療をまとめると，まず脳卒中リスクや心血管リスクを勘案して，生命予後を改善させるために抗凝固療法や併存疾患の管理を行う，そのうえでQOL を改善するために各患者に合わせて心拍数コントロール，リズムコントロールを考慮する（図6）．

　特に日本では高齢化に伴う問題点として，心疾患以外の合併症やフレイルに代表されるような転倒リスク・服薬アドヒアランスやポリファーマシーの問題も熟慮されなければならない．心房細動の診療は不整脈のみを治療するだけでなく，心房細動という不整脈を契機に社会的背景にまで踏み込んだ全人的な治療が必要とされる時代を迎えていると思われる．

JCOPY 498-13430

図6　心房細動マネジメントの概略（Kirchhof P, et al. Eur Heart J. 2016. Aug 27.[13]より）

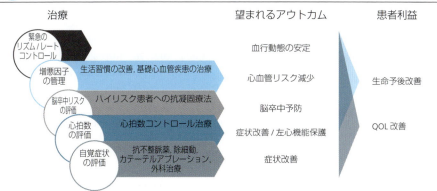

　しかし実際の診療では，例えば抗凝固療法の意義を十分に理解してもらうだけでも相当の時間を必要とし，すでに医師-患者間のみでは十全な診療を行うことは難しくなってきていることが実感される．薬剤師の介入で，ダビガトランのアドヒアランスが向上したという報告もあり[14]，慢性心不全のガイドラインで多職種によるチーム医療が推進されているように，心房細動でも看護師や薬剤師，ケアマネジャーなどなど多職種による介入が今後ますます重要になってくると考えられる．

▶ 心房細動患者を診るときには，脳梗塞・心不全に気をつけ，適切な抗凝固療法・心不全危険因子への介入が必要である．
▶ レートコントロール，リズムコントロールは患者の QOL を主眼に選択する．
▶ 持続性心房細動患者の高齢化に伴い，心房細動を契機として社会的な背景にも踏み込んだ治療が益々必要となっている．

●文献●

1) Kato T, et al. Progressive nature of paroxysmal atrial fibrillation. Observations from a 14-year follow-up study. Circ J. 2004; 68: 568-72.

2) Senoo K, et al. Distribution of first-detected atrial fibrillation patients without structural heart diseases in symptom classifications. Circ J. 2012; 76: 1020-3.

3) Camm AJ, et al. Guidelines for the management of atrial fibrillation: the Task Force for the Management of Atrial Fibrillation of the European Society of Cardiology (ESC). Eur Heart J. 2010; 31: 2369-429.

4) Inoue H, et al. Prevalence of atrial fibrillation in the general population of Japan: an analysis based on periodic health examination. Int J Cardiol. 2009; 137: 102-7.

5) Healey JS, et al. Occurrence of death and stroke in patients in 47 countries 1 year after presenting with atrial fibrillation: a cohort study. Lancet. 2016; 388: 1161-9.

6) Odutayo A, et al. Atrial fibrillation and risks of cardiovascular disease, renal disease, and death: systematic review and meta-analysis. BMJ. 2016; 354: i4482.

7) 心房細動治療（薬物）ガイドライン 2013 年改訂版.

8) Gage BF, et al. Validation of clinical classification schemes for predicting stroke: results from the National Registry of Atrial Fibrillation. JAMA. 2001; 285: 2864-70.

9) Shroff GR, et al. Temporal trends in ischemic stroke and anticoagulation therapy among Medicare patients with atrial fibrillation: a 15-year perspective (1992-2007). JAMA Intern Med. 2013; 173: 159-60.

10) 小林祥泰, 他. 脳卒中データバンク 2015. 初版. 中山書店. 2015.

11) Hamaguchi S, et al. Effects of atrial fibrillation on long-term outcomes in patients hospitalized for heart failure in Japan: a report from the Japanese Cardiac Registry of Heart Failure in Cardiology (JCARE-CARD). Circ J. 2009; 73: 2084-90.

12) Yamashita Y, et al. Clinical characteristics and outcomes in extreme elderly (age ≥85 years) Japanese patients with atrial fibrillation: The Fushimi AF registry. Chest. 2016; 149: 401-12.

13) Kirchhof P, et al. 2016 ESC Guidelines for the management of atrial fibrillation developed in collaboration with EACTS: The Task Force for the management of atrial fibrillation of the European Society of Cardiology (ESC) Developed with the special contribution of the European Heart Rhythm Association (EHRA) of the ESCEndorsed by the European Stroke Organisation (ESO). Eur Heart J. 2016; 37: 2893-962.

14) Shore S, et al. Site-level variation in and practices associated with dabigatran adherence. JAMA. 2015; 313: 1443-50.

〈八木直治, 山下武志〉

Note

JCOPY 498-13430

2 慢性心房細動

リズムコントロール，レートコントロール

1. レートコントロール

　AFFIRM 試験をはじめとした大規模臨床試験ではレートコントロールでもリズムコントロールに比べて予後を悪化させるものではないことが示され（図1），一方 CAST 試験で示されたような抗不整脈薬の長期内服においては副作用の出現が懸念されている．こうした背景から特に慢性化した心房細動においてはリズムコントロールよりもレートコントロールが選択されることが多くなってきている．

● ジギタリス

機序に関する基礎知識

　ジギタリス製剤は $Na^+-K^+-ATPase$ を阻害することで Na-K 交換機構を阻害し，相対的に Na-Ca 交換機構が活発となる．そのため，心筋細胞内への Ca の流入が促進されて，心筋収縮力を高め，強心作用を発揮する．

図1 **AFFIRM 試験：心房細動治療におけるリズムコントロールとレートコントロールの予後比較**（Wyse DG, et al. N Engl J Med. 2002; 347: 1825-33.[1]より）

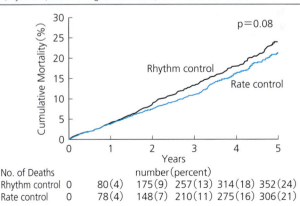

投薬根拠となる代表的臨床試験

　かつては心機能が低下している心房細動患者において強心作用を併せ持つジギタリスが頻用されていたが，血中濃度上昇による副作用や長期的な使用が全死亡を上昇させるといった報告があり，最近は第一選択として用いられることが減少している[2].

副作用と処方のポイント

　ジギタリスは安静時の心拍数を減少させるが，運動時の心拍数減少効果は認められないため，運動時の心拍数調整には β 遮断薬，Ca 拮抗薬の単剤ないし併用が検討されることになる.

　ジギタリスの副作用として，ジギタリス中毒が有名である．食思不振や嘔気などの消化器症状，低 K 血症などの電解質異常，盆状 ST 低下や QT 短縮，PVC，接合部調律や房室解離などの心電図異常・不整脈といった多彩な副作用をきたす．ジギタリス中毒を疑った場合には速やかにジギタリスの服用を中止し，血中濃度の測定や K などの電解質の異常をチェックする．ジギタリス製剤を使用する場合にも高用量は推奨されず，0.125 mg/日程度の量が推奨され，血中濃度の上昇しやすい高齢者や腎機能障害を有する患者では注意深く観察する必要がある.

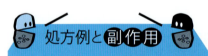

ジギタリス	ジゴキシン（ハーフジゴキシン®）
適　応	うっ血性心不全，心房細動・粗動による頻脈
用法・用量	0.125〜0.25 mg/日
副作用	食思不振，嘔気，倦怠感，徐脈
注　意	過度の心拍数低下に注意する，低心機能患者への投与を避ける

JCOPY 498-13430

● Ca 拮抗薬

機序に関する基礎知識

Ca 拮抗薬としては，非ジヒドロピリジン系カルシウム拮抗薬であるジルチアゼム（ヘルベッサー®）とベラパミル（ワソラン®）が用いられる．これらはVaughn Williams 分類ではⅣ群の抗不整脈薬として分類される．降圧薬として処方されるジヒドロピリジン系に比べて降圧効果は弱いものの，心筋への親和性が高く，伝導抑制による徐拍化作用を有している．

投薬根拠となる代表的臨床試験

いずれの薬剤も心房細動のレートコントロールとして古くから用いられている薬剤であり，新たな知見には乏しい．慢性心房細動例でジルチアゼム，ベラパミルの心拍数抑制効果を検討した研究では，Holter 心電図で確認した平均心拍数はプラセボで 88 ± 14 拍/min であったのに対して，ジルチアゼム 270 mg/day で 76 ± 13 拍/min（$p < 0.001$），ベラパミル 240 mg/day で 80 ± 11 拍/min（$p < 0.01$）であった[3]．

副作用と処方のポイント

心拍数抑制作用に優れる分，過度の徐脈が副作用としてあげられる．特にベラパミルは陰性変力作用も強く，心機能が低下している患者には注意して使う必要がある．欧米のガイドラインでは心機能低下症例に対しては禁忌薬となっており，長期的に投与する場合には適宜，心臓超音波検査などのフォローアップを行う必要があろう．

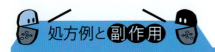

Ca 拮抗薬	ベラパミル（ワソラン®）
適応	頻脈性不整脈，狭心症
用法・用量	80〜120 mg/日（分 2〜分 3）
副作用	徐脈，房室ブロック，倦怠感，心不全の増悪など
注意	過度の心拍数低下に注意する，低心機能患者への投与を避ける
Ca 拮抗薬	ジルチアゼム（ヘルベッサー®）
適応	狭心症，本態性高血圧症
用法・用量	90〜180 mg（分 3），200 mg〔分 2（徐放剤）〕
副作用	徐脈，房室ブロック，倦怠感，心不全の増悪など
注意	過度の心拍数低下に注意する，低心機能患者への投与を避ける

● β遮断薬

機序に関する基礎知識

　交換神経の β_1 受容体は心臓特異的で，β_2 受容体は血管平滑筋・気管支平滑筋に分布している．β遮断薬は心臓においては β_1 受容体に作用して，交感神経を抑制することで心拍数を低下させ，心収縮力を抑制して心筋酸素需要を減少させ心保護効果を発揮する．経口β遮断薬には多くの種類があるが，心房細動のレートコントロールに用いられることが多いのはビソプロロール（メインテート®），カルベジロール（アーチスト®），メトプロロール（セロケン®）といった脂溶性のβブロッカーである．

投薬根拠となる代表的臨床試験

　心房細動のレートコントロールにはβ遮断薬，Ca 拮抗薬やジギタリスが用いられるが，現在もっとも頻用されるのが，安静時だけでなく運動時の心拍数も低下させるβ遮断薬である．ジギタリス，Ca 拮抗薬に比べて長期のコンプライアンスも良好であり，心房細動のレートコントロールの中心を担っている（図 2）．

　β遮断薬のなかでもビソプロロールはカルベジロールに比べて心拍数低下作

図2 治療開始薬ごとの治療継続率の比較 (Olshansky B, et al. J Am Coll Cardiol. 2004；43：1201-8.[4]より)

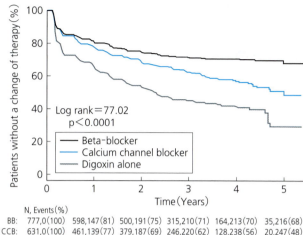

N, Events(%)
BB:	777,0(100)	598,147(81)	500,191(75)	315,210(71)	164,213(70)	35,216(68)
CCB:	631,0(100)	461,139(77)	379,187(69)	246,220(62)	128,238(56)	20,247(48)
Digoxin:	315,0(100)	190,104(66)	142,140(53)	92,160(45)	43,165(42)	5,172(29)

図3 **MAIN-AF 試験：β遮断薬（メトプロロール）による心拍数低下効果** (Yamashita T, et al. J Cardiol. 2013；62：50-7.[5]より)

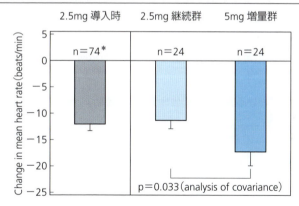

用に優れ，本邦で行われた MAIN-AF study では，2.5 mg で 12 bpm，5 mg でさらに 5 bpm の心拍数低下を認め，用量依存的な安静時心拍数に対する効果が期待できる（図3）.

　高齢者ではしばしば慢性閉塞性肺疾患（COPD）の合併も認められるが，β_1選

択性の高い β 遮断薬であれば，1 秒率の低下や急性増悪の増加などなく，安全に使用可能とされている．

副作用と処方のポイント

　左室機能の低下した洞調律心不全患者では β 遮断薬が心機能と生命予後を改善するため，ガイドラインでも積極的な β 遮断薬の投与が推奨されている．一方でメタ解析では，β 遮断薬は洞調律患者の生命予後を改善したが，心房細動を合併した心不全患者では生命予後の改善は得られなかった（図 4）．心不全患者に対する β 遮断薬投与においては洞調律患者と心房細動患者では分けて考える必要があり，心筋梗塞の既往例は別としても，低左心機能で慢性心房細動患者では動悸や息切れなどの症状がなく，心拍数がコントロールされていれば，あえて β 遮断薬を投与しなくてもよいと考えられる．中には心房細動患者に対する高用量の β 遮断薬が，過度の徐脈化や低血圧をきたし，心不全を悪化させている可能性も考慮する必要がある．

　β 遮断薬や Ca 拮抗薬を用いてレートコントロールを試みる際，使用薬剤の次に問題になるのが，心房細動のレートコントロールで目標とする心拍数である．現在ある程度の結論を提示しているのが，RACE II 試験[5]である．この試験で緩やかな心拍数コントロール群（安静時＜110/分）と厳格コントロール群（安静時＜80/分）では，心原性死亡や心不全入院などに有意差を認めず，必ずしも厳格な脈拍数管理が必要でない可能性が示唆されている（図 5）．しかし

図 4　収縮不全患者における β 遮断薬の生命予後改善効果（Kotecha D, et al. Lancet. 2014; 384: 2235-43.[6]より改変）

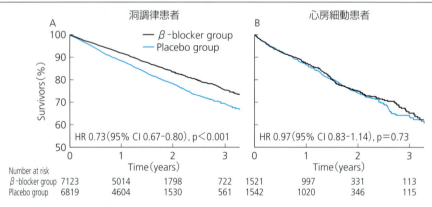

JCOPY 498-13430

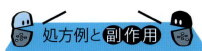

β 遮断薬	ビソプロロールフマル酸（メインテート®）
適 応	頻脈性心房細動，本態性高血圧，慢性心不全，狭心症
用法・用量	1.25〜5 mg/日
副作用	徐脈，心不全の増悪，房室ブロックなど
注 意	少量から開始して，心拍数をみながら漸増する．心不全を合併している場合は 0.625 mg/日から開始する
α β 遮断薬	カルベジロール（アーチスト®）
適 応	本態性高血圧，慢性心不全，狭心症
用法・用量	2.5〜10 mg/日
副作用	徐脈，心不全の増悪，房室ブロック，気管支喘息の増悪
注 意	少量から開始して，心拍数をみながら漸増する

図5 RACE II試験：慢性心房細動における目標心拍数による予後比較（Van Gelder IC, et al. N Engl J Med. 2010；362：1363-73.[7]より）

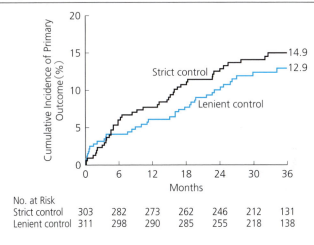

RACE II試験の緩やかなコントロール群でも実際に到達した心拍数は 1 年後 86±15 拍/min であり，この試験結果をもって安静時心拍が 100〜110 拍/min でもよいというわけではないことには注意する必要がある．もちろん心拍数が 130 bpm を超える場合には，左房の拡張不全から心不全を惹起することがあ

るため，過度に頻拍が持続することは避けるべきだが，心房細動，特に心不全合併心房細動患者においては本当にターゲットとすべき心拍数について不明な点が多く，実臨床では各患者に合わせて，自覚症状などが軽快するよう薬剤調整する必要がある．

　複数の薬剤を使用しても心拍数管理がうまくいかない場合には，ペースメーカ留置を行ったうえでβ遮断薬などの抗不整脈薬投与が必要になる場合や，場合によっては房室結節のアブレーションを行うこともある．適宜，循環器専門医に紹介いただきたい．

2. リズムコントロール

　持続性心房細動に対して電気的除細動を行っても，約50％は1年以内に再発すると考えられている．除細動して洞調律を維持しようとする治療よりも，そのまま除細動せずに心拍数調節によって優れたQOLが確保されることがJ-RHYTHM Studyでも明らかにされており[6]，持続性心房細動の薬物療法の中心はやはりβ遮断薬をはじめとしたレートコントロールが重要な位置を占める．持続性心房細動に対してリズムコントロールを考える際は，抗不整脈薬，除細動，カテーテルアブレーションといった複数の治療を組み合わせて行うことが必要である．持続性心房細動に対する薬理学的除細動の効果は限られており，電気的除細動が検討される．除細動後の再発予防に用いられる薬剤は大きくI群薬とⅢ群薬に分けられる．器質的心疾患や心不全患者に対してはI群薬の投与は禁忌であり，アミオダロン（アンカロン®）に代表されるⅢ群薬が適応となる[7]．

● I群薬

機序に関する基礎知識

　Vaughan Williams分類でI群に分類される薬剤はNaチャネル遮断作用を主とする薬剤である．Naチャネル遮断効果における心筋の伝導抑制をきたし，心房細動中の心房内あるいは肺静脈内の興奮頻度を減らして細動を停止に導く．

JCOPY 498-13430

投薬根拠となる代表的臨床試験

Ⅰ群薬ではピルシカイニド（サンリズム®），シベンゾリン（シベノール®），プロパフェノン（プロノン®），ジソピラミド（リスモダン®），フレカイニド（タンボコール®）がガイドラインに記載されている．どの薬剤も心房細動維持の効果は限定的であり，持続性心房細動のリズムコントロールでこれらの薬剤を使い分けることの意義は乏しいと思われる．

副作用と処方のポイント

心筋梗塞後の心室期外収縮に対するⅠ群薬の予後改善効果を検討したCAST試験で抗不整脈薬の投与が全死亡・不整脈死を増加させるという結果に終わって以来，抗不整脈薬の長期投与については可能な限り避けるのが望ましいと考えられている．持続性心房細動に対するⅠ群薬の効果は限定的であり，数週間の投与で効果が期待できなければ中止するのがよい．

● Ⅲ群・Ⅳ群薬

基質的心疾患（肥大心，不全心，虚血心）を有する場合はVaughan Williams分類でⅢ群にあたる抗不整脈薬が適応となりアミオダロン，ソタロール（ソタコール®）で有効性が示されている．またその他に本邦で使用可能な薬剤としてⅣ群薬に分類されるベプリジル（ベプリコール®）があげられる．

アミオダロン（アンカロン®）

機序に関する基礎知識

KチャネルやCaチャネル，Naチャネルなどを抑制するマルチチャネルブロッカーであり，非選択的なβ遮断作用もある．短期作用はそれらのイオンチャネルの遮断効果により，Kチャネル遮断作用の中でも内向き整流K^+電流（I_{kr}）の抑制であると考えられている．きわめて高い脂溶性を有しており，体内の分布容積は106 L/kgときわめて大きく，投与後は速やかに脂肪組織に移行して，半減期は14〜107日ときわめて長い．そのため有効血中濃度に達するためには相当量の投与が必要になり，即効性に欠ける．代謝はほとんど肝臓で行われ，胆汁排泄される．腎臓からはほとんど排泄されないため，腎機能低下による用量調節の必要はなく，蛋白結合率が高いため透析性はない．

投薬根拠となる代表的臨床試験

　約70％が持続性心房細動患者であったAFFIRM試験ではI群薬を服用した群の1年後の洞調律維持率が23％であったのに対して，ソタロール群は34〜38％程度，アミオダロン群は60〜62％と高かった[8]．心房細動を伴う心不全108例を対象にした報告（約70％が持続性心房細動）ではアミオダロン投与1カ月後に洞調律であった群の洞調律維持率が1年後に68％であったと報告されている[9]．

副作用と処方のポイント

　アミオダロンは不整脈に対する有効性が高い反面，副作用も多い．特に間質性肺炎を生じた場合には致死的になるため，胸部X写真やKL-6などをフォローアップする必要がある．また薬物内にヨードを含有しており，甲状腺機能異常の副作用があるため定期的に甲状腺機能をモニタリングする必要がある．またCYP3A4で代謝されるため，ワルファリン投与患者などではPT-INRをみながら減量する必要がある．

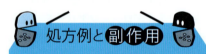

Ⅲ群薬	アミオダロン（アンカロン®）
適　応	心室頻拍，心室細動，肥大型心筋症に伴う心房細動
用法・用量	導入時200〜400 mg/日，維持量100〜200 mg/日
副作用	間質性肺炎，甲状腺機能障害（亢進・低下），QT延長
注　意	定期的に胸部X線，KL-6，甲状腺機能をチェックする．可能な限り維持量を減量する

ソタロール（ソタコール®）

機序に関する基礎知識

　ソタロールは内因性の交感神経賦活化作用や膜安定化作用を有さない非選択性β遮断薬で，I_{kr}チャネル遮断作用により抗不整脈効果を発揮する．

JCOPY 498-13430

投薬根拠となる代表的臨床試験

持続性心房細動を対象にした SAFE-T trial では 1 年間の再発予防が，虚血性心疾患のない群ではアミオダロン群で 66％，ソタロール群で 37％に得られた．中でも虚血性心疾患をもつ例ではアミオダロン群で 60％，ソタロール群で 50％と 2 剤の間に有意差を認めなかった[10]．

副作用と処方のポイント

β 遮断作用により過度の徐脈や喘息の悪化などをきたすことがあり，特に低左心機能例では心不全の増悪に注意する必要がある．徐拍化作用は I_{kr} 抑制による QT 延長をさらに増強して，torsades de pointes の発生をきたすことがあり，慎重な投与が望ましい．

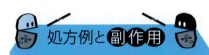

処方例と副作用

Ⅲ群薬	ソタロール（ソタコール®）
適 応	心室頻拍，心室細動
用法・用量	40〜160 mg/日
副作用	徐脈，倦怠感，心不全増悪，QT 延長，torsade de points
注 意	Torsade de pointes に注意する．低 K 血症，徐脈を避ける

ベプリジル（ベプリコール®）

機序に関する基礎知識

ベプリジルはもともと Ca チャネル遮断薬として開発されたためⅣ群薬に分類されているが，マルチチャネルブロッカーとして心房細動に対する停止効果を有している．Ca チャネル遮断作用による洞周期の延長や PR/AH 時間の延長，K チャネル遮断作用による QT 時間の延長や心房/心室の不応期延長が認められる．

投薬根拠となる代表的臨床試験

　J-BAF 試験では持続性心房細動患者に対して 100 mg の投与にて約 40 %，200 mg 投与にて約 70 % がいったん洞調律に復帰し，停止までに要した時間はほぼ 6 週間以内であった．一方で心房細動の再発を認めなかった症例は 100 mg 群で 8 %，200 mg 群で 21 % に過ぎなかった．薬物投与にも関わらず再び持続性心房細動に復してしまった患者はそれぞれ 45 %，15 % であった[11]．

副作用と処方のポイント

　ベプリジルでは QT 延長作用から，torsade de points の発生を認め，突然死をきたすことがある．J-BAF 試験では 200 mg 群で 29 例中 3 例が QT 延長のため中止となり，うち 1 例は突然死をきたしている．ベプリジルを処方する場合は頻回の心電図によるチェックが必要であり，QT 延長を助長するような低 K 血症，徐脈などをきたさないように十分注意し，極力減量を試みることが必要である．

　心房細動の薬物療法は生命予後を改善するためのものではなく，QOL を維持することを目指すものであり，抗不整脈薬の選択にあたっては，安全性に主眼をおいた枠組みが欠かせない．アミオダロンやベプリジルなどの使用にあたっては十分に使用に習熟していることが望ましく，持続性心房細動でリズムコントロールを希望する場合，特に心臓に器質的異常を認める場合には，より専門的な判断が必要になるため，早期に循環器外来に紹介するのがよいと思われる．

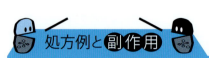

Ⅳ群薬	ベプリジル（ベプリコール®）
適　応	持続性心房細動，頻脈（心室性）不整脈
用法・用量	100 mg／日
副作用	QT 延長，torsade de points
注　意	QT 延長をモニターするため，頻回に心電図を確認する．低 K 血症，徐脈に注意する

JCOPY 498-13430

3. カテーテルアブレーション

　薬剤ではないが，持続性心房細動患者でリズムコントロールを目指す場合には，カテーテルアブレーションという枠組みを抜きにすることはできない．心房細動に対するカテーテルアブレーションは，肺静脈内から発生する期外収縮がトリガーとなって心房細動の 90％以上が発症することが報告され，2000 年には根治療法としての電気的肺静脈隔離術（pulmonary vein isolation：PVI）の有効性が示されて以降世界的に広まっている．近年カテーテルアブレーションによる心房細動治療の進歩は目覚ましく，特に肺静脈隔離（個別隔離や拡大一括隔離など）を基盤とした発作性心房細動に対するカテーテルアブレーションは成熟してきており，安全性も高い．本邦のレジストリー（J-CARAF）で報告されている合併症は穿刺部合併症を含めて全体で 4.5％．死亡は 0％であり，ドレナージを必要とする心嚢水貯留 1.3％，症候性脳梗塞が 0.1％である[8]．必要に応じて 2 回目のカテーテルアブレーションを行うこともあるが，発作性心房細動に対するアブレーションでは概ね 80～90％で心房細動が消失するとされており，より早期からカテーテル治療を行うことが有効と考えられている．

　一方で，慢性心房細動に対するカテーテルアブレーションについては，肺静脈隔離に加えて，左房内のマクロリエントリーを防ぐラインアブレーション（左房天蓋部，後壁下部，僧帽弁輪峡部など）や CFAE アブレーション（continuous fractionated atrial electrogram：心房細動基質に対する治療）などを加え，さらに複数回治療を行っても概ね 60～70％程度にとどまっている．

　2015 年に発表された STAR AF2 試験では，持続性心房細動に対するアブレーションで肺静脈隔離術にラインアブレーションや CFAE アブレーションを追加しても，治療成績が向上しなかったとされており，現在は各施設で患者ごとに種々のアブレーションが行われているが，肺静脈隔離術を超えるアブレーション方法は未だ確立したとはいえないのが現状である（図 6）．

　特に，持続時間が長く（3 年以上），左房径が拡大（50 mm 以上）しているような場合は左房の電気的・構造的リモデリングが進行していて，治療成績が落ちるとされているため，カテーテルアブレーションするならば発作性の間や，慢性化して 1 年程度以内の心房リモデリングがそれほど進行していない間に行うのが望ましい．心房細動が持続して，心拍数もコントロールされている場合には，概ね症状も受容可能になっており，上記のような治療成績を「有効性が高い」と考えるか，「リスクが高い」と解釈するかは，各患者によって大きく異なる．慢性化した心房細動でカテーテルアブレーション含めた治療でリズ

図6 慢性心房細動に対するアブレーション方法（Verma A, et al. N Engl J Med. 2015；372：1812-22.[15] より改変）

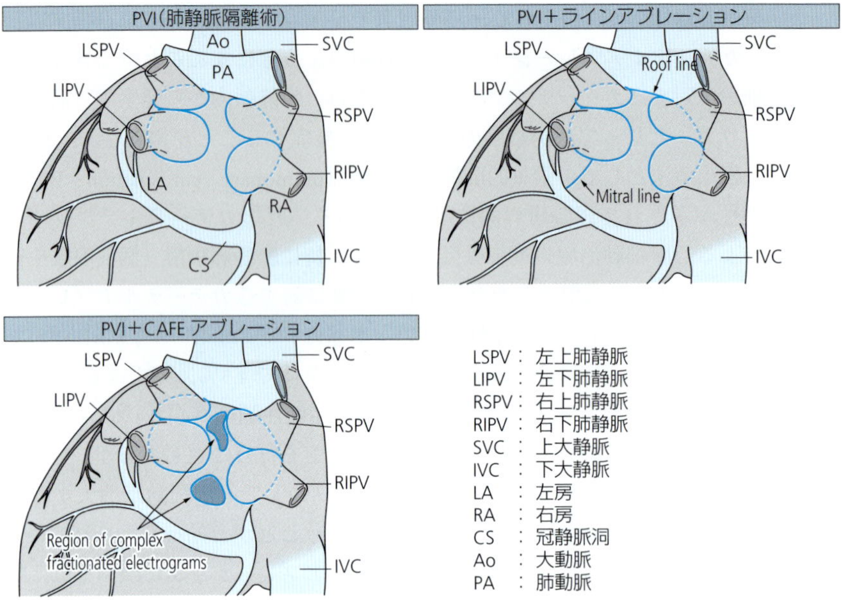

ムコントロールを目指すか，心房細動を受容してレートコントロールを行うかは，患者個人の選択が非常に重要と思われ，医療者側としては，心房細動治療の目的と治療内容をよく患者に理解してもらったうえで，治療方針を決定していく必要がある．

●文献●

1) Wyse DG, et al. A comparison of rate control and rhythm control in patients with atrial fibrillation. N Engl J Med. 2002；347：1825-33.

2) Washam JB, et al. Digoxin use in patients with atrial fibrillation and adverse cardiovascular outcomes：a retrospective analysis of the Rivaroxaban Once Daily Oral Direct Factor Xa Inhibition Compared with Vitamin K Antagonism for Prevention of Stroke and Embolism Trial in Atrial Fibrillation（ROCKET AF）. Lancet. 2015；385：2363-70.

3) Lundstrom T, et al. Ventricular rate control and exercise performance in chronic atrial fibrillation：effects of diltiazem and verapamil. J Am Coll Cardiol. 1990；16：86-90.

4) Olshansky B, et al. The Atrial Fibrillation Follow-up Investigation of Rhythm Management（AFFIRM）study：approaches to control rate in atrial fibrillation. J Am Coll Cardiol. 2004；43：1201-8.

5) Yamashita T, et al. Heart rate-reducing effects of bisoprolol in Japanese patients with chronic atrial fibrillation: results of the MAIN-AF study. J Cardiol. 2013; 62: 50-7.

6) Kotecha D, et al. Efficacy of β blockers in patients with heart failure plus atrial fibrillation: an individual-patient data meta-analysis. Lancet. 2014; 384: 2235-43.

7) Van Gelder IC, et al. Lenient versus strict rate control in patients with atrial fibrillation. N Engl J Med. 2010; 362: 1363-73.

8) AFFIRM First Antiarrhythmic Drug Substudy Investigators. Maintenance of sinus rhythm in patients with atrial fibrillation: an AFFIRM substudy of the first antiarrhythmic drug. J Am Coll Cardiol. 2003; 42: 20-9.

9) Shiga T, et al. Effect of low-dose amiodarone on atrial fibrillation or flutter in Japanese patients with heart failure. Circ J. 2002; 66: 600-4.

10) Singh BN, et al. Amiodarone versus sotalol for atrial fibrillation. N Engl J Med. 2005; 352: 1861-72.

11) Yamashita T, et al. Dose-response effects of bepridil in patients with persistent atrial fibrillation monitored with transtelephonic electrocardiograms: a multicenter, randomized, placebo-controlled, double-blind study (J-BAF Study). Circ J. 2009; 73: 1020-7.

12) Ogawa S, et al. Optimal treatment strategy for patients with paroxysmal atrial fibrillation: J-RHYTHM Study. Circ J. 2009; 73: 242-8.

13) 心房細動治療（薬物）ガイドライン 2013 年改訂版.

14) Inoue K, et al. Current status of catheter ablation for atrial fibrillation--updated summary of the Japanese Catheter Ablation Registry of Atrial Fibrillation (J-CARAF). Circ J. 2014; 78: 1112-20.

15) Verma A, et al. Approaches to catheter ablation for persistent atrial fibrillation. N Engl J Med. 2015; 372: 1812-22.

〈八木直治, 山下武志〉

Note

3 慢性心房細動

ワルファリン，DOAC

機序に関する基礎知識

　ワルファリン（商品名：ワーファリン®）と直接型経口抗凝固薬（direct oral anticoagulant: DOAC）は，いずれも経口抗凝固薬であり，凝固系を抑制することで血栓症を治療・予防することを目的とする．ワルファリンの適応は，「血栓塞栓症（静脈血栓症，心筋梗塞症，肺塞栓症，脳塞栓症，緩徐に進行する脳血栓症など）の治療および予防」と添付文書に記載されており，心房細動を原因とする心原性脳塞栓症や全身性塞栓症の予防や，静脈血栓塞栓症の治療と再発予防，人工弁置換術後などに対して用いられる．一方，DOACの適応は「非弁膜症性心房細動患者における虚血性脳卒中および全身性塞栓症の発症抑制」「深部静脈血栓症および肺血栓塞栓症の治療および再発抑制」と記載されている（ダビガトランのみ後者はなし）．「非弁膜症性心房細動（non-valvular AF）」とは，弁膜症性心房細動でない心房細動を意味するが，「弁膜症性心房細動（valvular AF）」とは，「（リウマチ性）僧帽弁狭窄症」と「人工弁（生体弁や機械弁）置換術後」のことを指す．「弁膜症性」といいながら多くの心臓弁膜症（大動脈弁狭窄症・閉鎖不全症，僧帽弁閉鎖不全症など）は含まれないことに注意したい．弁膜症性心房細動や人工弁置換術後では，DOACの有効性が示されておらず，現在でもワルファリンが第一選択である．本稿では，心房細動患者への投与に絞って述べる．

　経口抗凝固薬は，血液の凝固因子を抑制することにより効果を発揮する．図1に凝固カスケードの模式図を示す．凝固因子の中で，第Ⅱ因子（プロトロンビン），第Ⅶ因子，第Ⅸ因子，第Ⅹ因子の合成は肝臓で行われており，その合成にはビタミンKが関与している．ワルファリンは，このビタミンKと競合阻害することにより，これらの凝固因子の合成を間接的に阻害する．ワルファリンの効果は血液中の凝固因子の合成の阻害に依存するため，内服してから発現までに3〜4日かかり，また，内服を中止してから4〜5日効果が継続する．一方DOACは，直接（direct）選択的に凝固因子を阻害することが特徴で，活性型第Ⅱ因子（トロンビン）を抑制するトロンビン阻害薬〔ダビガトラン（商品名：プラザキサ®）〕と，活性型第Ⅹ因子を抑制するFXa阻害薬〔リバーロキサバン

図1 ワルファリン，DOAC の作用機序

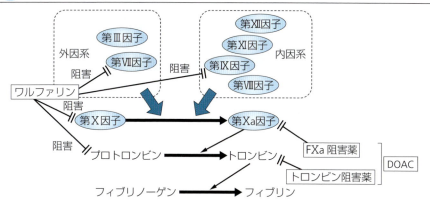

（商品名：イグザレルト®），アピキサバン（商品名：エリキュース®），エドキサバン（商品名：リクシアナ®）〕の2種類に大別される（図1）．いずれの DOAC も，単回投与後2～3時間で血中濃度はピークに達し，約12時間程度で半減期を迎える．

▶ ワルファリンはビタミンK阻害を介して，凝固因子の合成を阻害する．
▶ DOACは，凝固因子を直接，選択的に阻害する．

投薬根拠となる代表的臨床試験

　心房細動を原因とする心原性脳塞栓症や全身性塞栓症の予防には，経口抗凝固薬の有効性が高いことが1990年ごろのランダム化臨床試験によって確立し[1,2)]，ワルファリンが唯一の経口抗凝固薬として長らく用いられてきた．ワルファリンは，薬物の相互作用，食事制限，頻回の採血による抗凝固活性のモニタリングなど煩雑な面があり，これらを克服する目的で DOAC が開発され，どの DOAC も，大規模ランダム化臨床試験によって，ワルファリンと同等以上の効果と安全性が証明された[3-6)]．DOAC は，こうした臨床試験の結果をうけて承認され，2011年以降次々に臨床使用が可能となり，日常診療の現場で着実に

表1 経口抗凝固薬の一覧

	ワーファリン® ワルファリン	プラザキサ® ダビガトラン	イグザレルト® リバーロキサバン	エリキュース® アピキサバン	リクシアナ® エドキサバン
商品名 一般名					
抗凝固作用	ビタミンK阻害による凝固因子活性抑制	抗トロンビン	抗Xa	抗Xa	抗Xa
半減期	約40時間	12〜14時間	5〜13時間	8〜15時間	10〜14時間
用量 （低用量）	PT-INRにより調整 （通常1回/日）	150mg×2回/日 110mg×2回/日	15mg×1回/日 10mg×1回/日	5mg×2回/日 2.5mg×2回/日	60mg×1回/日 30mg×1回/日
中和薬	ビタミンK	イダルシズマブ	なし	なし	なし
減量基準	なし（PT-INRによるモニター）	なし	Ccr: 30〜49mL/分を満たす場合	#80歳以上 #体重60kg未満 #Cr 1.5mg/dL のうち2つ以上を満たす場合	#体重60kg未満 #Ccr: 30〜50mL/分 #P糖蛋白阻害薬併用（キニジン，ベラパミルなど）のうち1つを満たす場合
腎機能による基準	なし	Ccr: 30mL/分未満は禁忌	Ccr: 15mL/分未満は禁忌	Ccr: 15mL/分未満は禁忌	Ccr: 15mL/分未満は禁忌

JCOPY 498-13430

図2 非弁膜症性心房細動患者における DOAC vs ワルファリンの有効性・安全性（メタ解析）

有効性（脳卒中または全身性塞栓症）

	イベント数		リスク比（95%CI）		p
	DOAC	ワルファリン			
RE-LY（150mg×2/日）	134/6076	199/6022		0.66（0.53-0.82）	0.0001
ROCKET AF（20mg×1/日）	269/7081	306/7090		0.88（0.75-1.03）	0.12
ARISTOTLE（5mg×2/日）	212/9120	265/9081		0.80（0.67-0.95）	0.012
ENGAGE AF-TIMI48（60mg×1/日）	296/7035	337/7036		0.88（0.75-1.02）	0.10
Combined（random）	911/29312	1107/29229		0.81（0.73-0.91）	<0.0001

0.5　　　1.0　　　2.0
←DOAC が優れる　　ワルファリンが優れる→

安全性（大出血）

	イベント数		リスク比（95%CI）		p
	DOAC	ワルファリン			
RE-LY（150mg×2/日）	375/6076	397/6022		0.94（0.82-1.07）	0.34
ROCKET AF（20mg×1/日）	395/7111	386/7125		1.03（0.90-1.18）	0.72
ARISTOTLE（5mg×2/日）	327/9088	462/9052		0.71（0.61-0.81）	<0.0001
ENGAGE AF-TIMI48（60mg×1/日）	444/7012	557/7012		0.80（0.71-0.90）	0.0002
Combined（random）	1541/29287	1802/29211		0.86（0.73-1.00）	0.06

0.5　　　1.0　　　2.0
←DOAC が優れる　　ワルファリンが優れる→

試験デザイン：メタ解析
対象：2009～2013 年の間に心房細動患者を対象として実施された4種の DOAC における第Ⅲ相臨床比較試験（RE-LY, ROCKET AF, ARISTOTLE,ENGAGE AF-TIMI48）の症例計 71,683 例
方法：DOAC の有効性および安全性をワルファリンと比較検討

浸透してきている．表1にワルファリンと DOAC を対比して，各薬剤の臨床的特徴をまとめた．各 DOAC の大規模臨床試験データのメタ解析の結果を図2に示す[7]．それぞれの試験は，ワルファリンを対照として，各 DOAC の有効性・安全性をみたものであり，ワルファリン群を基準として各 DOAC を間接的に比較していることになる．しかし，試験ごとにエントリーする患者の背景がそれぞれに異なっており，同じ「ワルファリン群」であっても臨床背景は異なるので，それを介した DOAC 間の優劣は一概にはいえないことには注意したい．

▶ DOAC はワルファリンと同等以上の効果と安全性が証明され，2011年以降に臨床使用が可能となった．
▶ DOAC 同士を直接比較したデータはない．

副作用と処方のポイント

① 副作用

　経口抗凝固薬は，凝固因子の抑制により血栓塞栓症を防ぐ効果を発揮するが，同じ機序を介して出血を起こしやすく，易出血性の副作用は抗凝固薬の宿命ともいえる．DOACの大規模臨床試験における大出血（輸血や入院を要するような出血）の頻度は，ワルファリン群で3.09〜3.60％/年，DOAC群で2.13〜3.60％/年であった．大出血に関しては，DOACはワルファリンよりやや少ない傾向にはあるが，それほど大差はない．しかし，頭蓋内出血に着目した場合，ワルファリン群は1.45％，DOAC群は0.70％と半分以下であり，頭蓋内出血が少ないことは，ワルファリンに対するDOACの最大のメリットといえる．ワルファリンは脳での血液凝固に重要な第VII因子を含めた複数の凝固因子に作用するが，DOACは活性型のトロンビンあるいは第X因子に選択的に作用し第VII因子を阻害しないため，脳出血のリスクが少ないと推測されている．

② 用量設定

　ワルファリンは効能に個体差が大きく，薬物の相互作用，食事の影響を受けやすいため，モニタリングの上で適切に用量調整をする必要がある．薬効のモニタリングにはプロトロンビン時間（prothrombin time：PT）の国際標準比（PT-international normalized ration：PT-INR）を用いる．欧米では，様々な臨床試験で異なる目標PT-INRが検討され，2.0未満では脳梗塞が多く，3.0以上では重篤な出血が多いという結果をもとに，目標とするPT-INRを年齢問わずに2.0〜3.0に設定している．日本では，高齢者における出血リスクの高さを考慮し，70歳未満では2.0〜3.0，70歳以上では1.6〜2.6を目標PT-INRとしており，年齢により異なる目標値が設定されている．

　DOACは，4種類いずれも2用量が設定されており，禁忌の確認も含めて，用量設定においても，開始前にクレアチニンクリアランス（Ccr）値を計算することが必須である（表1）．2用量の選択基準はDOAC毎に異なっており，ダビガトランとそれ以外の3剤では考え方が異なる点に注意が必要である．ダビガトランは，2用量の両方に，ワルファリンと比較したエビデンスがあるので，医師の判断で150 mg×2回/日と110 mg×2回/日と使い分けることができ，厳密な「減量基準」はない．他の3剤については，それぞれに異なる減量基準が設定されており，基準に該当した患者のみに低用量が使用される．基準に該当しない患者の低用量のエビデンスは存在しないので，医師の判断で用量を選択することはできない．

JCOPY 498-13430

③ 併用薬や食事との相互作用

　ワルファリンは，多くの薬剤や食事で作用が増強したり減弱したりする「相互作用」があることが知られている．相互作用のある薬剤は非常に多岐にわたり，日常臨床でもよく使用される抗生物質（ビタミンKの吸収を低下させるもの）や非ステロイド性鎮痛薬（NSAIDs）などはワルファリン作用を増強させることが知られている．また，納豆，クロレラなどのビタミンKの多い食品を摂取するとワルファリンの効果は減弱する．アルコールの摂取は効果を増強するとされる．抗真菌薬（ミコナゾールなど）は，代謝を強力に阻害することで致死的にワルファリンの効果が増大する可能性があり，特に注意が必要である．

　DOACは，ワルファリンと比べて薬物相互作用を起こしにくいとされるが，油断は禁物である．DOACも，薬物相互作用により血中濃度が変化する併用薬は多く，抗真菌薬，免疫抑制薬，抗生物質などを併用する場合は注意が必要である．循環器系薬剤では，ベラパミルやキニジンは，P糖蛋白質との競合によりDOACの血中濃度を上昇させ，アミオダロンの併用も注意が必要である．

　心房細動は，併存疾患が多岐にわたる高齢者に多い疾患であり，併用薬剤もより多くなりがちであり（polypharmacy），処方が他の専門科領域の医師になる場合も多く，他科や他院，あるいは薬局との連携が大切である．DOACの出血事象がpolypharmacyで増加することが示されている[8,9]．出血を避けるためには，DOACの用量を下げるのではなく，併用薬剤数を減らす姿勢が大切である．

④ 観血的処置に伴う休薬

　心房細動の患者は，併存疾患を有することも多いため，循環器疾患以外の疾病のために，手術などの観血的処置が必要となる場合がある．その際に，抗凝固薬を休薬する必要性が生じる場合がある．前述の通り，ワルファリンは効果発現までに時間がかかり，また内服を中止してからも暫くは効果が継続するために，比較的長い期間ワルファリンを休薬する必要性がある．その際に，抗凝固療法の中断する期間をできるだけ短くするために，ヘパリンによる「橋渡し」，いわゆるヘパリンブリッジ（ヘパリン置換）が行われる．しかしながら近年，ワルファリンを投与中の心房細動患者におけるヘパリンブリッジの有用性を検討したランダム化比較試験の結果が報告され[10]，血栓塞栓症の予防効果は低く，出血のリスクを増大させることが示された．効果発現までの時間が短いDOACの登場により，ヘパリンブリッジが不要となる，あるいは必要とする期間が格段に短くなり，周術期の抗凝固薬管理も大きく変化している．

⑤ ワルファリン治療の質とアウトカム

　ワルファリンによる脳卒中予防効果は明らかであるが，その治療の質によって効果が異なることが明らかになっている．近年は，ワルファリンの治療の質の評価に，time in therapeutic range（TTR）という指標が頻用される．これは，ワルファリンの投与期間中に目標とする PT-INR 値がどの程度の時間達成されているか，その時間的割合を示したものである．図3 に示すように，TTR が低下するとともに脳卒中発症の予防効果は低下し，TTR が 40％以下の患者では，無治療の患者と比較して脳卒中イベントがむしろ多い傾向が認められた[11]．

　筆者らが京都市伏見区で行っている伏見 AF レジストリにおいては，実臨床の現場においては，ガイドライン推奨と比べて，ワルファリンは全体に使い控えられていて使用率が低く（under-use），また投与されていても用量が不充分（under-dose）であることが多いことが示された．その結果，ワルファリン時代においては，抗凝固薬内服によって脳卒中は減っておらず，大出血も増えていなかったことが示された（図 4）[12]．この結果は，ワルファリン時代の日常診療における抗凝固療法の限界を明らかにし，今後の DOAC 時代に向けて警鐘を鳴らすものであると考える．出血を回避するため，減量基準に従わずに安易に低用量で DOAC を使用すること（DOAC の under-dose）は慎むべきであろう．

図3　ワルファリン治療の質（TTR）と脳卒中イベント（Morgan CL, et al. Thromb Res. 2009; 124: 37-41.[11] より）

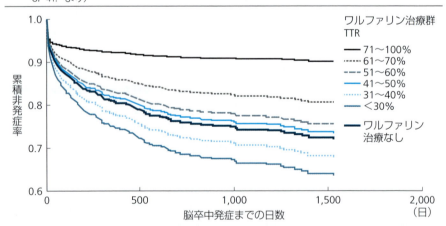

対象：CHADS$_2$≧2 で，脳卒中発症リスクが中〜高リスクの患者 486 例
方法：対象患者の脳卒中発症までの期間を Cox 比例ハザードモデルに基づき解析

図4 伏見 AF レジストリ登録患者における抗凝固薬（OAC）内服患者と非内服患者における脳卒中/全身性塞栓症および大出血のイベント発生率（Akao M, et al. Circ J. 2014；78：2166-72.[12]より）

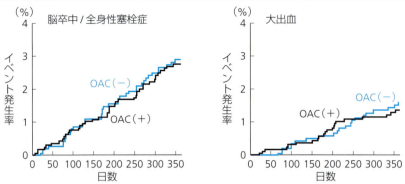

対象：京都市伏見区において 2012 年 10 月までに伏見 AF レジストリ研究に登録された心房細動患者 3,282 例のうち 1 年間のフォローアップが完了した 2,914 例
方法：登録時点での抗凝固薬内服患者と非内服患者における脳卒中/全身性塞栓症および大出血のイベント発生率を検討

⑥ DOAC の使い分け

4 種類の DOAC が使用可能となった現在，その使い分けをどうするかは議論が盛んである．

ダビガトランは 2011 年に発売された最初の DOAC で，もっとも使用経験も長く，実績が長所である．ワルファリンとの間接比較になるが，150 mg×2 回/日の高用量は塞栓性イベントの抑制効果は全ての DOAC のなかで最強といわれているが[3]，その反面出血性イベント，特に消化管出血がワルファリンより多いため，通常は 110 mg×2 回/日の使用で充分と筆者は考えている．腎排泄率が高いため，血中濃度が腎機能に大きく依存し，腎機能障害のある患者ではワルファリンより出血が多いことが報告されており，CCR が 50 mL/分未満の患者では，避けたほうが無難である．

リバーロキサバンは 1 日 1 回 1 錠（それも錠剤が小さい）の利便性が長所であり，体格の小さな日本人に合わせた独自の用量（日本以外では 20 mg と 15 mg の 2 用量）で承認された DOAC である[4]．欧米をはじめ世界の他の国に比べて，少ない用量で使用できる安心感もある．しかし，サブ解析では高齢，低体重患者ではワルファリンより出血が増える可能性が示されており，あまり小柄な高齢者には使わないほうが無難であろう．CCR だけで用量設定する点は，シンプルでわかりやすい．

アピキサバンは，あらゆる患者群において出血性イベントがワルファリンよりも有意に少ないことが特徴で[5]，高齢，低体重，腎機能障害など，出血リスクの高そうな患者であっても投与しやすい安全性が最大の利点である．減量基準の設定がやや複雑で，用量の設定に迷う症例がある点がやや難点である．

エドキサバンは，唯一の国産 DOAC で，AF に適応取得したのは 2014 年と最も後発であるが，1 日 1 回の利便性と，あらゆる患者群で出血が少ない安全性を兼ね備えていることが特徴である[6]．薬価が他の DOAC に比べて高価であったことが難点であったが，2016 年 4 月の薬価改定で横並びになった．

▶ 出血の副作用がある．頭蓋内出血は，DOAC はワルファリンの半分以下．
▶ ワルファリンも DOAC も，under-dose とならないように適正用量で使用する．
▶ 併用薬の種類や，薬剤数にも注意する．

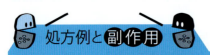

クマリン系薬	ワルファリン（ワーファリン®）
適　応	心房細動における脳塞栓症予防
用法・用量	PT-INR により調整．通常，0.5 mg から 10 mg の間になる
副作用	出血
注　意	ビタミン K を多く含有する食品は避ける．多くの薬剤と相互作用がある

DOAC	ダビガトラン（プラザキサ®）
適　応	非弁膜症性心房細動における脳塞栓症予防
用法・用量	1 日 150 mg×2 回，または 110 mg×2 回．年齢や腎機能などを考慮して選択する
副作用	出血
注　意	CCR 30 mL/分未満は禁忌

JCOPY 498-13430

●文献●

1) Petersen P, et al. Placebo-controlled, randomised trial of warfarin and aspirin for prevention of thromboembolic complications in chronic atrial fibrillation. The Copenhagen AFASAK study. Lancet. 1989; 1: 175-9.

2) Stroke Prevention in Atrial Fibrillation Study. Final results. Circulation. 1991; 84: 527-39.

3) Connolly SJ, Ezekowitz MD, Yusuf S, et al. Dabigatran versus warfarin in patients with atrial fibrillation. N Engl J Med. 2009; 361: 1139-51.

4) Patel MR, et al. Rivaroxaban versus warfarin in nonvalvular atrial fibrillation. N Engl J Med. 2011; 365: 883-91.

5) Granger CB, et al. Apixaban versus warfarin in patients with atrial fibrillation. N Engl J Med. 2011; 365: 981-92.

6) Giugliano RP, et al. Edoxaban versus warfarin in patients with atrial fibrillation. N Engl J Med. 2013; 369: 2093-104.

7) Ruff CT, et al. Comparison of the efficacy and safety of new oral anticoagulants with warfarin in patients with atrial fibrillation: a meta-analysis of randomised trials. Lancet. 2014; 383: 955-62.

8) Jaspers Focks J, et al. Polypharmacy and effects of apixaban versus warfarin in patients with atrial fibrillation: post hoc analysis of the ARISTOTLE trial. BMJ. 2016; 353: i2868.

9) Piccini JP, et al. Polypharmacy and the efficacy and safety of rivaroxaban versus warfarin in the prevention of stroke in patients with nonvalvular atrial fibrillation. Circulation. 2016; 133: 352-60.

10) Douketis JD, et al. Perioperative bridging anticoagulation in patients with atrial fibrillation. N Engl J Med. 2015; 373: 823-33.

11) Morgan CL, et al. Warfarin treatment in patients with atrial fibrillation: observing outcomes associated with varying levels of INR control. Thromb Res. 2009; 124: 37-41.

12) Akao M, et al. Inappropriate use of oral anticoagulants for patients with atrial fibrillation. Circ J. 2014; 78: 2166-72.

〈赤尾昌治〉

Note

4 発作性心房細動

発作性心房細動総論

1. 発作性心房細動の疫学，社会背景について

　発作性心房細動は，発作の持続時間が1週間以内の心房細動と定義される．ほぼ全ての心房細動は初期の頃は発作性であるが，徐々に発作の頻度および持続時間が増加し，持続性へ移行していく．発作時以外は洞調律であるため，正確な患者数や罹患頻度は明らかではないが，本邦において少なくとも数十万〜百万人程度の患者数が推定されている．加齢とともに増加する疾患であるため，今後高齢化社会を迎えるにあたり患者数がさらに増加することは確実である．

　持続性と比較して洞調律から突然心房細動となるため，そのギャップから症状が強く出やすい傾向がある．症状としては動悸が一般的であるが，心房収縮の消失や頻脈による心拍出量の低下（15〜30％程度）から，息切れ，易疲労感などの非特異的な症状を呈することも多い．特に高齢者では，非特異的な症状のみで強い動悸を伴わないケースが大半である．

　元々心機能が低下している患者においては，心房細動に伴う心拍出量の低下から心不全を発症することがある．心機能といっても収縮機能のみならず拡張機能も重要であり，一見収縮力は保たれていても加齢や心肥大などによる心室の拡張不全が存在すると，心房細動発作に伴って心不全を起こしやすくなる．

　心房細動を発症しやすくする要因としては，加齢，高血圧，糖尿病，心不全などがあげられる．これらの状態の管理は，発作性心房細動の発症のみならず，再発や持続性・永続性への移行の予防にもつながる．動脈硬化の予防と同様に，心房細動そのものの治療だけでなく，生活習慣病を含めた患者の健康管理が重要であることは是非心にとめておきたい．

- 発作性心房細動は高齢化社会とともに増加することが確実である.
- 症状としては動悸以外に息切れや易疲労感といった非特異的な症状にも注意する.
- 心房細動においても発症,再発,進行の予防には生活習慣病を含めた患者の健康管理が重要である.

2. 治療における投薬の組み立て方

　発作性心房細動患者に遭遇した場合,投薬を組み立てる上で考慮すべき項目は多い.年齢,症状の有無・種類・強さ・日常生活への影響,発作の頻度・持続時間,血栓塞栓症のリスク,出血のリスク,基礎心疾患の有無,心機能,腎機能,肝機能,可逆的な原因の有無,薬物治療やカテーテル治療に関する考え方・希望などがあげられる.しかしやるべきことを整理し,順序だてて行っていけば難しいことはない.

① 全身状態の評価を行う

　まず血行動態が不安定な心房細動に対しては電気的除細動を考慮する必要がある.心房細動が血行動態に与えている影響の程度を考察する.心房細動は多くの重症疾患の結果として二次的に発生することもあり,その場合には除細動の効果があまり高くない可能性があるが,心房細動が主な血行動態破綻の因子である場合は有効性がきわめて高い(除細動に伴う血栓塞栓症リスク,およびその対応に関しては「発作の管理,p.195」の項を参照).

　洞調律時と心房細動発作時の血圧や心拍数は可能なら把握しておきたい.低血圧を認める場合や発作時の心拍数は早いが洞調律時に遅い場合は,降圧作用,心拍数低下作用のある薬剤が使用しづらくなる.

　腎機能や肝機能の評価は,薬物中毒を避けて安全に治療を行うために必須の情報である.

　心電図におけるデルタ波の有無(WPW症候群の有無)も重要である.デルタ波がある心房細動症例にβ遮断薬,Ca拮抗薬,ジゴキシンといった通常レートコントロール(心拍数調節治療)で用いられる薬剤を使用すると房室結節の伝導のみが抑制され,ケント束の伝導が相対的に増加して偽性心室頻拍が増悪し,血行動態の悪化や心停止をきたす可能性がある.

　リズムコントロール(洞調律維持治療)で用いる薬剤もレートコントロール

で用いる薬剤も，陰性変力作用（心筋の収縮力低下作用）を併せ持つものが多く，また DOAC は弁膜症性（特に僧帽弁狭窄症）や弁置換後の心房細動では使用できないため，心機能の確認は必須といえる．心エコー検査を一度は行いたいが，どうしても心エコー検査が行えない場合は，12 誘導心電図において心房細動以外の異常所見（異常 Q 波や ST-T 変化など）がないこと，胸部 X 線写真にて心拡大がないことが確認できれば，有意な基礎心疾患が存在する可能性が低くなる．

　心房細動の可逆的な原因の検索も重要である．特に甲状腺機能亢進症やアルコール性のものは必ず確認する．いずれも原因の除去によって発作の抑制が期待できる．睡眠時無呼吸症候群も心房細動の発症や再発に関与することが知られており，心房細動の観点からも積極的に治療を考慮する．

② 抗凝固療法の適応を検討し，適応があれば速やかに導入する

　適応に関しては CHADS$_2$ スコアや CHA$_2$DS$_2$ VASc スコアを基に各種ガイドライン〔日本循環器学会心房細動治療（薬物）ガイドライン（2013 年改訂版）p. 21 の図 7 など〕を参照して決定する．日本のガイドラインも欧米のガイドラインも基本的な考え方としては CHA$_2$DS$_2$ VASc スコアが 1 点で抗凝固療法を考慮し，2 点以上で推奨している．ただ CHA$_2$DS$_2$ VASc スコアの「女性」という項目は，それ単独ではリスクとならないことに注意が必要である．発作性心房細動の血栓塞栓症リスクは持続性心房細動と比較してやや低いとの報告もあるが，抗凝固療法の必要性は変わらない．ガイドラインでも発作性と持続性で適応は分けられていない．

　血栓塞栓症リスク評価に加え，HAS-BLED スコアなどを用いて出血のリスクも評価することが望ましい．HAS-BLED スコアが 3 点以上の患者は出血のハイリスクとされており，だからといって抗凝固療法の導入を控える必要はないが，少なくとも出血に注意しながら慎重に管理することが望ましい．具体的には抗血小板薬の併用を極力避ける，PT-INR を治療域の下限近くで管理する，出血リスクの比較的低い DOAC の種類・用量を選択する，転倒を可能な限り予防することなどがあげられる．

　抗凝固療法の適応がある患者がまだ導入されていない場合は，できるだけ速やかに導入する．抗凝固療法に関しての説明を行い，必要性，副作用，侵襲的手技を行う際の注意点，食物との相互作用（特にワルファリンの場合），コンプライアンスについて説明する．救急外来や予約外受診などで，責任をもって自分で処方できない場合は，できるだけ早期に処方が可能な医師を受診して頂くよう指導する．

JCOPY 498-13430

DOACはワルファリンと異なり，速やかに効果を発現し半減期も比較的短いことから，発作性心房細動に対して発作時に頓服で処方されている症例を散見する．これは理論上有効な可能性があるが，この方法の有効性・安全性が確立されていないこと，発作性心房細動は有症候性であっても無症候性の発作を高率に合併することから，筆者はこの方法を推奨しない．

可逆的な原因に伴う心房細動で，原因が完全に除去され，心房細動の再発を認めない場合，抗凝固療法をいつまで継続すべきかに関しては確立されていない．その他の脳梗塞リスクの有無などを考慮して中止する場合は慎重に判断するべきである．

③ リズムを管理する

リズムの管理の目標は症状の管理および過度な頻脈や徐脈を避けることである．

1）レートコントロール vs リズムコントロール

リズム管理においてはレートコントロールとリズムコントロールの選択がある．レートコントロールは心房細動そのものは許容し，過度な頻脈や徐脈を避ける治療，リズムコントロールは心房細動を可能な限り予防し洞調律を維持する治療である．AFFIRM試験[1]，RACE試験[2]，J-RHYTHM試験[3]などのレートコントロールとリズムコントロールを比較したランダム化比較試験の結果より，どちらを選んでも予後に大きな差はないことがわかっている．そのため比較的管理が容易なレートコントロールが多く選択されてきた．しかしながらこれらの試験のフォローアップ期間は4年未満であり，長期的な予後への影響は確立されていない．最近の研究では，より長期間のフォローアップを行うとリズムコントロールの予後改善効果が表れる可能性が示唆されるデータも出てきており[4,5]，リズムコントロールの方がQOLや症状の改善のために望ましい症例も存在する．レートコントロールとリズムコントロールを比較した試験のほとんどはリズムコントロールに抗不整脈薬を使用しているが，近年カテーテルアブレーション治療の有効性・安全性が確立されてきたことなどから，患者背景に応じて治療戦略を選択していくことが望ましい．一概にはいえないが，年齢が若ければ若いほど，心房細動の症状が強ければ強いほど，発症からの時間が短ければ短いほど，日常生活の活動度が高ければ高いほどリズムコントロールのメリットがより発揮される傾向がある．

リズムコントロールを選択する場合でも基本的にレートコントロールは必要であり，まずはレートコントロールを開始した上で，その後の症状の有無，患者の希望などを考慮しながらリズムコントロールの必要性を検討する．

2) レートコントロールの方法

レートコントロールにおける心拍数の目標値は安静時で 60〜80/分，軽労作時で 90〜115/分程度とされているが，その根拠となる明確なエビデンスはない．またレートコントロールを行う際にどの薬剤を優先的に用いるべきかに関しても確立されていないが，近年のいくつかの研究で少しずつ明らかになってきている．

レートコントロールの効果に関しては，AFFIRM 試験のサブ解析[6]においてレートコントロール群の 2,027 人を検討したところ，レートコントロールの成功率（目標心拍数達成率）は，β 遮断薬では 70％，Ca 拮抗薬では 54％，ジゴキシンでは 58％であり，β 遮断薬が最もレートコントロール作用が強いことが示された．

また台湾における約 10 万人を対象とした後方視的研究[7]では，レートコントロールが行われていない患者と比較して総死亡に対する補正ハザード比は β 遮断薬で 0.76（95％信頼区間 0.74-0.78），Ca 拮抗薬で 0.93（95％信頼区間 0.90-0.96），ジゴキシンで 1.12（95％信頼区間 1.10-1.14）であり，β 遮断薬と Ca 拮抗薬は有意に死亡率を低下させた一方で，ジゴキシンは有意に死亡率を上昇させた．

ジゴキシンに関しては最近，その他の複数の研究およびメタ解析においても投与による死亡率の上昇が報告されている[8,9]．死亡率上昇の原因としては心室性不整脈による心臓突然死の増加が指摘されている．現状では低心機能症例に使用する場合などを除き，心房細動のみでの積極的な使用は避けたほうがよいと思われる．もし使用する場合でも DIG trial のサブ解析[10]などを参考に，血中濃度を 0.8 ng/mL 未満にして管理することが望ましい．各薬剤の禁忌がない場合のレートコントロールで使用する薬剤の優先順位は β 遮断薬，Ca 拮抗薬，ジゴキシンの順と考えられる．

3) リズムコントロールの方法
（カテーテルアブレーション vs 抗不整脈薬）

近年カテーテルアブレーションが急速に普及してきており，心房細動治療の個別化がさらに進んでいる．カテーテルアブレーションは心房細動の原因の多くが肺静脈起源の期外収縮であるため，肺静脈入口部をカテーテルによって焼灼もしくは冷凍することにより，肺静脈内から期外収縮の電気的興奮が左心房に伝導しないようにすることによって効果を発揮する．患者の希望により初めからカテーテルアブレーションが選択されるケースもあるが（Class Ⅱa 適応），特に有症候性の発作性心房細動で抗不整脈薬を 1 剤使用し効果に乏し

かった場合は他の抗不整脈薬に変更するよりもカテーテルアブレーションを行ったほうが洞調律を維持できる可能性が明らかに高いとの報告があり[9]，そのような症例には積極的にカテーテルアブレーションを検討する（Class I 適応）．カテーテルアブレーションは持続性心房細動へ進行してからでは効果が減弱するため，治療を考慮している症例は早期に一度専門医へ紹介する．以前は抗不整脈薬の効果が不十分な場合，増量や 2 剤併用が頻繁に行われてきたが，抗不整脈薬の副作用も懸念されるため，近年ではそのような症例はアブレーションが行われることが多い．

4) 発作時の管理

発作性心房細動患者が発作に伴う強い動悸症状で受診された場合は症状の改善目的に治療を行う必要がある．

症状の大部分は心房細動時の頻脈が原因であり，レートコントロールのみで症状が消失する症例がほとんどである．ベラパミルやジルチアゼムの静注などによるレートコントロールの有効性は高い．

レートコントロールを行っても症状が残存する場合は直流通電（DC）や抗不整脈薬の投与によって心房細動を停止させる（除細動する）ことも考慮する必要があるが，心房細動停止後の心房の一過性収縮不全による血栓塞栓症リスクが問題となる．以下のいずれかに当てはまる場合は比較的安全に除細動を行うことができる．

①心房細動の出現から 48 時間未満であることが明らかである．
②適切な抗凝固療法が 1 カ月以上前から導入されている．
③直前の経食道心エコーによって左房内血栓が否定されている．

抗凝固療法が導入されておらず，症状の出現から 48 時間以上経過している可能性がある場合には，経食道心エコーにて左房内血栓を否定しない限り，除細動を試みるべきではない．電気的除細動と薬理学的除細動では血栓塞栓症リスクは同等とされており，薬理学的除細動にもこのルールは当てはまる．除細動を行った場合は，その後少なくとも 1 カ月間は抗凝固療法を継続する必要がある．

薬理学的除細動を外来で行う場合は抗不整脈薬を静注投与する．普段内服薬で使用することのある抗不整脈薬があれば，それを静注で使用するとよい．効果があれば内服で継続処方できるし，副作用に関する知識も流用できる．薬理学的除細動を試みても停止する確率は高いとはいえず（20～60%），まれに心房粗動へ移行してさらに頻脈傾向となるため，レートコントロールも併用して行っておくと高い確率で症状の改善にはつなげることができる．

病院以外での発作時の動悸に対する対応も，まずはベラパミル，ジルチアゼム，メトプロロールなどの頓服によるレートコントロールを試す．それでも症状がコントロールできなければⅠ群抗不整脈薬の頓服が有用である．通常は定期処方時の1回量もしくはその倍量を内服する．

　抗不整脈薬を処方する場合は常にその有効性を評価し，効果に乏しければ薬剤の変更や中止を考慮すべきである．漫然と無効な抗不整脈薬を継続することのメリットはなく，副作用の懸念のみが残る．

5）徐脈を合併している場合

　発作性心房細動の発作時は頻脈となることが多いが，心房細動の停止時に著明な徐脈や洞停止を起こす患者がいる．これらの患者を徐脈頻脈症候群とよぶが，頻脈と徐脈を合併しているためきわめて管理が難しい．心房細動時に使用するレートコントロールやリズムコントロールの薬剤は徐脈を増悪させるため，心房細動か洞不全症候群のどちらかを根治する必要がある．通常は洞不全症候群に対してペースメーカの植え込みが行われ，その後にレートコントロールやリズムコントロールが行われる．しかし最近は心房細動に対してアブレーションを施行する場合もある．心房細動が再発しなければ洞停止も起こらない．

- ▶発作性心房細動に対しては，まず全身状態を評価し，必要があれば抗凝固療法を導入し，そしてリズムを管理する．
- ▶デルタ波がある心房細動にβ遮断薬，Ca拮抗薬，ジゴキシンといった通常レートコントロールで用いられる薬剤は使用してはならない．
- ▶リズムコントロールは比較的若い人，症状の強い人，発症してすぐの人，活動性の高い人で考慮する．
- ▶レートコントロールで使用する薬剤の優先順位はβ遮断薬，Ca拮抗薬，ジゴキシンの順である．
- ▶リズムコントロールでは患者が希望した場合，抗不整脈薬を1剤使用しても効果に乏しい場合はカテーテルアブレーションを考慮する．
- ▶薬理学的除細動には電気的除細動と同等の血栓塞栓症リスクがあり，注意が必要である．

JCOPY 498-13430

●文献●

1) Wyse DG, et al. A comparison of rate control and rhythm control in patients with atrial fibrillation. N Engl J Med. 2002; 347: 1825-33.

2) Van Gelder IC, et al. A comparison of rate control and rhythm control in patients with recurrent persistent atrial fibrillation. N Engl J Med. 2002; 347: 1834-40.

3) Ogawa S, et al. Optimal treatment strategy for patients with paroxysmal atrial fibrillation: J-RHYTHM Study. Circ J. 2009; 73: 242-8.

4) Chatterjee S, et al. Pharmacologic rate versus rhythm-control strategies in atrial fibrillation: an updated comprehensive review and meta-analysis. Pacing Clin Electrophysiol. 2013; 36: 122-33.

5) Ionescu-Ittu R, et al. Comparative effectiveness of rhythm control vs rate control drug treatment effect on mortality in patients with atrial fibrillation. Arch Intern Med. 2012; 172: 997-1004.

6) Olshansky B, et al. The Atrial Fibrillation Follow-up Investigation of Rhythm Management (AFFIRM) study: approaches to control rate in atrial fibrillation. J Am Coll Cardiol. 2004; 43: 1201-8.

7) Chao TF, et al. Rate-control treatment and mortality in atrial fibrillation. Circulation. 2015; 132: 1604-12.

8) Washam JB, et al. Digoxin use in patients with atrial fibrillation and adverse cardiovascular outcomes: a retrospective analysis of the Rivaroxaban Once Daily Oral Direct Factor Xa Inhibition Compared with Vitamin K Antagonism for Prevention of Stroke and Embolism Trial in Atrial Fibrillation (ROCKET AF). Lancet. 2015; 385: 2363-70.

9) Vamos M, et al. Digoxin-associated mortality: a systematic review and meta-analysis of the literature. Eur Heart J. 2015; 36: 1831-8.

10) Rathore SS, et al. Association of serum digoxin concentration and outcomes in patients with heart failure. JAMA. 2003; 289: 871-8.

〈水上　暁，鈴木　誠〉

Note

5 発作性心房細動

β 遮断薬，Ca 拮抗薬，Ⅰ群抗不整脈薬

1．β 遮断薬

機序に関する基礎知識

　交感神経の β_1 受容体に対する刺激は，アデニール酸シクラーゼを介して cAMP の産生を促し，その結果内向き Ca 電流を増加させる．これが洞結節や房室結節の自動能や伝導能を高め，心筋の収縮力を増大させている．β 遮断薬はこの β_1 受容体に対する抑制作用により陰性変時作用（心拍数低下作用）および陰性変力作用（収縮力低下作用）を発揮する．心房細動時に心拍数を規定するのは房室結節の伝導能であり，β 遮断薬のレートコントロール効果は房室結節への作用による．

　β 遮断薬の中には β_1 受容体を選択的に遮断するもの（β_1 選択性），β_2 受容体も同時に遮断するもの（β_1 非選択性）がある．β_2 受容体の遮断は主に気管支や血管の平滑筋を収縮させ，気管支喘息や末梢循環不全を増悪させる．また低血糖や，脂質に対する TG 増加や HDL コレステロール低下作用も主に β_2 受容体の遮断で起こる．つまり β_1 選択性の β 遮断薬では心外の合併症が少ない特徴がある．

　また運動やアルコール誘発性，甲状腺機能亢進症，重症疾患・手術に伴う心房細動など，発症に交感神経の関与が疑われる心房細動に対しては，β 遮断薬はリズムコントロールにも有用であることが示唆されている．

▶β 遮断薬は主に房室結節への伝導抑制によりレートコントロール作用を発揮するが，発症に交感神経の関与が疑われる症例にはリズムコントロール作用も期待できる

投薬根拠となる代表的な臨床試験

β遮断薬がレートコントロールに有用であることはもはや常識ともいえるが，いくつかの研究において，他の薬剤よりその有効性が高いことが示されている．

AFFIRM試験のサブ解析[1]において，レートコントロールの成功率（目標心拍数達成率）は，β遮断薬では70%，Ca拮抗薬では54%，ジゴキシンでは58%と，β遮断薬が最もレートコントロール作用が強いことが示された．

また台湾における約10万人を対象とした後方視的研究[2]では，レートコントロールが行われていない患者と比較して総死亡に対するハザード比はβ遮断薬で0.76，Ca拮抗薬で0.93，ジゴキシンで1.12であり，β遮断薬の投与が最も予後を改善させることが報告された．

またプラセボとのランダム化比較試験において[3]，メトプロロールは除細動後の心房細動再発を有意に低下させ，リズムコントロール作用があることも示唆されている．

副作用と処方のポイント

副作用をできるだけ避けるため，β_1選択性の有無，代謝経路，半減期は覚えておく．β遮断薬の副作用ではβ遮断薬全般に共通する副作用と，β_1非選択性に限った副作用（β_2遮断作用による）があり（表1），β_2遮断作用に伴う副作用では，β_1選択性への変更による改善が期待できる．ただβ_1選択性であってもβ_2遮断作用が全くないわけではないため注意が必要である．特に治療を要する気管支喘息患者には，β_1選択性であっても原則としてβ遮断薬は投与すべきではない．

β遮断薬は基本的にデルタ波を伴う心房細動患者，著明な低血圧や徐脈を認める患者，気管支喘息の患者には禁忌であり，また重症心不全患者には慎重に投与する必要がある．

表1 β遮断薬の副作用

全てのβ遮断薬共通	徐脈，心不全増悪，血圧低下
非β_1選択性のみ（β_2遮断作用による）	喘息発作，末梢循環不全，TG上昇，HDLコレステロール低下，低血糖など

表2　β遮断薬の種類と特徴

	β_1選択性	代謝経路	血中濃度半減期
ビソプロロール	あり	50%腎排泄，50%肝代謝	9時間
カルベジロール	なし	5%腎排泄，95%肝代謝	4〜8時間
メトプロロール	あり	10%腎排泄，90%肝代謝	3時間
ランジオロール（静注）	あり	10%腎排泄，90%肝代謝	4分
プロプラノロール	なし	5%腎排泄，95%肝代謝	4時間
アテノロール	あり	90%腎排泄，10%肝代謝	6〜8時間

　表2に代表的なβ遮断薬の特徴を示した．代謝経路は特に腎不全患者，高齢者において重要であり，腎不全患者や高齢者に腎排泄の割合が高い薬剤を選択すると中毒になりやすいのはいうまでもない．腎排泄の割合が低い薬剤を選択し，場合によっては用量を通常より減じて使用するなどの注意が必要である．

　半減期は1日の推奨投与回数である程度推測できる．1日1回投与の薬は半減期が長く，3回投与の薬は短いと考えてよい．半減期が長い薬はコンプライアンスの観点から維持投与に向いている．逆に短い薬は導入期に副作用の懸念がある症例に有用である．副作用が出現しても比較的早く効果が切れてくれるためである．発作時の頓用処方にも短時間作用型が向いている．

　慢性心不全に対する処方と異なり，心房細動に対する処方ではβ遮断薬間での優劣はあまりなく，薬剤の特性を十分理解した，使いなれた薬剤を使用することが望ましい．このような観点から筆者は心不全にも有効なビソプロロール，カルベジロール，メトプロロールを比較的よく用いている．

　ビソプロロールはβ_1選択性であり，心機能の低下した慢性心不全患者の予後を改善するエビデンスがあるため，循環器内科医の処方頻度が高い．β遮断薬の中でもレートコントロール作用が強く，また1日1回投与でよいため心房細動患者にも広く使用されている．腎排泄と肝代謝が半々であるため，軽度の腎機能障害があっても比較的安全に使用できる．ただ高齢者や中等度以上の腎機能障害がある症例では最大量で処方しないなど，慎重に投与を行う必要がある．使い方としては，ある程度の頻度で発作が起こる症例に定期処方しておいて，発作時の過度な心拍数上昇や強い動悸症状を予防する．2013年には世界初のβ_1選択性β遮断薬のテープ製剤としてビソノ®テープが本邦で承認され

JCOPY 498-13430

た．嚥下困難の存在や周術期など，経口投与が困難な患者にも使用できるほか，服薬コンプライアンスの向上も期待できるが，現在のところ適応症は高血圧のみである．心房細動のレートコントロールには有効と思われるものの，高血圧を合併していない場合は保険適応外となる．

カルベジロールは β_1 非選択性であり，α 遮断作用も併せ持っている．長時間作用型で心機能の低下した慢性心不全患者の予後を改善するエビデンスがあるため，循環器内科医の処方頻度が高いが，ビソプロロールと比較するとレートコントロール作用はやや弱い．心外の副作用もあるため，発作性心房細動のみで使用することはあまりないが，心不全の合併例や，代謝経路がほぼ肝臓であるため腎不全患者でも比較的安全に使用できるメリットがある．

メトプロロールは β_1 選択性であり，半減期が比較的短いのが特徴である．副作用の懸念がある場合や頓用処方によい．他に頓用処方に有効な短時間作用型の β 遮断薬としてプロプラノロールがあるが，これは β_1 非選択性である．メトプロロールのレートコントロール作用は比較的強い．長時間作用型のセロケン L®という製剤もあり，心不全に対するエビデンスもあるが，本邦では今のところ高血圧にしか適応がない．代謝経路がほぼ肝臓であるため，腎不全患者でも比較的安全に使用できる．

心機能の低下した症例には β 遮断薬が使用しづらいが，そのような患者が頻脈性心房細動を合併し入院してくることもよく経験される．過度の頻脈も心機能に悪影響を及ぼすためレートコントロールは行いたいが，β 遮断薬の導入による心不全増悪や血圧低下のリスクもあるため，できるだけ半減期の短い β 遮断薬で開始することが望ましく，そのような症例にはランジオロールの持続静注が用いられることが増えてきている．ランジオロールは β_1 選択性の静注製剤であり，その特徴は 4 分というきわめて短い半減期にある．投与の結果心不全増悪や血圧低下が起こってしまっても中止すれば速やかに効果が切れるため安全性が高く，このような患者の急性期によい適応である．少量から開始し，反応をみながら必要に応じて増量していく．ただ高価な薬剤であり，他の薬剤への切り替えが可能になったら速やかに切り替えることが望ましい．

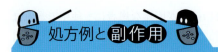
処方例と 副作用

β遮断薬	**ビソプロロール（メインテート®, ビソノ®）**
適応	頻脈性心房細動，高血圧，狭心症，心室性期外収縮，慢性心不全（ビソノ®テープは高血圧のみ）
用法・用量	維持投与：2.5～5 mg/日，分1（ビソノ®テープの場合は4～8 mg/日） 頓服投与：2.5～5 mg/回
副作用	徐脈，心不全増悪，血圧低下
注意	腎排泄が50%あり，腎不全や高齢者では減量を考慮

β遮断薬	**カルベジロール（アーチスト®）**
適応	頻脈性心房細動，高血圧，狭心症，慢性心不全
用法・用量	5～20 mg/日，分1
副作用	徐脈，心不全増悪，血圧低下，喘息発作，末梢循環不全，TG上昇，HDLコレステロール低下，低血糖など
注意	β_1選択性ではないため，喘息発作など心外の副作用に要注意

β遮断薬	**メトプロロール（ロプレソール®, セロケンL®）**
適応	頻脈性不整脈，高血圧，狭心症（セロケンL®は高血圧のみ）
用法・用量	維持投与60～120 mg/日，分3（長時間作用型は120 mg，分1） 頓服投与20～40 mg/回
副作用	徐脈，心不全増悪，血圧低下
注意	コンプライアンス向上のため，安定期には長時間作用型への変更も考慮

β遮断薬	**ランジオロール（オノアクト®, コアベータ®）**
適応	心機能低下例における頻脈性不整脈，術中術後の頻脈性不整脈
用法・用量	（心機能低下例）1～10 μg/kg/min，持続点滴静注
副作用	徐脈，心不全増悪，血圧低下
注意	心機能低下例では少量から開始し，反応を見ながら増量する

JCOPY 498-13430

- ▶ 発作性心房細動のレートコントロールには β 遮断薬が最も有効である.
- ▶ β 遮断薬は β₁ 選択性の有無，代謝経路，作用時間の長さで選ぶ.
- ▶ 作用時間の長い薬剤は継続投与に，短い薬剤は導入期および頓用に向いている.

2. Ca 拮抗薬

機序に対する基礎知識

　洞結節や房室結節は，その電気活動（興奮）に Ca チャネルが大きく関与している．Ca 拮抗薬は，非ジヒドロピリジン系に限り洞結節および房室結節の Ca チャネルに抑制的に作用する．心房細動においては主に房室結節への影響によるレートコントロール作用を期待して使用される.

　心房細動に関しては停止や再発予防などの，リズムコントロール効果は乏しい.

　非ジヒドロピリジン系は心筋の収縮力を抑制させる作用も併せ持っており，心機能や血行動態を悪化させる可能性を秘めている.

- ▶ Ca 拮抗薬は非ジヒドロピリジン系に限りレートコントロール作用および陰性変力作用がある.

投薬根拠となる代表的臨床試験

　Ca 拮抗薬も古くからレートコントロールに用いられており，その効果は明らかである[4]．β 遮断薬の項でも述べた通り，AFFIRM 試験のサブ解析[1]において，β 遮断薬には劣るもののレートコントロールに有用であり，また台湾における約 10 万人を対象とした後方視的研究[5]では，こちらも β 遮断薬には及ばな

いものの予後改善効果があることが示唆されている.

 ## 副作用と処方のポイント

　基本的に陰性変力作用，血管拡張作用，陰性変時作用に注意する．心不全患者，血行動態が不安定な患者，低血圧や徐脈を伴う患者には慎重な投与が必要である．また Ca 拮抗薬は基本的にデルタ波を伴う心房細動患者には禁忌である.

　ベラパミルもジルチアゼムもほぼ肝臓で代謝され，腎排泄の要素が少ない.よって腎不全の症例に使用しやすい.

　非ジヒドロピリジン系の Ca 拮抗薬の特徴を表 3 に示した.

　ベラパミルはレートコントロールとして Ca 拮抗薬の中では最も使用頻度が高い．その理由は強いレートコントロール作用および効果発現までの時間が短く，使い勝手がよいことにある．静注，内服ともに発作時の頓用使用でもよく用いられる．効果が高い一方で陰性変力作用も強い．定期内服によるレートコントロールも有効だが，1 日 3〜4 回投与であるためコンプライアンスの面であまり長期投与に向かない．また薬剤相互作用として一部の抗不整脈薬に加え，DOAC の効果を増強することがある．エドキサバンは減量基準にベラパミルの内服が含まれている．頓用使用ではほとんど問題にならないが，長期投与を行う場合には注意が必要である．このようなことと合わせ，安定期には長時間作用型の β 遮断薬に切り替えたい.

　ジルチアゼムの特徴は良くも悪くもマイルドな薬であることである．レートコントロール作用もマイルドだが，逆に副作用もマイルドである．陰性変力作用もベラパミルより弱く，軽度の心機能低下症例には比較的安全に使用できる．定期内服で使用する場合はコンプライアンスを考慮して 1 日 1 回投与のヘルベッサー R® を使用したい．レートコントロール効果は弱いため，他のレー

表 3　非ジヒドロピリジン系 Ca 拮抗薬の種類と特徴

	心拍数低下	心機能低下	代謝経路	血中濃度半減期
ベラパミル	高	高	5% 腎排泄, 95% 肝代謝	静注：2.5 時間 内服：5 時間
ジルチアゼム	中	中	20% 腎排泄, 80% 肝代謝	静注：3 時間 内服：4.5 時間（ヘルベッサー®は 7 時間）

JCOPY 498-13430

トコントロール薬との併用も考慮する．本邦では静注薬以外は心房細動に対
しては保険適応を有していない．

▶ Ca 拮抗薬の副作用としては心不全増悪，血圧低下，徐脈に注意
する．
▶ ベラパミルもジルチアゼムも腎排泄の要素が少ない．
▶ ベラパミルの方がジルチアゼムよりレートコントロール作用も，陰性変
力作用も強い．

処方例と副作用

Ca 拮抗薬	ベラパミル（ワソラン®）
適応	頻脈性不整脈（心房細動・粗動，発作性上室性頻拍），虚血性心疾患
用法・用量	静注：5 mg を 5%ブドウ糖もしくは生理食塩水で希釈して5〜10 分で投与（5 mg アンプルを使用する場合は 1 アンプル），効果が不十分であればもう一度繰り返す 経口投与：120〜240 mg/日，分 3 頓服投与：40〜80 mg/回
副作用	徐脈，心不全増悪，血圧低下
注意	心拍数低下作用，心機能抑制作用共に強い．DOAC との薬剤相互作用に注意
Ca 拮抗薬	ジルチアゼム（ヘルベッサー®）
適応	高血圧，狭心症，上室性頻脈性不整脈（静注薬のみ）
用法・用量	静注：10 mg を 5%ブドウ糖もしくは生理食塩水で希釈して5〜10 分で投与（10 mg アンプルを使用する場合は 1 アンプル） 経口投与：120〜240 mg/日，分 3，ヘルベッサー R®なら100〜200 mg/日，分 1 頓服投与：30〜60 mg/回
副作用	徐脈，心不全増悪，血圧低下
注意	静注薬以外は心房細動に保険適応なし

機序に対する基礎知識

　Na チャネルは主に心筋細胞の脱分極（電気的興奮）を担っているが，Vaughan Williams 分類（表 4）の I 群に分類される抗不整脈はこの Na チャネルに対する遮断作用を有している．脱分極に抑制的に作用することで電気活動およびその伝導時間を抑制し，抗不整脈薬としての効果を発揮する．心房細動においては主に薬理学的除細動や，再発予防に使用される．有効な患者がいる一方で，有効性に乏しい患者もおり，処方を行った際は効果の程度を見極める必要がある．無効な症例に漫然と処方を継続していると，副作用の懸念のみが続いてしまう．

　Na チャネルの抑制は細胞内 Na 濃度の低下による Na–Ca 交換機構の亢進を介して細胞内 Ca 濃度を低下させ，心筋の収縮力を低下させる．心不全の患者への使用は予後を悪化させることが示されており，避ける必要がある．

表 4　抗不整脈薬の Vaughan Williams 分類

分類		作用機序	
I	I a	Na チャネル遮断	活動電位持続時間延長
	I b		活動電位持続時間短縮
	I c		活動電位持続時間不変
II		β 受容体遮断	
III		K チャネル遮断	
IV		Ca チャネル遮断	

▶ I 群抗不整脈薬は心房細動の薬理学的除細動や再発予防に用いられる．
▶ 不整脈に対する効果に加え，心筋の収縮力を低下させる作用がある．

JCOPY 498-13430

投薬根拠となる代表的臨床試験

　Ⅰ群抗不整脈薬の心房細動に対する薬理学的除細動効果[6,7]，再発予防効果[8-10]に関しては各薬剤に対して昔からいくつもの報告があり，有効性は明らかである．しかしながらⅠ群抗不整脈薬を心筋梗塞後の患者に使用したCAST試験[11]はあまりにも有名であり，Ⅰ群抗不整脈薬投与群において著明な死亡率増加（主に催不整脈作用，心原性ショック，心不全による）が示された．もともと不整脈や心不全を起こしやすい器質的心疾患を有する患者に，Ⅰ群抗不整脈薬を投与すべきではないことの重大な根拠の一つとなっている．

副作用と処方のポイント

　副作用の予防には，患者の年齢，心機能，腎機能，肝機能を考慮した薬剤選択や投与量選択が必要である．薬剤開始前に心エコー検査を行い，基礎心疾患を有する患者，心機能の低下を認める患者は投与を控え，専門医へ紹介する．

　副作用で最も危険性が高いのは催不整脈作用である．心筋電気活動の過抑制から洞不全や房室ブロックをきたしたり，心筋の電気活動に不均一性をもたらすことによって心室頻拍や心室細動をきたしたりし，最悪の場合心停止に至ることもある．

　そのようなリスクを最小化するには，薬剤の代謝経路を理解しておく必要がある．アプリンジンとアミオダロンを除くほとんどの抗不整脈薬は腎排泄の割合が多く，特に高齢者や腎不全患者への投与では注意が必要である．

　最近はカテーテルアブレーションの有効性や安全性が確立されてきており，抗不整脈薬の有効性に乏しい場合は無理な増量や薬剤の変更，追加などはせずに，専門医へ相談することが望ましい．抗不整脈薬は予後を改善する薬剤ではないため，使用の基本は安全性の確保である．

　抗不整脈薬の処方には代謝経路や副作用の理解が必須であるため，自分で使いなれた薬剤を数種類もっておくとよい．下記に比較的副作用が少なく，使用しやすい抗不整脈薬を記載するが，使い慣れているものがあればそれを使い続けてもよい．

　安全な使用には血中濃度のモニタリングも有効であり，特に高齢者や腎機能，肝機能の低下している患者には考慮してもよいが，血中濃度が過度に上昇すると12誘導心電図においてQRS幅が拡大してくる．特に内服開始後に110 msを超えてくる場合などは減量や中止を考慮する．処方を行っている患者に

表 5　使用頻度の高い I 群抗不整脈薬

	他チャネルへの作用	代謝経路	血中濃度半減期
ピルジカイニド	なし	95％腎排泄，5％肝代謝	静注：4 時間 内服：5 時間
シベンゾリン	M₂，K，Ca	85％腎排泄，15％肝代謝	静注：7 時間 内服：6 時間
アプリンジン	K，Ca，If	ほぼ 100％肝代謝	静注：5 時間 内服：7 時間

は定期的に 12 誘導心電図を施行する．

　Brugada 症候群を有する患者には I 群抗不整脈薬の多くで催不整脈作用が増強するため，抗不整脈薬の選択は専門医に任せるか，カテーテルアブレーションを考慮する必要がある．I 群抗不整脈薬の投与により心房細動が心房粗動化することがある．心房粗動を合併した際には頻脈となることが多く，I 群抗不整脈薬使用時にはレートコントロールも同時に行うことが望ましい．頻脈のコントロールに難渋する場合はカテーテルアブレーション治療，I 群抗不整脈薬の中止・変更などが行われる．

　使用頻度の比較的高い I 群抗不整脈薬を表 5 に示す．

　サンリズム®は I c 群に分類されるが，特徴は純粋に Na チャネルのみを遮断するシンプルな薬であることである．そのため QT 延長が少なく torsades de pointes のリスクが低く，心外性の副作用も少ない．どのタイプの発作性心房細動にも有効性があり，第一選択となり得るが，主に腎排泄であり，高齢者や腎機能低下例などでは投与を避けるか，減量することが必要である．

　シベンゾリンは I a 群に分類されるが，その特徴は Na チャネル遮断作用に加えて抗コリン作用を併せ持っていることである．特に比較的若い発作性心房細動で，夜間や早朝に発作が多く副交感神経の関与が疑われる症例が良い適応である．K チャネルと Ca チャネルの遮断作用もあり，催不整脈作用に注意が必要である．ジソピラミドよりリスクは低いとされているが，抗コリン作用によって口渇，尿閉，低血糖などが起こることもある．また添付文書上の初回投与量が比較的高く設定されており，体格の良い若年者以外は 150 mg/日から開始することが望ましい．トーアエイヨーが web 上で推奨初期投与量の算定を行っているため参考にするとよい．（https://cardio-1.toaeiyo.co.jp/CibTDM/）

　アプリンジンは I b 群に分類される．I b 群はリドカインに代表されるよう

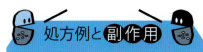

I群抗不整脈薬	**ピルジカイニド（サンリズム®）**
適 応	頻脈性不整脈
用法・用量	静注：1 mg/kg を 5%ブドウ糖もしくは生理食塩水で希釈して 10 分で投与（50 mg アンプルを使用する場合は体重 50 kg で 1 アンプル）
	経口投与：150〜220 mg/日，分 3
	頓服投与：50〜100 mg/回
副作用	催不整脈作用，心不全増悪
注 意	腎排泄の要素が大きく，腎不全や高齢者では減量や中止を考慮する

I群抗不整脈薬	**シベンゾリン（シベノール®）**
適 応	頻脈性不整脈
用法・用量	静注：1.4 mg/kg を 5%ブドウ糖もしくは生理食塩水で希釈して 5 分で投与（70 mg アンプルを使用する場合は体重 50 kg で 1 アンプル）
	経口投与：300〜450 mg/日，分 3（体格のよい若年者以外は 150 mg/日からの開始を推奨）
	頓服投与：50〜200 mg/回
副作用	催不整脈作用，心不全増悪，稀に口渇，尿閉，低血糖などの抗コリン作用
注 意	腎排泄の要素が大きく，腎不全や高齢者では減量や中止を考慮する

I群抗不整脈薬	**アプリンジン（アスペノン®）**
適 応	頻脈性不整脈
用法・用量	静注：1.5〜2 mg/kg を 5%ブドウ糖で希釈して 10 分で投与（100 mg アンプルを使用する場合は体重 50 kg で 1 アンプル）
	経口投与：40〜60 mg/日，分 2〜3
	頓服投与：20〜40 mg/回
副作用	催不整脈作用，心不全増悪，肝機能障害（比較的頻度が高い），稀に振戦，顆粒球減少など
注 意	肝機能障害は採血にて必ず確認する．中等度以上の心不全には使用しない

に，通常心室性不整脈に対してのみ有効であるが，アプリンジンは心房性不整脈にも効果を発揮する．Kチャネル，Caチャネル，I_fチャネルに対しても多少の抑制作用がある．催不整脈作用および陰性変力作用が他のI群薬と比較して弱く，軽度の心不全には使用できることと，ほぼ肝代謝であるため，高齢者や腎機能低下例にも使用できるメリットがある．I群抗不整脈薬投与に伴う心房粗動（Ic flutter）を起こしにくい印象があるが，比較的高頻度に肝機能障害を起こす．

▶ I群抗不整脈薬使用の原則は安全な使用である．
▶ I群抗不整脈薬は基礎心疾患を有する患者には原則として禁忌である．
▶ カテーテルアブレーションの有効性・安全性が確立されてきており，効果が乏しい場合は安易な増量や併用は行わず，専門医へ紹介する．

●文献●

1) Olshansky B, et al. The Atrial Fibrillation Follow-up Investigation of Rhythm Management（AFFIRM）study: approaches to control rate in atrial fibrillation. J Am Coll Cardiol. 2004; 43: 1201-8.
2) Chao TF, et al. Rate-control treatment and mortality in atrial fibrillation. Circulation. 2015; 132: 1604-12.
3) Kuhlkamp V, et al. Use of metoprolol CR/XL to maintain sinus rhythm after conversion from persistent atrial fibrillation: a randomized, double-blind, placebo-controlled study. J Am Coll Cardiol. 2000; 36: 139-46.
4) Stern EH, et al. Clinical use of oral verapamil in chronic and paroxysmal atrial fibrillation. Chest. 1982; 81: 308-11.
5) Chao TF, et al. Rate-control treatment and mortality in atrial fibrillation. Circulation. 2015; 132: 1604-12.
6) Atarashi H, et al. Conversion of recent-onset Atrial Fibrillation by a single oral dose of Pilsicainide（Pilsicainide Suppression Trial on atrial fibrillation）. The PSTAF Investigators. Am J Cardiol. 1996; 78: 694-7.
7) Martinez-Marcos FJ, et al. Comparison of intravenous flecainide, propafenone, and amiodarone for conversion of acute atrial fibrillation to sinus rhythm. Am J Cardiol. 2000; 86: 950-3.
8) Komatsu T, et al. Randomized crossover study of the long-term effects of pilsicainide and

JCOPY 498-13430

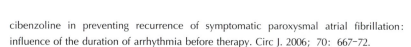

cibenzoline in preventing recurrence of symptomatic paroxysmal atrial fibrillation: influence of the duration of arrhythmia before therapy. Circ J. 2006; 70: 667-72.

9) Kirchhof P, et al. Short-term versus long-term antiarrhythmic drug treatment after cardioversion of atrial fibrillation (Flec-SL): a prospective, randomised, open-label, blinded endpoint assessment trial. Lancet. 2012; 380: 238-46.

10) Lafuente-Lafuente C, et al. Antiarrhythmic drugs for maintaining sinus rhythm after cardioversion of atrial fibrillation: a systematic review of randomized controlled trials. Arch Intern Med. 2006; 166: 719-28.

11) Echt DS, et al. Mortality and morbidity in patients receiving encainide, flecainide, or placebo. The Cardiac Arrhythmia Suppression Trial. N Engl J Med. 1991; 324: 781-8.

〈水上　暁, 鈴木　誠〉

Note

発作性上室性頻拍総論

1. 発作性上室性頻拍の疫学，社会背景について

　発作性上室性頻拍（paroxysmal supraventricular tachycardia：PSVT）は突然発症，突然停止を特徴とする narrow QRS regular tachycardia である．房室結節回帰性頻拍（atrioventricular nodal reentrant tachycardia：AVNRT）および房室回帰性頻拍（atrioventricular reentrant tachycardia：AVRT）を合わせて 90％と，そのほとんどを占めるが，心房頻拍，心房粗動，洞結節リエントリー性頻拍などもまれに含まれる．PSVT の正確な有病率は明らかではないが，1,000 人に数人程度はいるものと推定される．

　発作時は突然 150〜200/分程度の頻脈となるため動悸症状が強く，早期に停止させることが望ましい．発作時には血圧が通常より低下するが，特に器質的心疾患を有する症例や高齢者では発作時にショック状態となったり，心筋虚血を誘発したりすることもある．ショックや胸痛を伴う PSVT に対しては電気ショック（DC）も考慮されるが，ATP（アデノシン三リン酸二ナトリウム水和物）なども即効性があり有効であるためあまり行われない．

　発作の頻度はまちまちであるが，複数回の発作の既往があれば，基本的にはアブレーションなどで根治しない限りいずれ再発する．

　AVNRT と AVRT は電気的な興奮が旋回して持続するリエントリー性頻拍である．AVNRT は房室結節内の遅伝導路（slow pathway）と速伝導路（fast pathway）を旋回し，AVRT は房室結節および副伝導路（ケント束）を旋回するが，いずれもその回路に房室結節を含んでおり，房室結節の伝導を抑制できれば頻拍は停止する（**図 1**）．頻拍が心房頻拍や心房粗動であった場合は，一部の例外を除いて頻拍の停止は期待できないが，房室結節の伝導を抑制することで P 波や粗動波の確認ができるため，少なくとも鑑別には有用である．

　房室結節の伝導を抑制する方法として，非薬理学的な方法は Valsalva 法（深呼吸後に息を止めていきむ），潜水反射（冷水に顔を浸す），冷水を飲む，嘔吐反射，頸動脈マッサージ，眼球圧迫などがある．いずれも有効な症例はあるが，頸動脈マッサージは特に高齢者や動脈硬化のハイリスク患者などでは最悪の場合脳梗塞を引き起こすリスクがあり，また眼球圧迫も強く行いすぎると眼球

図1 AVNRT と AVRT の頻拍回路の模式図

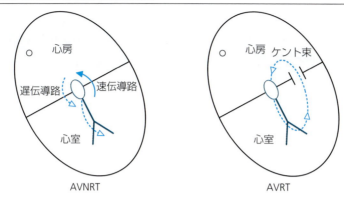

AVNRT

AVRT

図2 通常の PSVT と long R-P' 頻拍における P 波の位置

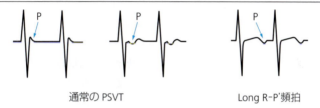

通常の PSVT

Long R-P'頻拍

損傷の危険があることから行われる頻度が減少している．Valsalva 法は，改良を加えた修正 Valsalva 法の有用性が近年 Lancet 誌に報告され[1]，注目されている．これは従来の Valsalva 法を 15 秒間行った直後に患者を臥位にしてショック体位のように両足を挙げた姿勢をとらせるというもので，従来の Valsalva 法の 17％と比較し 43％と著明に PSVT の停止率を向上させた．Valsalva 法は重症大動脈弁狭窄症，心筋梗塞直後，緑内障，網膜疾患などでは禁忌であるが，病院外にて行うことができるため有効な症例には指導を行う．

　発作時の 12 誘導心電図では P 波を可能な限り検索する．ほとんどの PSVT では QRS 波に完全に重なっているか，もしくはその直後に認められる．しかしまれに QRS 波の前に認められる症例もあり（long R-P' 頻拍）（図2），このような症例では心房頻拍，心房粗動，非通常型の PSVT などが鑑別となる．初期対応は基本的にどちらも変わらないが，long R-P' 頻拍のほうが鑑別や治療に難渋することが多い．

2. 治療における投薬の組み立て方

① 発作時の治療

　血行動態が不安定な患者，狭心痛を伴う患者においては DC を考慮するが，ATP が即効性で有効であるためまず使用されることが多い．

　それ以外で薬理学的に房室結節を抑制して発作を停止させる場合は，主に非ジヒドロピリジン系の Ca 拮抗薬や ATP が使用される．どちらも停止に有効であるが[2]，ATP のほうが静注後すぐに効果が出現し心電図記録下で使用でき診断に繋がること，半減期がきわめて短く副作用が出た場合でも経過観察のみで速やかに改善することから使用頻度がやや増加している．心房頻拍や心房粗動であった場合も房室伝導が一過性に生じれば隠れていた P 波や粗動波を確認できるため診断に有用である．ATP は気管支喘息には原則禁忌であること，投与時に強い不快感を伴うため事前に患者に説明することが必要である．非ジヒドロピリジン系の Ca 拮抗薬は心機能抑制作用があり，心不全増悪や血圧低下をきたすことがまれにある．

　Ca 拮抗薬では効果の強さからベラパミルがよく使用されるが，ジルチアゼムも有効である．Ｉ群抗不整脈薬も有効性はあるが，副作用の観点からも ATP や Ca 拮抗薬のほうが使用しやすく，ほとんど使用されない．

　停止後はすぐには再発しない場合が多く，その際には非薬理学的な停止法を教育し，それでも停止しなかった時のために頓用の処方をする．頓用薬としては禁忌がなければベラパミルがほとんどの症例で処方される．すぐに再発してしまう場合は定期内服の開始を考慮する．そして根治的治療であるアブレーション治療の選択肢を提示し，希望がない場合を除いて専門医へ紹介する．

② 再発の予防

　再発の予防として最も有効で確実なのはカテーテルアブレーションである．

1回のアブレーションによりほとんどの PSVT が根治可能である[3,4]．根治的治療を望む全ての PSVT 患者が適応となるが，特に発作時の動悸症状が強い症例，再発を頻回に認める症例には積極的に推奨し，専門医へ紹介する．

薬物治療を希望された場合の対応は，発作の頻度によって変わってくる．頻回に発作を認める症例では定期処方が必要となるが，ほとんどの症例は頓用処方で対応可能である[5,6]．頓用処方，定期処方ともに，洞調律時にデルタ波を認めなければ房室結節を抑制する薬剤が基本となる．Ca 拮抗薬が頻用されるが，β 遮断薬も有効である．いずれも洞結節や心機能に対する抑制作用もあるため，徐脈や心不全の患者では注意を要する．

洞調律時にデルタ波を認める症例では心房細動を合併した際に房室結節を抑制する薬剤の影響で相対的にケント束の伝導が優位となり，pseudo-ventricular tachycardia を増悪させ，最悪の場合致命的となるリスクがある．そのためこのような症例は特にアブレーションによる根治が望ましいが，薬物治療が選択された場合はⅠ群抗不整脈薬を使用する．発作時の使用も再発予防も同様である．多少の効果の差はあるが，基本的には使いなれたⅠ群薬を選択すればよい．Ⅰ群薬は基礎心疾患を有する症例には使用すべきではないことに留意するべきである．

▶PSVT 発作の薬理学的な停止には主に ATP とベラパミルを使用する．
▶再発時の頓服としてはベラパミルが主に用いられる．
▶PSVT の再発予防には根治的治療であるアブレーションの有効性が高く，薬物治療はその希望がない症例に限って行われる．
▶薬物治療による再発予防にはデルタ波を伴わない症例には Ca 拮抗薬や β 遮断薬を，デルタ波を伴う症例にはⅠ群抗不整脈薬を使用する．

●文献●

1) Appelboam A, et al. Postural modification to the standard Valsalva manoeuvre for emergency treatment of supraventricular tachycardias（REVERT）: a randomised controlled trial. Lancet. 2015; 386: 1747-53.

2) Holdgate A, et al. Adenosine versus intravenous calcium channel antagonists for the treatment of supraventricular tachycardia in adults. Cochrane Database Syst Rev. 2006:

CD005154.

3) Jackman WM, et al. Treatment of supraventricular tachycardia due to atrioventricular nodal reentry, by radiofrequency catheter ablation of slow-pathway conduction. N Engl J Med. 1992; 327: 313-8.

4) Kuck KH, et al. Radiofrequency current catheter ablation of accessory atrioventricular pathways. Lancet. 1991; 337: 1557-61.

5) Mannino MM, et al. Current treatment options for paroxysmal supraventricular tachycardia. Am Heart J. 1994; 127: 475-80.

6) Dorian P, et al. A randomized comparison of flecainide versus verapamil in paroxysmal supraventricular tachycardia. The Flecainide Multicenter Investigators Group. Am J Cardiol. 1996; 77: 89A-95A.

〈水上　暁, 鈴木　誠〉

Note

JCOPY 498-13430

7　発作性上室性頻拍

房室結節抑制薬（Ca 拮抗薬，ATP）

機序に関する基礎知識

　PSVT の 90％を占める AVNRT と AVRT は，いずれも房室結節を回路に含んでおり，房室結節の伝導を抑制することで頻拍は停止し，再発の予防にもなる．よって房室結節の抑制薬が PSVT 治療の中心となる．

　房室結節の電気的興奮（脱分極）には Ca 電流が主要な役割をはたしており，Ca 電流の抑制は房室結節の伝導抑制につながる．非ジヒドロピリジン系の Ca 拮抗薬は，Ca チャネルを抑制することで房室結節に対する効果を発揮する．Ca 電流は心筋の収縮にも関与しており，非ジヒドロピリジン系の Ca 拮抗薬は心筋の収縮力を抑制させる作用も併せ持っていることに注意が必要である．

　ATP は主に ATP 感受性 K チャネルを開口し，細胞内の K^+ 濃度を低下させて過分極にすることで房室結節の電気的興奮（脱分極）を抑制する．

▶**Ca 拮抗薬および β 遮断薬は主に Ca 電流に対する作用にて，ATP は K 電流に対する作用により房室結節の伝導を抑制する．**

投薬根拠となる代表的な臨床試験

　非ジヒドロピリジン系 Ca 拮抗薬（特にベラパミル）および ATP の静注により PSVT が停止することは何十年も前から指摘されている．359 人の PSVT 患者を対象に ATP の停止効果をプラセボと Ca 拮抗薬に対して比較した研究[1]では，ATP 対プラセボでは 91.4％対 16.1％，ATP 対ベラパミルでは 93.4％対 91.4％であり，ATP とベラパミルの高い有効性が確認された．また比較的最近発表された ATP とベラパミルの効果を比較したメタ解析[2]では，PSVT 停止効果は 90.8％対 89.9％とあまり変わらず，副作用発現率は 16.7〜76％対 0〜9.9％と ATP で多かったものの，ほとんどは 1 分未満に消失した．また血圧低下に関しては 0.6％対 3.7％と有意にベラパミルで多かった．

副作用と処方のポイント

　発作停止のための薬物治療は ATP およびベラパミルの静注が主体となり，どちらも第一選択となり得るが，それぞれの薬剤には異なる特性があり，それを理解して使い分けることが望ましい（表1）.

　ATP は急速静注すれば直後に効果が出現し，PSVT の停止が期待できる．早期の停止が望ましい場合に有効性を発揮する．12 誘導心電図のマニュアル記録下に投与することで，停止時（もしくは房室ブロック形成時）の 12 誘導心電図波形が記録でき，鑑別診断に有用となる．半減期が 10 秒程度ときわめて短く，投与時に出現する胸部不快感，呼吸苦，紅潮，頭痛，悪心，心停止などの副作用は経過観察のみで 1 分以内にほぼ消失する．副作用による強い不快感を生じるため，患者にその旨をお伝えし，それらの症状がすぐに消失することを必ず説明する．喘息発作の誘発も知られており，これも一過性がほとんどであるが，きわめて稀に遷延し，アミノフィリンによる拮抗が必要となることがある．気管支喘息には投与しないのが原則であるが，遷延性の副作用の懸念は少なく，他の方法での停止が困難である場合はリスクを承知で使用することもある．効果もすぐに切れるため再発予防効果はない．ちなみに ATP は本邦では PSVT に対する保険適応はない.

　ベラパミルの静注は PSVT の停止に数分間～数時間を要する．いつ効果を発揮するかは予測困難なため，停止時の 12 誘導心電図記録はきわめて難しく，モニター心電図を確認し停止時の波形を記録に残しておく．ATP のような一過性の不快感を生じることはない．半減期が 2.5 時間程度と ATP より長く，徐脈，心不全増悪，血圧低下などの副作用が起こってしまうとしばらく遷延し対応が必要になることもある．中等度以上の心機能低下，低血圧，血行動態が不安定な患者への投与は極力避ける必要がある．効果が持続している間は再発

表1　ATP とベラパミルの比較

	効果発現までの時間	半減期	副作用	避けるべき患者
ATP	数秒間	約 10 秒	喘息発作，一過性の強い不快感や心停止	活動性の喘息
ベラパミル	数分～数時間	2.5 時間	徐脈，心不全増悪，血圧低下	中等度以上の心機能低下，低血圧

JCOPY 498-13430

予防にも有効である.

再発時のための頓用処方および発作が頻回な場合の定期処方による発作予防には,心機能に問題がなければほとんどの症例でベラパミルが使用される.ただ定期処方の場合は分 3 となるため,コンプライアンスの観点から 1 日 1 回処方が望ましい場合はヘルベッサー®(保険適応外)や長時間作用型の β 遮断薬が使用されることもある.

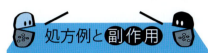

処方例と副作用

脳梗塞治療薬	ATP(アデホスコーワ®,トリノシン®など)
適応	心不全
用法・用量	静注: 5 mg 急速静注(効果不十分な場合は 10 mg,20 mg と増量) 頓服投与: 2.5〜5 mg/回
副作用	喘息発作,胸部不快感,呼吸苦,紅潮,頭痛,悪心,心停止など(全て一過性だが,喘息発作は遷延する場合もあり)
注意	必ず急速静注し生食 20 mL で後押しを.副作用は短時間だがほぼ必発であり,必ず患者への事前説明を
Ca 拮抗薬	ベラパミル(ワソラン®)
適応	頻脈性不整脈(心房細動・粗動,発作性上室性頻拍),虚血性心疾患
用法・用量	静注: 5 mg を 5%ブドウ糖もしくは生理食塩水で希釈して 5〜10 分で投与(5 mg アンプルを使用する場合は 1 アンプル),効果が不十分であればもう一度繰り返す 経口投与: 120〜240 mg/日,分 3 頓服投与: 40〜80 mg/回
副作用	徐脈,心不全増悪,血圧低下
注意	心拍数低下作用,心機能抑制作用共に強い

▶ATP は効果の出現，消失ともに早く，早期の停止が望ましい場合，副作用の懸念がある場合に有効である．

▶ベラパミルは効果の出現，消失ともにゆっくりであり，不快感が少なく，早期再発の予防効果もあるが，副作用が遷延するリスクもある．

▶再発時の頓用処方，再発予防目的の定期処方には，心機能に問題がなければほとんどの症例でベラパミルが使用される．

●文献●

1) DiMarco JP, et al. Adenosine for paroxysmal supraventricular tachycardia: dose ranging and comparison with verapamil. Assessment in placebo-controlled, multicenter trials. The Adenosine for PSVT Study Group. Ann Intern Med. 1990; 113: 104-10.

2) Delaney B, et al. The relative efficacy of adenosine versus verapamil for the treatment of stable paroxysmal supraventricular tachycardia in adults: a meta-analysis. Eur J Emerg Med. 2011; 18: 148-52.

〈水上　暁，鈴木　誠〉

Note

1

肺高血圧症総論

1. 疫学，社会的背景

　肺高血圧症（pulmonary hypertension: PH）は，右心カテーテルで評価された安静時の平均肺動脈圧が 25 mmHg 以上と定義される疾患群である．PH をきたす原因は多岐にわたり効果的な治療のためには，正確な病態評価が必須である．しかし，実際には個々の症例において病態を把握することは困難な場合があり，PH ワールドシンポジウムで提唱された臨床分類に基づいたアプローチで治療が行われている（表 1）[1]

　本稿では，肺動脈性肺高血圧症（pulmonary arterial hypertension: PAH）と慢性血栓塞栓性肺高血圧症（chronic thromboembolic pulmonary hypertension: CTEPH）について概説する．

表 1　肺高血圧の臨床分類（Galiè N, et al. Eur Heart J. 2015; 37: 67-119.[1]より改変）

```
1．肺動脈性肺高血圧症（PAH）
    1.1  特発性（IAPH）
    1.2  遺伝性（HPAH）
         1.2.1  BMPR2 変異
         1.2.2  その他の変異
    1.3  薬物・毒物誘発性
    1.4  各種疾患に伴う
         1.4.1  結合組織病
         1.4.2  HIV 感染
         1.4.3  門脈圧亢進症
         1.4.4  先天性心疾患
         1.4.5  住血吸虫症
   1'  肺静脈閉塞性疾患（PVOD）/肺毛細血管腫症（PCH）
   1"  新生児遷延性肺高血圧症（PPHN）
2．左心疾患に伴う肺高血圧症
3．肺疾患/低酸素に伴う肺高血圧症
4．慢性血栓塞栓性肺高血圧症（CTEPH）
5．原因不明/多因子による肺高血圧症
```

図1 肺動脈性肺高血圧症の患者数（難病情報センター　http://www.nanbyou.or.jp[2]より改変）

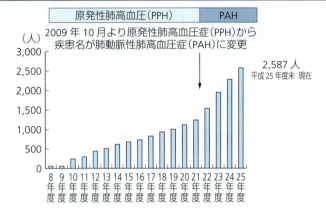

　欧米における PAH の成人の有病率は，100 万人中 15～60 人，罹患率は 1 年に 100 万人中 2.4～10 人と報告されている．CTEPH の有病率と罹患率は，100 万人あたりそれぞれ 3.2 人，1 年に 0.9 人と報告されている．

　本邦では有病率と罹患率に関する正確なデータはないものの，「呼吸不全に関する調査研究班」による調査では，平成 25（2013）年度で PAH は 2,587 名，CTEPH は 2,140 名であり，ともに登録が始まって以来，増加の一途をたどっている（図 1，2）．

　この患者数の増加には 2 つの要因が寄与していると考えられる．

　ひとつは治療法の開発である．この 20 年間にエポプロステノールをはじめとする特異的な肺高血圧症治療薬が開発され，有効な薬剤の存在しなかった時代と比較して PAH の予後は劇的に改善してきた．また CTEPH は従来の肺動脈血栓内膜摘除術に加えてカテーテルインターベンションが確立され，CTEPH に関しても著明な予後の改善が認められる．特に本邦では PAH と CTEPH は厚生労働省の指定難病で医療費の助成があるため，エポプロステノールの大量療法や積極的な多剤併用療法が可能であるという背景もあり，欧米のデータと比較しても予後が良好である．このように治療法の開発が予後の改善につながり，結果として患者数の増加につながっているという考え方である．

　また，2 つ目の要因として考えられるのは，このような治療法の進歩に伴い疾患の認知が高まったことである．疾患の認知度の向上に伴い，新たに診断される症例数が増加することに加え，早期診断さらには早期治療介入が予後のさ

図2　慢性血栓塞栓性肺高血圧症の患者数（難病情報センター　http://www.nanbyou.or.jp[2)]より改変）

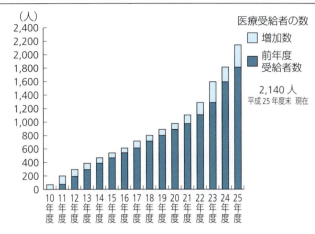

らなる改善をもたらした結果として患者数が増加していると考えられる．

　しかしながら，その一方で，多くの薬剤，特に内服薬が使用可能となったがために却って不十分な治療を継続し，たとえばエポプロステノールの導入など適切な治療の導入の遅れをきたし，結果として予後の改善につながらないケースも散見される．PAH や CTEPH は適切な治療がなされない場合は重篤で致死的疾患であることを念頭において診療にあたるべきである．

▶ 本邦における PAH と CTEPH の登録患者数は増加の一途をたどっている．

▶ 治療薬や治療法の開発で疾患の認知度が高まり，早期診断・早期治療介入例が増加している．

▶ PAH と CTEPH の予後は劇的に改善しているが，適切な治療がなされない場合は致死的疾患であることを十分に理解して診療にあたるべきである．

2. 治療における投薬の組み立て方

　　この20年間，特にこの10年間でPAHおよびCTEPHに使用できる薬剤の開発が進んだ．現在，プロスタノイドの経路，NO-sGC-cGMPの経路，エンドセリンの経路に介入する薬剤がそれぞれ複数使用できるようになっている．

① PAH

　　図3にPAH症例に対する治療アルゴリズムを示す．新規PAHの診断が確定した場合，一般的対応と支持療法を開始する．ガイドライン上は特発性PAH，遺伝性PAHおよび薬物・毒物誘発性PAHの症例に対し急性肺血管拡張反応試験を行い，陽性の反応を示した場合はカルシウム遮断薬の治療を開始する．しかし，日本では欧米と比較して本反応試験の陽性者がきわめて少ないとされる．急性肺血管拡張反応試験で陰性の場合は肺血管拡張薬を使用する．この場合，低リスク群もしくは中等度リスク群に対しては，単剤もしくは初期併用の内服治療を開始する．単剤治療の場合は，プロスタサイクリンの経路，NO-sGC-cGMPの経路，エンドセリンの経路に介入する薬剤のいずれかの内服を用いる．これら3系統の薬剤の間で優位性を示すエビデンスは存在しない

図3　PAHに対するエビデンスに基づく治療アルゴリズム（Galiè N, et al. Eur Heart J. 2015; 37: 67-119.[1]より改変）

CCB: カルシウム拮抗薬，FC: 機能分類，PGI₂: プロスタサイクリン，iv: 静注

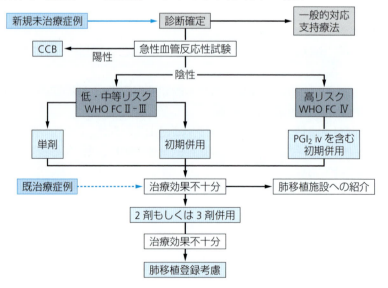

JCOPY 498-13430

ため，いずれの薬剤を使用するのかは，医療者の使用経験，副作用や併用禁忌薬などの要因によって決定される．初期併用治療として単剤と比較した臨床試験結果が報告されているのは，アンブリセンタンとタダラフィルの併用であり，この組み合わせが高いエビデンスレベルで推奨されている．

　高リスク群に対しては，エポプロステノールの静注薬を含めた初期併用療法が推奨されている．高リスク群の定義としては，血行動態が不良例（私達の施設では，平均肺動脈圧が 50 mmHg 以上もしくは心係数 2.0 L/min/m² 未満を目安としている）もしくは WHO 機能分類クラスⅣとされている．

　いずれの治療を選択しても，適切な時期にその治療効果を評価すべきである．臨床的な治療効果が得られない場合は，治療の強化が必要である．静注剤含めた内科的治療でもコントロールが困難な場合は肺移植の登録を検討する．

② CTEPH

　CTEPH に対する治療アルゴリズムを図4に示す．CTEPH の確定診断を得た症例には終生の抗凝固療法が推奨される．その後，まずは肺動脈血栓内膜摘除術の適応が検討され，技術的に手術が可能な病変であり，かつリスクが許容できる範囲であれば手術が推奨される．手術適応の評価は外科，内科含めた集学的な CTEPH チームで行うことが望ましい．手術が推奨されない場合，もしくは術後に肺高血圧が残存する場合は，内科的治療が推奨される．現時点でCTEPH に対して承認を得ている肺血管拡張薬はリオシグアトのみである．欧

図4　CTEPH の治療アルゴリズム （Galiè N, et al. Eur Heart J. 2015; 37: 67-119.[1]より改変）

BPA: balloon pulmonary angioplasty

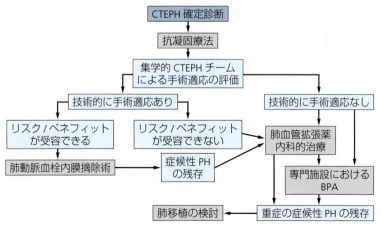

米のガイドラインでは現時点では内科的治療が優先されているが，本邦では肺動脈カテーテル形成術（balloon pulmonary angioplasty：BPA）が確立され，エビデンスが集積されつつあり，内科的治療より優先順位が高いと考えられている.

▶ 低リスク群もしくは中等度リスク群の PAH に対しては，肺血管拡張薬の単剤もしくは初期併用療法で開始する.
▶ 治療導入後は必ずその治療効果の評価を行い，必要に応じて治療の強化を行う.
▶ CTEPH は，まず手術の適応を検討する.
▶ CTEPH に対して使用できる肺血管拡張薬はリオシグアトのみである.
▶ 本邦では CTEPH に対して肺動脈カテーテル形成術が用いられることが多く，臨床的な効果をあげている.

●文献●

1）Galiè N, et al. 2015 ESC/ERS Guidelines for the diagnosis and treatment of pulmonary hypertension: The Joint Task Force for the Diagnosis and Treatment of Pulmonary Hypertension of the European Society of Cardiology（ESC）and the European Respiratory Society（ERS）: Endorsed by: Association for European Paediatric and Congenital Cardiology（AEPC）, International Society for Heart and Lung Transplantation（ISHLT）. Eur Heart J. 2015; 37: 67-119.
2）難病情報センター　http://www.nanbyou.or.jp

〈江本憲昭〉

Note

JCOPY 498-13430

2

プロスタグランジン，抗エンドセリン，PDE-5阻害薬

機序に関する基礎知識

　PAHの病態は，血管内皮細胞の機能障害に伴う肺動脈の血管攣縮とそれに引き続く血管リモデリングによる肺動脈の狭窄・閉塞と考えられている．したがって，現在PAHの治療薬として用いられているのは，肺動脈の拡張を増強する，もしくは収縮を抑制することが期待される薬剤であり，肺血管の収縮・拡張に関与していると考えられている3つの情報伝達経路に介入するものである（図1，2）．ひとつはプロスタサイクリンの経路であり，プロスタサイクリン（エポプロステノール），もしくはプロスタサイクリン類似薬（トレプロスチニル，イロプロスト，ベラプロスト）がプロスタサイクリン受容体に作用し，血管平滑筋内のcAMPを上昇させることによって平滑筋の弛緩や増殖抑制をもたらす．2016年，プロスタサイクリン受容体に選択的な作動薬であるセレキシパグが上市された．

　もうひとつは，エンドセリン経路である．血管内皮細胞で産生されたエンド

図1　肺動脈収縮メカニズムの観点からみた血管拡張薬の作用機序（著者作成）

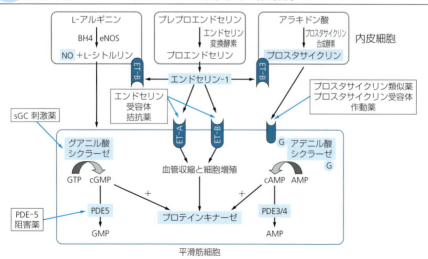

図 2 わが国で承認されている肺高血圧治療薬とその承認年（著者作成）

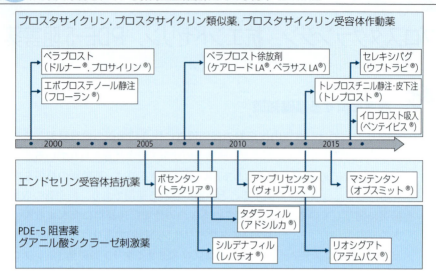

セリンは血管平滑筋細胞に発現する ET_A 受容体および ET_B 受容体に作用して，血管平滑筋細胞の収縮や増殖に関与する．現在，ET_A 受容体選択的拮抗薬であるアンブリセンタンと ET_A 受容体と ET_B 受容体を共に拮抗するボセンタンおよびマシテンタンが臨床で使用されている（図 3）．

　最後に NO-可溶性グアニル酸シクラーゼ-cGMP の経路がある．PDE（phosphodiesterase)-5 阻害薬であるシルデナフィルとタダラフィルは cGMP を分解する PDE-5 の酵素活性を阻害することにより cGMP の細胞内濃度を上昇させ，血管平滑筋の弛緩および増殖抑制をもたらす．また，可溶性グアニル酸シクラーゼの刺激薬であるリオシグアトは，NO とグアニル酸シクラーゼの結合を安定化する作用とともに NO の非存在下であってもグアニル酸シクラーゼを直接刺激し cGMP を産生する作用をもつ．

　現時点で，この 3 系統に介入する薬剤にはそれぞれ複数の薬剤が開発され，またプロスタサイクリン系統に関しては，静注，皮下注，吸入と異なる投与経路の薬剤が利用できる．

　CTEPH に対して，現在臨床的に使用が承認されている薬物は，可溶性グアニル酸シクラーゼの刺激薬であるリオシグアトのみである．

図3 血管におけるエンドセリン系とエンドセリン受容体拮抗薬の作用点

エンドセリン（endothelin-1: ET-1）は，血管内皮細胞で不活性型の前駆体である big ET-1 からエンドセリン変換酵素（endothelin-converting enzyme-1: ECE-1）によって活性化される.
ET-1 は血管平滑筋細胞に発現する ET_A 受容体および ET_B 受容体に作用して，平滑筋細胞の収縮・増殖・遊走などの生理活性を示す. 同時に，ET-1 は血管内皮上の ET_B 受容体に作用し，一酸化窒素（nitric oxide: NO），プロスタサイクリン（prostaglandin I_2: PGI_2）の産生を介して，平滑筋細胞の弛緩や増殖抑制を示す.
（筆者作成）

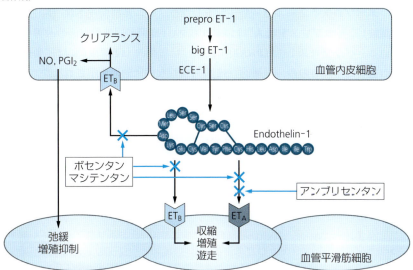

▶PAH に対しては，現時点で 3 系統の情報伝達経路，すなわちプロスタサイクリン経路，エンドセリン経路，グアニル酸シクラーゼ-cGMP 経路に介入する薬剤が使用されている.
▶CTEPH に対しては可溶性グアニル酸シクラーゼの刺激薬であるリオシグアトのみが承認されている.

投薬根拠となる代表的臨床試験

　　PAH は稀少疾患で予後不良であったため，従来は少数例で短期間の 6 分間歩行距離の延長で評価された運動耐容能をエンドポイントとして評価されてきた. しかし，複数の薬剤が使用できるようになった現在，臨床試験の短期効

果の指標としての 6 分間歩行距離の改善が必ずしも長期予後を反映するものではないと考えられ，最近は，より多数例においてイベントリスクを評価する臨床試験が主流となりつつある．以下にそれぞれの薬剤の代表的な臨床試験について概説する．

① プロスタノイド（表1）

エポプロステノール持続静注[1]，トレプロスチニル持続皮下注（FREEDOMM 試験）[2]，イロプロスト吸入[3]はいずれも PAH 症例で運動耐容能の改善を示している．ベラプロスト（ALPHABET 試験）[4]は短期的（12 週後）には運動耐容能の改善を認めたものの，長期的（12 カ月後）な臨床効果を示されなかったため，

表1 PAH 治療薬の臨床試験：プロスタノイド

	対象患者	結果
プロスタサイクリン，プロスタサイクリン類似薬，プロスタサイクリン受容体作動薬		
エポプロステノール vs 従来治療	WHO 機能分類クラスⅢまたはⅣの重症 IPAH 患者 81 例	エポプロステノール群で，32 m の 6 分間歩行距離の改善（従来治療群で 15 m の悪化）（p＜0.003）
トレプロスチニル持続皮下注 vs プラセボ	WHO 機能分類クラスⅡ，Ⅲ，Ⅳの IPAH，CTD-PAH，CHD-PAH 患者 470 例	トレプロスチニル群で，16 m の 6 分間歩行距離の改善（4.4〜32 m），p＝0.006
イロプロスト吸入 vs プラセボ	WHO 機能分類クラスⅢまたはⅣの IPAH，薬物誘発性 PAH，強皮症—PAH，手術適応のない CTEPH 患者 203 例	イロプロスト群で，10%以上の 6 分間歩行距離の改善＋WHO 機能分類の改善　オッズ比 3.97（1.47-10.75），p＝0.007
ベラプロスト vs プラセボ	WHO 機能分類クラスⅡ，Ⅲ，Ⅳの IPAH，CTD-PAH，CHD-PAH，HIV-PAH 患者 130 例	ベラプロスト群がプラセボ群と比較して，25.1 m の 6 分間歩行距離の改善（1.8〜48.3 m），p＝0.036
セレキシパグ vs プラセボ	PAH（I/HPAH, drug, toxin-PAH, CTD-PAH, CHD-PAH, HIV-PAH）患者 1,156 例	セレキシパグ群で，全死亡含むイベントまでの期間の延長　ハザード比 0.6（0.46-0.78），p＜0.001

図4 GRIPHON 試験におけるセレキシパグのイベント抑制効果（一次エンドポイント）

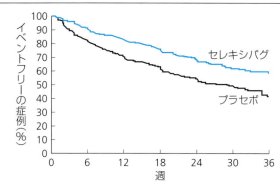

日本と韓国以外では承認されていない．本邦では，高い血中濃度が安定して得られ，副作用の少ない徐放製剤が軽症例もしくは他の肺血管拡張薬との併用薬として使用されることが多い．

　セレキシパグは PAH 症例を対象とした GRIPHON 試験[5]において，病態悪化/死亡のイベント発生リスクをプラセボ群に比較して有意に抑制した（図4）．特筆すべきは，80％の症例ですでにエンドセリン受容体拮抗薬や PDE-5 阻害薬による治療を受けている状態であるにもかかわらず臨床的意義の高いエンドポイントにおいて有効性を示していることである．

② エンドセリン受容体拮抗薬 （表2）

　ボセンタン（Study-351 試験，BREATHE-1 試験）[6]およびアンブリセンタン（ARIES-1 試験，ARIES-2 試験）[7]は PAH 症例で運動耐容能の改善を示している．マシテンタンは SERAPHIN 試験[8]で morbidity/mortality のイベントが最初に発現するまでの時間を改善することを示し，エビデンスレベルの高い評価を受けている（図5）．Morbidity/mortality のイベントとは，「死因を問わない死亡」，「心房中隔裂開術」，「肺移植」，「静注/皮下注プロスタノイド製剤の開始」，「その他 PAH の悪化」と定義されており，従来用いられてきた6分間歩行距離の改善などと比較して真の臨床的有効性を反映するものと考えられている．

③ PDE-5 阻害薬 （表3）

　シルデナフィルは，SUPER-1 試験[9]および SUPER-2 試験，タダラフィルは PHIRST 試験[10]において，プラセボ群と比較して PAH 症例に対する運動耐容能の有意な改善を示し，臨床的有効性が示された．

④ 可溶性グアニル酸シクラーゼ刺激薬 （表3）

　リオシグアトは PATENT-1 試験[11]および PATENT-2 試験[12]において PAH 症

表2 エンドセリン受容体拮抗薬

	対象患者	結果
ボセンタン vs プラセボ	WHO 機能分類クラス Ⅲ または Ⅳ の重症 PAH（IPAH, CTD-PAH）患者 213 例	ボセンタン群でプラセボ群と比較して，44 m の 6 分間歩行距離の改善（21〜67 m），p＜0.001
アンブリセンタン vs プラセボ	PAH（IPAH, drug, toxin-PAH, CTD-PAH）患者 202 例	プラセボ群と比較して，アンブリセンタン 5 mg 群で，31 m の 6 分間歩行距離の改善（3〜59 m），p＝0.008，10 mg 群で 51 m の改善（27〜76 m），p＜0.001
マシテンタン vs プラセボ	PAH（IPAH, drug, toxin-PAH, CTD-PAH, CHD-PAH）患者 742 例	マシテンタン 3 mg 群で mor-bidity/mortality 減少，ハザード比 0.70（0.52-0.96），p＝0.01，10 mg 群でハザード比 0.55（0.39-0.76），p＜0.001

図5 SERAPHIN 試験におけるマシテンタンのイベント抑制効果（一次エンドポイント）

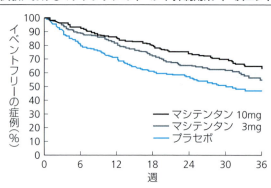

例の運動耐容能の改善を示した．一方，リオシグアトは CHEST-1 試験[13]および CHEST-2 試験[14]において CTEPH 症例における運動耐容能の改善を示し，臨床的有用性を示した．

⑤ アンブリセンタンとタダラフィルの初期併用療法（表4）

　初期からの併用療法の臨床的有効性を評価する試験として AMBITION 試験[15]が実施され発表された（図6）．アンブリセンタンとタダラフィルの初期併用療法とおのおのの単剤治療とを比較した試験である．本試験のエンドポイントは time to clinical failure という概念で，具体的には臨床的悪化に臨床的効

表3　ホスホジエステラーゼ 5 阻害薬，グアニル酸シクラーゼ刺激薬

	対象患者	結果
シルデナフィル vs プラセボ	PAH（IPAH, CTD-PAH, CHD-PAH）患者 277 例	シルデナフィル 20 mg 群で 45 m の 6 分間歩行距離の改善（21〜70 m），p<0.001，40 mg 群で 46 m の改善（20〜72 m），p<0.001，80 mg 群で 50 m の改善（23〜77 m），p<0.001
タダラフィル vs プラセボ	PAH（IPAH, drug, toxin-PAH, CTD-PAH, CHD-PAH）患者 405 例	タダラフィル 40 mg で 33 m の 6 分間歩行距離の改善（15〜50 m），p<0.01
リオシグアト vs プラセボ	PAH（IPAH, drug, toxin-PAH, PoPAH, CTD-PAH, CHD-PAH）患者 443 例	リオシグアト群でプラセボ群と比較して，36 m の 6 分間歩行距離の改善（20〜52 m），p<0.001

表4　アンブリセンタンとタダラフィル併用

	対象患者	結果
アンブリセンタン＋タダラフィル初期併用群 vs アンブリセンタンもしくはタダラフィルの単剤群	WHO 機能分類クラスⅡもしくはⅢの PAH（I/HPAH, drug, toxin-PAH, CTD-PAH, CHD-PAH, HIV-PAH）患者 1,156 例	アンブリセンタンとタダラフィルの初期併用療法群が単剤群と比較して，time to clinical failure の延長，ハザード比 0.50（0.35-0.72），p<0.001

IPAH: idiopathic pulmonary arterial hypertension　特発性肺動脈性肺高血圧症
HPAH: heritable PAH　遺伝性肺動脈性肺高血圧症
CTD: connective tissue disease　結合組織病
CHD: congenital heart disease　先天性心疾患
PoPAH: porto-pulmonary arterial hypertension　門脈圧亢進症に伴う肺高血圧症
HIV: human immunodeficiency virus

図6　AMBITION 試験における初期併用療法の効果（一次エンドポイント）

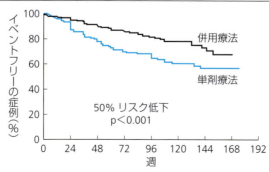

果不十分を加えてイベントと定義し，初期併用群で単剤群に比べて有意なリスク低下を示した．この結果，欧州の PAH ガイドラインにおいて，WHO 機能分類クラスⅡもしくはⅢの PAH に対して，アンブリセンタンとタダラフィルの初期併用療法が高いレベルでの推奨となっている．

▶ PAH を対象とした臨床試験のデザインは，従来の少数例で短期の運動耐容能の改善から多数例におけるイベントの発現までの時間に推移してきた．
▶ 最近，異なる作用機序の薬剤の併用療法の有効性が示され，中等度から重症例に対して特発性 PAH に対しては初期併用療法が主流になりつつある．

副作用と処方のポイント

　肺血管拡張薬に共通の副作用として，血管拡張作用に伴う頭痛，顔面の紅潮，低血圧，ふらつきなどが認められる．以下にそれぞれのクラスに特異的な副作用について概説する．

　エポプロステノール，トレプロスチニル，イロプロスト，セレキシパグ，ベラプロストに関しては，程度の差はあるが，動悸，下痢，顎痛，足底痛の頻度が高く，対症療法で対応する．重篤なものとしては，血小板減少や甲状腺機能亢進症があり，ときに治療継続の妨げとなることもあるため注意を要する．また，エポプロステノールでは，持続静注のため中心静脈カテーテルを必要とし，カテーテル感染を起こすリスクがある．トレプロスチニルの皮下注では局所の疼痛が必発であるが，留置針の交換の頻度や鎮痛薬の使用によりコントロール可能な例も多い．

　ボセンタンでは肝機能障害，アンブリセンタンでは浮腫や体液貯留が問題となることがある．また両薬剤ともに貧血をきたす例もしばしばみられる．

　シルデナフィルやタダラフィルは比較的副作用の発現率が低いが，下痢や筋肉痛を訴える場合がある．リオシグアトは体血管の拡張作用も強くしばしば血圧低下のために用量調節を必要とすることがある．また消化器症状を訴える頻度も高い．

　PAH が不十分な治療では進行し予後不良の疾患であることを踏まえると，

JCOPY 498-13430

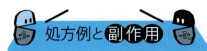

処方例と副作用

プロスタサイクリン系 **エポプロステノール（フローラン®）**

適 応	肺動脈性肺高血圧症
用法・用量	エポプロステノールとして1分間当り2 ng/kg の投与速度で精密持続点滴装置（シリンジポンプまたは輸液ポンプ）により，持続静脈内投与を開始する．患者の状態（症状，血圧，心拍数，血行動態など）を十分観察しながら1〜2 ng/kg/分ずつ増量し，最適投与速度を決定する
副作用	血圧低下，肺水腫，甲状腺機能亢進症，下痢，顎痛，血小板減少
注 意	右心不全の急性増悪期はカテコールアミンなどで循環動態を維持しながら導入する．用量設定期に肺水腫が増悪した場合は，肺静脈閉塞性疾患の可能性を考慮する

プロスタサイクリン系 **トレプロスチニル（トレプロスト®）**

適 応	肺動脈性肺高血圧症（WHO 機能分類クラスⅡ，ⅢおよびⅣ）
用法・用量	トレプロスチニルとして1.25 ng/kg/分の投与速度で持続静脈内投与または持続皮下投与を開始する．患者の状態を十分に観察しながら，原則，最初の4週間は，1週間あたり最大1.25 ng/kg/分で増量し，その後は臨床症状に応じて1週間あたり最大2.5 ng/kg/分で増量し，最適投与速度を決定する
副作用	注射部位の局所反応（疼痛，紅斑，腫脹，熱感，硬結，瘙痒感など），血圧低下，下痢，顎痛，血小板減少
注 意	持続静脈内投与にあたっては，敗血症などの重篤な感染症があらわれることがある

プロスタサイクリン系 **イロプロスト（ベンテイビス®）**

適 応	肺動脈性肺高血圧症
用法・用量	イロプロストとして初回は1回2.5 μg をネブライザを用いて吸入し，忍容性を確認した上で2回目以降は1回5.0 μg に増量して1日6〜9回吸入する
副作用	出血，血圧低下，気管支痙攣，血小板減少など
注 意	本剤の吸入により気管支痙攣が誘発される可能性がある

プロスタサイクリン系	**ベラプロスト徐放剤（ケアロード LA®，ベラサス LA®）**
適 応	肺動脈性肺高血圧症
用法・用量	ベラプロストとして初回は1回1錠（60 μg）を1日2回朝夕食後投与から開始し，漸次増量する．最大1日投与量は360 μg
副作用	頭痛，動悸，顔面紅潮，ほてり，下痢など
注 意	出血している患者には禁忌である

プロスタサイクリン系	**セレキシパグ（ウプトラビ®）**
適 応	肺動脈性肺高血圧症
用法・用量	セレキシパグとして1回0.2 mgを1日2回食後経口投与から開始する．忍容性を確認しながら，7日以上の間隔で1回量として0.2 mgずつ最大耐用量まで増量して維持用量を決定する．なお，最高用量は1回1.6 mgとし，いずれの用量においても，1日2回食後に経口投与する
副作用	低血圧，出血，甲状腺機能異常，頭痛，下痢
注 意	肺静脈閉塞性疾患を有する肺高血圧症の患者には使用禁忌である

エンドセリン受容体拮抗薬	**ボセンタン（トラクリア®）**
適 応	肺動脈性肺高血圧症（WHO 機能分類クラスⅡ，ⅢおよびⅣ） 全身性強皮症における手指潰瘍の発症抑制
用法・用量	投与開始から4週間は，ボセンタンとして1回62.5 mgを1日2回朝夕食後に経口投与する．投与5週目から，ボセンタンとして1回125 mgを1日2回朝夕食後に経口投与する
副作用	肝機能障害，貧血，体液貯留（心不全）
注 意	シクロスポリン，タクロリムス，グリベンプラミドとの併用禁忌

エンドセリン受容体拮抗薬	**アンブリセンタン（ヴォリブリス®）**
適 応	肺動脈性肺高血圧症
用法・用量	アンブリセンタンとして5 mgを1日1回経口投与する．なお，症状に応じて1日10 mgを超えない範囲で適宜増量する
副作用	貧血，体液貯留，心不全，間質性肺炎
注 意	シクロスポリンと併用する場合には，本剤は1日1回5 mgを上限として投与すること．間質性肺炎の悪化をきたす可能性があり，慎重投与が必要となる

JCOPY 498-13430

エンドセリン受容体拮抗薬	**マシテンタン（オプスミット®）**
適 応	肺動脈性肺高血圧症
用法・用量	マシテンタンとして 10 mg を 1 日 1 回経口投与する
副作用	貧血
注 意	強い CYP3A4 誘導剤との併用禁忌（リファンピシン，カルバマゼピン，フェニトイン，フェノバルビタールなど）

ホスホジエステラーゼ5阻害薬	**シルデナフィル（レバチオ®）**
適 応	肺動脈性肺高血圧症
用法・用量	シルデナフィルとして 1 回 20 mg を 1 日 3 回経口投与する
副作用	頭痛，潮紅，眼障害（色視症，霧視など）
注 意	硝酸薬あるいは一酸化窒素（NO）供与薬（ニトログリセリン，亜硝酸アミル，硝酸イソソルビドなど）との併用禁忌 可溶性グアニル酸シクラーゼ（sGC）刺激薬（リオシグアト）との併用禁忌

ホスホジエステラーゼ5阻害薬	**タダラフィル（アドシルカ®）**
適 応	肺動脈性肺高血圧症
用法・用量	1 日 1 回タダラフィルとして 40 mg を経口投与する
副作用	頭痛，潮紅，筋痛（背部痛，四肢痛，筋痙縮，関節痛）
注 意	硝酸薬あるいは一酸化窒素（NO）供与薬（ニトログリセリン，亜硝酸アミル，硝酸イソソルビドなど）との併用禁忌 可溶性グアニル酸シクラーゼ（sGC）刺激薬（リオシグアト）との併用禁忌

可溶性グアニル酸シクラーゼ刺激薬	**リオシグアト（アデムパス®）**
適 応	肺動脈性肺高血圧症 外科的治療不適応または外科的治療後に残存・再発した慢性血栓塞栓性肺高血圧症
用法・用量	リオシグアトとして 1 回 1.0 mg 1 日 3 回経口投与から開始する．2 週間継続して収縮期血圧が 95 mmHg 以上で低血圧症状を示さない場合には，2 週間間隔で 1 回用量を 0.5 mg ずつ増量するが，最高用量は 1 回 2.5 mg 1 日 3 回までとする
副作用	消化不良，頭痛，低血圧，動悸
注 意	硝酸薬および NO 供与薬（ニトログリセリン，亜硝酸アミル，硝酸イソソルビド，ニコランジルなど）との併用禁忌 PDE-5 阻害薬（シルデナフィルクエン酸塩，タダラフィル）との併用禁忌

ある程度の副作用を認めても治療の継続を優先すべき場合が多い．有害事象に対する忍容性は患者ごとに様々であり，個々の対応が必要である．適切な対症療法や医療従事者による訴えの傾聴・共感などによって治療の継続をサポートし，怠薬をきたさないようにする必要がある．

　PAHは時として診断が困難な場合がある．たとえば，CTEPHやシャント性疾患を特発性PAHとして診断されている場合もしばしば認められる．また，肺静脈閉塞性疾患などの場合は，肺血管拡張薬によって重篤な肺水腫をきたし，治療が原因で致死的になる場合もある．初回の診断時には，先入観にとらわれることなく系統的に診断を進めることはいうまでもないが，治療による臨床効果が不十分な場合は診断について改めて検討することも重要である．

●文献●

1) Barst RJ, et al. A comparison of continuous intravenous epoprostenol (prostacyclin) with conventional therapy for primary pulmonary hypertension. N Engl J Med. 1996; 334: 296-301.
2) Simonneau G, et al. Continuous subcutaneous infusion of treprostinil, a prostacyclin analogue, in patients with pulmonary arterial hypertension: a double-blind, randomized, placebo-controlled trial. Am J Respir Crit Care Med. 2002; 165: 800-4.
3) Olschewski H, et al. Inhaled iloprost for severe pulmonary hypertension. N Engl J Med. 2002; 347: 322-9.
4) Galiè N, et al. Effects of beraprost sodium, an oral prostacyclin analogue, in patients with pulmonary arterial hypertension: a randomized, double-blind, placebo-controlled trial. J Am Coll Cardiol. 2002; 39: 1496-502.
5) Sitbon O, et al. Selexipag for the treatment of pulmonary arterial hypertension. N Engl J Med. 2015; 373: 2522-33.
6) Rubin LJ, et al. Bosentan therapy for pulmonary arterial hypertension. N Engl J Med. 2002; 346: 896-903.
7) Galiè N, et al. Ambrisentan for the treatment of pulmonary arterial hypertension: results of the ambrisentan in pulmonary arterial hypertension, randomized, double-blind, placebo-controlled, multicenter, efficacy (ARIES) study 1 and 2. Circulation. 2008; 117: 3010-9.
8) Pulido T, et al. Macitentan and morbidity and mortality in pulmonary arterial hypertension. N Engl J Med. 2013; 369: 809-18.
9) Galiè N, et al. Sildenafil citrate therapy for pulmonary arterial hypertension. N Engl J Med. 2005; 353: 2148-57.
10) Galiè N, et al. Tadalafil therapy for pulmonary arterial hypertension. Circulation. 2009; 119: 2894-903.
11) Ghofrani HA, et al. Riociguat for the treatment of pulmonary arterial hypertension. N Engl J Med. 2013; 369: 330-40.
12) Rubin LJ, et al. Riociguat for the treatment of pulmonary arterial hypertension: a long-term

extension study（PATENT-2）. Eur Respir J. 2015; 45: 1303-13.
13) Ghofrani HA, et al. Riociguat for the treatment of chronic thromboembolic pulmonary hypertension. N Engl J Med. 2013; 369: 319-29.
14) Simonneau G, et al. Riociguat for the treatment of chronic thromboembolic pulmonary hypertension: a long-term extension study（CHEST-2）. Eur Respir J. 2015; 45: 1293-302.
15) Galiè N, et al. Initial use of ambrisentan plus tadalafil in pulmonary arterial hypertension. N Engl J Med. 2015; 373: 834-44.

〈江本憲昭〉

Note

1

閉塞性動脈硬化症総論

1. 下肢閉塞性動脈硬化症の疫学と社会背景

　下肢閉塞性動脈硬化症（arteriosclerosis obliterans： ASO）は下肢動脈の粥状硬化に起因する疾患である．ABI 0.90 未満を ASO と定義した場合，わが国の一般住民における有病率は 1～3％程度とされている．ASO の重症度分類としては Fontain 分類や Rutherford 分類があり，その中でも特に慢性虚血による安静時疼痛や潰瘍，壊疽をきたしている状態を重症下肢虚血（critical limb ischemia： CLI）とよぶ（表1）．CLI の 1 年予後は切断が 30％，死亡が 25％と非常に予後不良の疾患といえる[1]．

　ASO を発症するリスクファクターとしては，脳心血管疾患など他の動脈硬化性疾患と同様に，喫煙，糖尿病，高血圧症，脂質異常症，加齢，男性，透析があげられ，特に喫煙，糖尿病はオッズ比が 3～4 倍と特に高いリスクファクターとされている（図1）．これらは ASO 発症のリスクファクターであるだけでなく，病状の悪化にも関与しており，特に喫煙の継続，糖尿病，透析，加えて ABI 低値は CLI に至る強く影響する因子である[2]．

表1　ASO の重症度分類

Fontain 分類		Rutherford 分類		
度	臨床所見	度	群	臨床所見
Ⅰ	無症候	0	0	無症候
Ⅱa	軽度の跛行	Ⅰ	1	軽度の跛行
Ⅱb	中等度から重度の跛行	Ⅰ	2	中等度の跛行
		Ⅰ	3	重度の跛行
Ⅲ	虚血性安静時疼痛	Ⅱ	4	虚血性安静時疼痛
Ⅳ	潰瘍や壊疽	Ⅲ	5	小さな組織欠損
		Ⅲ	6	大きな組織欠損
重症下肢虚血				

図1 リスク因子とオッズ比 (TASC IIより)

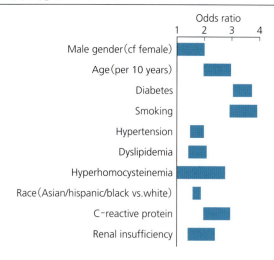

REACH registry では日本人の ASO 患者の 30％に冠動脈疾患（coronary artery disease: CAD）を，21％に脳血管疾患（cerebral vascular disease: CVD），7％に CAD，CVD いずれも併発していた．また，間欠性跛行患者の 5 年後の転機は，非致死性心血管イベント 20％，死亡率 15〜30％で，そのうち心血管死は 75％に及んだ．一方，5 年間での下肢症状の推移は 70〜80％で不変であり，CLI に至ったのは 5〜10％との結果であった[3]．このことから ASO 患者では，下肢病変の状態以上に脳心血管イベントの発症が予後に大きく関わっているといえ，下肢血管に限局した疾患としてではなく，全身の動脈硬化性疾患の管理を意識した治療を行う必要がある．

▶下肢閉塞性動脈硬化症は脳心血管疾患を合併することが多く，心血管イベントは予後に影響を及ぼす．
▶重症下肢虚血は非常に予後不良な疾患である．

2. 治療における投薬の組み立て方

　ASO における薬物療法の役割は，虚血によって引き起こされる下肢症状の改善だけでなく，脳心血管疾患の発症や増悪を予防し生命予後を改善すること，動脈硬化のリスクファクターに対する治療，血行再建後の抗血小板療法にある（図2）．

① 下肢症状に対する薬物療法

　下肢症状に対する薬物治療は，間欠性跛行に対するものと，より重症化した重症下肢虚血に対するものとに分かれる．

1）間欠性跛行に対する薬物療法

　間欠性跛行に対しては，トレッドミルやトラック歩行などの運動療法による改善効果が大きく，TASC II，ACC/AHA ガイドラインにおいて初期治療として推奨されている[4,5]．しかし，現在のわが国では保険で認可された，監視下運動療法施設の不足や，在宅運動療法の指導・管理体制が十分に整備されていない場合が多いなどの理由で，ガイドラインに推奨される効果的な運動療法を行うことが難しい現状がある．

　このように運動療法による効果が不十分な場合は，薬物療法を併せて行うこととなる．現在，症状改善効果の報告がされている薬剤は，シロスタゾール，サルポグレラート，プロスタグランジン製剤，一部のスタチン（アトルバスタチン，シンバスタチン），L-カルニチンがあげられる．このうち前3者は「慢性動脈閉塞症に基づく潰瘍，疼痛，および冷感などの改善」が適応症として保険収載されている．後2者については慢性動脈閉塞症に対する保険適応はない．

図2　ASO に対する薬物治療

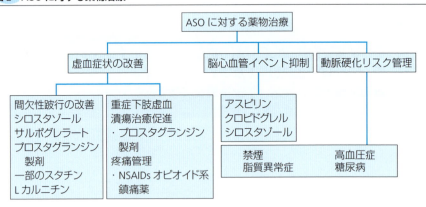

JCOPY 498-13430

これらの中で，最も高いエビデンスを有するものはシロスタゾールであり，心不全がない場合，国内外のガイドラインにおいて第一選択薬に位置づけられている．サルポグレラートや，プロスタグランジン製剤はシロスタゾールの投与が不可能な症例において使用されることや，他の抗血小板薬と併用する場合が多い．スタチンは ASO そのものに対する適応はないものの，動脈硬化性疾患のリスク管理，二次予防の面から ASO 治療において重要な薬剤といえる．

これら運動，薬物療法を行っても症状の改善が不十分な場合は，血行再建術を考慮する必要がある．

2) 重症下肢虚血に対する薬物療法

重症下肢虚血については救肢のために血行再建術が望まれるが，潰瘍治癒促進，疼痛管理の目的で薬物療法を補助的に使用する場合もある．プロスタグランジン製剤は潰瘍の縮小効果が報告されており，血行再建困難例，血行再建後や切断肢の創傷治癒遅延に対して使用される．しかし大規模臨床試験で下肢切断回避などの重大な臨床エンドポイントを改善させる効果は証明されておらず，その効果は限定的であることが多い[6]．また，創面の感染予防のために，外用薬を使用する場合もある．疼痛管理については，虚血性疼痛や創部の痛みである侵害受容性疼痛に対して NSAIDs を使用し，効果不十分な場合にはオピオイド系鎮痛薬を使用する．

② 脳心血管疾患に対する治療

TASC Ⅱにおいては，すべての症候性 ASO 患者においては，心血管合併症の発生率および死亡率のリスクを軽減するために，アスピリンないしはクロピドグレルの使用が推奨されている[4]．我が国においては，アスピリンは ASO に対しての適応はないものの，特に CAD の二次予防では豊富なエビデンスを有しており，この点から CAD を併発する症例では予後の改善のために有用といえる．クロピドグレルは ASO に対して適応があり，また脳心血管イベントを減少させる効果も期待できる[7]．シロスタゾールは，前述の間欠性跛行改善効果だけでなく，アスピリンとの比較で脳血管疾患の二次予防効果の優越性が証明されており，跛行症状の改善だけでなく予後改善も見込める[8]．イコサペント酸エチルは ASO の症状改善効果はないものの，特にスタチンとの併用によって心イベント抑制効果が示されている[9]．

③ リスクファクターに対する治療

1) 糖尿病

厳格な血糖コントロールは，脳心血管イベントや死亡のリスクを軽減する．HbA1c の目標値は 7.0％以下，可能であれば 6％程度になる．しかし，ハイリス

Ⅱ 慢性期疾患別

E 閉塞性動脈硬化症

ク患者では急激な血糖正常化は重篤な低血糖など死亡率を増加させる可能性があるため，注意が必要である[4]．血糖管理に使用する薬剤にガイドラインで推奨されたものはないが，インスリン分泌促進薬よりインスリン抵抗改善薬を用いたほうが ASO 発症のリスク，脳血管障害を低下させたという報告もある[10]．

2）喫煙

喫煙は喫煙者においては糖尿病とともに重要なリスクファクターであるだけでなく，受動喫煙者に対しては暴露に依存して ASO 発症のリスクを高めることが指摘されている．また，禁煙を継続することで ASO 発症のリスクが低下するとの報告もある[11]．薬物療法としては非ニコチン経口薬とニコチン代替療法剤（ニコチンガム，ニコチンパッチ）があり，いずれも禁煙の成功率を高めることが示されている．

非ニコチン経口薬は $\alpha_2\beta_2$ ニコチン受容体のアゴニストである．副作用としては嘔気，頭痛，便秘，不眠などがあげられている．また，うつ病や統合失調症などの患者の一部には，精神症状を悪化させることもあり，精神疾患症例での使用は慎重を要する．

ニコチン代替療法剤は，ニコチンにより脳心血管疾患のリスクが高まるため，これらの疾患の急性期には使用できない．また妊婦に対しても使用できない．ニコチンガムはむかつきや喉の刺激を感じることもあり，また口腔内が酸性条件では吸収されにくいため，コーヒー，アルコール類との併用ができない．ニコチンパッチは皮膚のかゆみや不眠などの症状が副作用として出ることがある．

3）高血圧症

TASC II では降圧目標は 140/90 mmHg 未満，脳心血管系疾患を有さない場合は 130/80 mmHg を目指すことが推奨されている[4]．なお，十分な降圧療法を行った場合でも，降圧によって下肢の阻血症状を増悪させないことも確認されている．ASO 患者において使用する降圧薬については特に推奨されたものはない．β 遮断薬は α 交感神経優位となることで末梢循環不全をきたし下肢症状悪化も懸念されるが，症状を増悪しないとの報告もあり，TASC II では ASO 患者への使用は可能とされている．

4）脂質異常症

LDL コレステロール値：100 mg/dL 未満，HDL コレステロール値：40 mg/dL 以上，トリグリセライド値：150 mg/dL 以下が管理目標値となっている[4]．

高 LDL コレステロール血症に対しては，スタチン（HMG-COA 還元酵素阻

害薬）が第一選択薬となる．アトルバスタチンやシンバスタチンには下肢症状を改善させた報告もある[12,13]．スタチンによる治療には，脳心血管イベント抑制も期待できる．

　低 HDL コレステロール血症，高トリグリセライド血症に対してはフィブラート系薬剤や，EPA 製剤を使用する．なお JELIS 研究においては EPA 製剤にはスタチンとの併用によって，主要冠イベントの発症抑制が認められている[9]．

④ 血行再建後の抗血小板療法

　血行再建後の抗血小板療法は再建血管の開存性向上が主な目的であり，アスピリン，クロピドグレルが使用される．薬剤の選択や使用期間は，留置したステントによって推奨された方法で行う．なお，シロスタゾールは STOP-IC 試験で浅大腿動脈領域のステント留置後の再狭窄予防効果が示されている．

▶ 下肢閉塞性動脈硬化症に対する投薬治療は，下肢の虚血症状に対してだけでなく，全身の動脈硬化病変に対する管理が重要となる．
▶ 重症下肢虚血では薬物療法のみでの治療効果は限定的である．

●文献●

1) Dormandy JA, et al. Management of peripheral arterial disease（PAD）. TASC Working Group. TransAtlantic Inter-Society Consensus（TASC）. J Vasc Surg. 2000; 31(1 Pt 2): S1-S296.

2) Aboyans V, et al. Risk factors for progression of peripheral arterial disease in large and small vessels. Circulation. 2006; 113: 2623-9.

3) Fate of the claudicant over 5 years（adapted from ACC/AHA guidelines5）. PAD-peripheral arterial disease; CLI-critical limb ischemia; CV-cardiovascular; MI-myocardial infarction. Adapted with permission from Hirsch AT, et al. J Am Coll Cardiol. 2006; 47: 1239-312.

4) Norgren L, et al. Inter-Society Consensus for the Management of Peripheral Arterial Disease（TASC II）. J Vasc Surg. 2007; 45(Suppl S): S5-S67.

5) 2011 ACCF/AHA Focused Update of the Guideline for the management of patients with peripheral artery disease（Updating the 2005 Guideline）: a report of the American College of Cardiology Foundation/American Heart Association Task Force on Practice Guidelines. Circulation. 2011; 124: 2020-45.

6) Bliss BP, et al. Treatment of limb threatening ischaemia with intravenous iloprost: a randomised double-blind placebo controlled study. Eur J Vasc Surg. 1991; 5: 511-6.

7) CAPRIE Steering Committee. A randomised, blinded, trial of clopidogrel versus aspirin in patients at risk of ischaemic events（CAPRIE）. Lancet. 1996; 348: 1329-39.

8) Shinohara Y, et al. Cilostazol for prevention of secondary stroke（CSPS 2）: an aspirin-controlled, double-blind, randomised non-inferiority trial. Lancet Neurology. 2010; 9: 959-68.

9) Ishikawa Y, et al. Preventive effects of eicosapentaenoic acid on coronary artery disease in patients with peripheral artery disease. Circ J. 2010; 74: 1451-7.

10) Althouse AD, et al. Favorable effects of insulin sensitizers pertinent to peripheral arterial disease in type 2 diabetes: results from the Bypass Angioplasty Revascularization Investigation 2 Diabetes（BARI 2D）trial. Diabetes Care. 2013; 36: 3269-75.

11) Agarwal S. The association of active and passive smoking with peripheral arterial disease: results from NHANES 1999-2004. Angiology. 2009; 60: 335-45.

12) Mohler ER 3rd, et al. Cholesterol reduction with atorvastatin improves walking distance in patients with peripheral arterial disease. Circulation. 2003; 108: 1481-6.

13) Mondillo S, et al. Effects of simvastatin on walking performance and symptoms of intermittent claudication in hypercholesterolemic patients with peripheral vascular disease. Am J Med. 2003; 114: 359-64.

〈佐賀俊介，福原　怜〉

Note

JCOPY 498-13430

2

抗血小板薬

 機序に関する基礎知識

　正常な血管内皮細胞では，一酸化窒素（NO）やプロスタグランジン I₂（PGI₂）の合成による血小板凝集抑制や，組織プラスミノーゲン活性化因子の分泌による線溶活性によって，病的血栓の形成を抑制している．また，内皮細胞膜上に発現している，プロテオグリカンやトロンボモジュリンは，それぞれ血漿中のアンチトロンビンやプロテイン C の抗凝固活性を発現させている．

　アテローム性病変ではこれらの抗血栓性機能が障害されており，血栓形成傾向は強くなる．また血管内皮の障害によって内皮下組織（主にコラーゲン）が露出した場合，コラーゲンと血小板膜上の $\alpha_1\beta_2$ 受容体や GP Ⅵ受容体との結合，コラーゲンと von Willebrand 因子（vWF）の複合体と GP Ib/Ⅸ/Ⅴ との結合による血小板の血管壁への粘着が起こる．粘着後の血小板では，種々の活性化シグナルによって，最終的には GP Ⅱb/Ⅲa が活性化型に構造変化する．この受容体がフィブリノゲン，vWF と結合することで血小板同士の凝集が起こり血小板血栓が形成される．

　抗血小板薬は，血小板内でこれらシグナル伝達を阻害し，血小板活性化の段階を抑制することで作用を発現する．

① シロスタゾール

　経口の cAMP ホスホジエステラーゼ 3 阻害薬（PDE3 阻害薬）で，ホスホジエステラーゼを阻害することで cAMP の分解を抑制する．これによって血小板内 Ca 濃度が上昇し血小板凝集が抑制される．また，血管平滑筋細胞内でも同様の作用機序を示し，結果として血管拡張作用も併せ持つ．この血管平滑筋に対する作用はアスピリンやクロピドグレルは有さないものである．なお，PDE は 11 種類のアイソザイムを有しており，血小板には PDE2，PDE3A，PDE5 が，血管平滑筋には PDE1，PDE3，PDE4，PDE5 が発現している．

② サルポグレラート

　サルポグレラートはセロトニン受容体：5-HT₂の遮断薬である．セロトニンは血小板や血管平滑筋の 5-HT₂受容体に結合し，イノシトール 3 リン酸が生成され，細胞質内 Ca 濃度が上昇する．この結果，主に血管収縮の抑制が起こる．

血小板凝集抑制作用は弱いため，アスピリンに比較すると脳梗塞再発予防効果には乏しいものの，出血性合併症の頻度は低い．

③ プロスタグランジン製剤

PGE$_1$静注薬（アルプロスタジル）や PGI$_2$誘導体経口薬（ベラプロスト）は，血小板や血管平滑筋においてアデニル酸シクラーゼを活性化し cAMP を増加させることで，血管拡張作用や血小板凝集抑制が起こる．本薬剤は ASO 治療においては主に血管拡張作用による患部への血流増加を狙って使用される．

④ アスピリン

アスピリンはアラキドン酸代謝阻害薬である．血小板細胞膜のリン脂質からアラキドン酸が遊離するが，これはシクロオキシゲナーゼ（COX）などの働きによりトロンボキサン A$_2$（TXA$_2$）へと変換される．この TXA$_2$は血小板細胞膜の TXA$_2$受容体に結合することで血小板活性が起こる．アスピリンは COX1 を不可逆的に不活性化し，抗血小板作用を発現させる．その不可逆的な作用のため，血小板寿命の 7 日間程度は休薬後もその効果は持続する．

⑤ クロピドグレル

クロピドグレルは血小板膜上のアデノシン二リン酸（ADP）受容体の一種である P2Y$_{12}$の阻害薬である．血小板の活性化によって血小板内から放出された ADP は P2Y$_{12}$に結合し，アデニル酸シクラーゼを阻害することで cAMP の生成を抑制し，血小板凝集の安定化やより一層の血小板活性化を起こす．クロピドグレルにより P2Y$_{12}$が不可逆に阻害されることで，cAMP を増加させ抗血小板作用を示す．なお，クロピドグレルはプロドラッグであり，肝臓で CYP2C19 などによって代謝されることで作用を発現するが，CYP2C19 の遺伝子多型によりその機能が欠如したため，クロピドグレル抵抗性を示す症例が報告されている．抵抗例ではステント血栓症の発症など治療成績が悪いことが知られている．

⑥ イコサペント酸エチル

魚油に含まれる ω-3 系多価不飽和脂肪酸であるイコサペント酸を含有する薬剤である．イコサペント酸は血小板膜上でアラキドン酸代謝を競合的に阻害し，抗血小板作用をもつと考えられている．また肝臓での LD 合成を抑制し，中性脂肪を低下させるため，中性脂肪が高値に対して用いられる．

JCOPY 498-13430

投薬根拠となる代表的臨床試験

―間欠性跛行の症状に対する治療―

有用性が報告されている薬剤について記載する.

① シロスタゾール

シロスタゾールは，間欠性跛行症状の改善効果が報告されている薬剤のうち，最も強いエビデンスを有しており，TASC Ⅱや国内のガイドラインにおいて第一選択薬とされている.

また，非服用群と比較して死亡率に差異はなく，長期安全性も示されている（表1，2）[1-3].

表1 シロスタゾールの間欠性跛行に対する臨床試験

	対象患者	結果
Effect of cilostazol on walking distances in patients with intermittent claudication caused by peripheral vascular disease.[1] シロスタゾール vs プラセボ	間欠性跛行を有するPAD 患者 239 例	シロスタゾール 200 mg 16 週間投与群で最大歩行距離 96.4 m 延長
Effect of cilostazol on treadmill walking, community-based walking ability, and health-related quality of life in patients with intermittent claudication due to peripheral arterial disease: Meta-analysis of six randomized controlled trials.[2] シロスタゾール vs プラセボ	6 施設, 1,751 人の間欠性跛行患者のランダム化比較試験のメタ解析	シロスタゾール 100〜200 mg 12〜24 週間投与群で最大歩行距離 50〜70 m 延長

表2 シロスタゾールの安全性に関する臨床試験

	対象患者	結果
Long-term safety of cilostazol in patients with peripheral artery disease.[3] シロスタゾール vs プラセボ	間欠性跛行症例 1,899 例	シロスタゾール 200 mg 投与群で総死亡ハザード比 0.99（0.64-1.39）

表3　静注 PGE₁製剤の間欠性跛行に対する臨床試験

	対象患者	結果
Prostanoids in the treatment of intermittent claudication a meta analysis.[4] 静注 PGE₁製剤 vs プラセボ	間欠性跛行患者557人	静注 PGE₁群で28%疼痛出現距離延長（p＝0.008），30%最大歩行距離延長（p＝0.002）

表4　静注 PGE₁製剤の CLI 潰瘍改善効果

	対象患者	結果
Treatment of limb threatening ischaemia with intravenous iloprost: a randomised double-blind placebo controlled study.[5] イロプロスト vs プラセボ	潰瘍，壊疽，安静時痛を有する患者151人	6カ月後の潰瘍縮小 コントロール群42% プラセボ群26% （p＜0.01）

②　プロスタグランジン製剤

　　静注 PGE₁製剤では間欠性跛行症状の改善効果や，重症下肢虚血での潰瘍縮小効果が報告されている．しかし，予後改善効果は認めておらず，TASC Ⅱではシロスタゾールと比べて弱い推奨度となっている．

　　経口 PGI₂誘導体薬は，肯定的な結果，否定的な結果いずれも存在しており，TASC Ⅱでも推奨レベルには至っていない（表3，4）[4,5]．

③　スタチン

　　スタチンは動脈硬化疾患のリスク管理として ASO 患者に用いられるが，一部のスタチンには間欠性跛行症状の改善効果も報告されている．これはスタチンによる血管内皮機能改善によるものと考えられているが，試験で使用された用量は常用量を超えたものである点には注意が必要である（表5）[6,7]．

─心血管系イベントに対する治療─

①　クロピドグレル

　　ASO 患者のみを対象とした研究はないものの，CAD，CVD，ASO のいずれか1つ以上を有する患者を対象とした CAPRIE 試験では，アスピリンに対して心血管イベントの発症率は低かった．有害事象の発生率は両群間で差は認めなかった．

JCOPY 498-13430

表 5　スタチンの間欠性跛行に対する臨床試験

	対象患者	結果
Effects of simvastatin on walking performance and symptoms of intermittent claudication in hyper-cholesterolemic patients with peripheral vascular disease.[6] シンバスタチン vs プラセボ	間欠性跛行を有し，総コレステロール 220 mg/dL 以上の患者	シンバスタチン 40 mg/日　6 カ月間内服群で疼痛出現距離 90 m 延長（95% CI: 64 to 116 m，p＜0.005）
Cholesterol reduction with atorvastatin improves walking distance in patients with peripheral arterial disease.[7] アトルバスタチン vs プラセボ	間欠性跛行を有する患者	アトルバスタチン 80 mg/日 12 カ月間内服群で疼痛出現距離延長

副作用と処方のポイント

① シロスタゾール

　血管拡張作用により，頭痛や起立性低血圧をしばしば認める．また洞結節などへの作用によって，各種の頻脈性不整脈を認めることもある．これらの副作用は低用量から導入することで発現率が低下するといった報告もされている．

　また頻脈により，狭心症の誘発や，うっ血性心不全をきたす可能性があるため，冠動脈疾患や心不全を併発する症例では投与に慎重を要し，異常を認めた場合は速やかに投与を中止する．

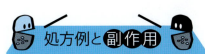
処方例と 副作用

抗血小板薬	シロスタゾール（プレタール®）
適応	慢性動脈閉塞症に基づく潰瘍，疼痛および冷感などの虚血性諸症状の改善 脳梗塞（心原性脳塞栓症を除く）発症後の再発抑制
用法・用量	1 回 100 mg　1 日 2 回
副作用	頭痛，頻脈性不整脈，心不全増悪 出血性合併症，間質性肺炎
注意点	観血的処置で休薬する際には，3 日前に中止する

② プロスタグランジン製剤

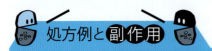

経口 PGI$_2$誘導体製剤	ベラプロスト（ドルナー®，プロサイリン®など）
適応	慢性動脈閉塞症に伴う潰瘍，疼痛および冷感の改善 原発性肺高血圧症
用法・用量	1 日 120 μg を 3 回に分けて内服する
副作用	頭痛，顔面紅潮，ほてり，下痢，嘔気， 出血傾向

③ 静注 PGE$_1$製剤

　動物実験では子宮収縮作用が報告されており，妊婦への投与は禁忌とされている．

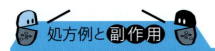

静注 PGE$_1$製剤	アルプロスタジル（プロスタンディン®）
適応	慢性動脈閉塞症（バージャー病，閉塞性動脈硬化症）における四肢潰瘍ならびに安静時疼痛の改善
用法・用量	1 日 1 回 5〜10 μg を静注
副作用	血圧低下，血管炎
注意点	妊婦への投与は禁忌 心不全増悪，眼圧上昇による緑内障の悪化の可能性がある

④ サルポグレラート

　動物実験では胎児死亡率および新生児死亡率増加が報告されており，妊婦への投与は禁忌である．

JCOPY 498-13430

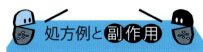

抗血小板薬	サルポグレラート（アンプラーグ®）
適応	慢性動脈閉塞症に伴う潰瘍，疼痛および冷感などの虚血性諸症状の改善
用法・用量	1回 100 mg　1日 3回
副作用	脳出血，消化管出血　血小板減少　肝機能障害　無顆粒球症
注意点	妊婦への投与は禁忌

⑤ イコサペント酸エチル

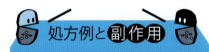

抗血小板薬	イコサペント酸エチル（エパデール®，ソルミラン®）
適応	慢性動脈閉塞症に伴う潰瘍，疼痛および冷感などの虚血性諸症状の改善　高脂血症
用法・用量	慢性動脈閉塞症：1回 600 mg　1日 3回 高脂血症：1回 900 mg 1日 2回　または 1回 600 mg 1日 3回
副作用	悪心嘔吐　腹部不快感：食直後の服用で軽減する　肝機能障害　出血傾向

●文献●

1) Money SR, et al. Effect of cilostazol on walking distances in patients with intermittent claudication caused by peripheral vascular disease. J Vasc Surg. 1998; 27: 267-74; discussion 274-5.
2) Regensteiner JG, et al. Effect of cilostazol on treadmill walking, community-based walking ability, and health-related quality of life in patients with intermittent claudication due to peripheral arterial disease: meta-analysis of six randomized controlled trials. J Am Geriatr Soc. 2002; 50: 1939-46.
3) Hiatt WR, et al. Long-term safety of cilostazol in patients with peripheral artery disease: The CASTLE study (Cilostazol: A Study in Long-term Effects). J Vasc Surg. 2008; 47: 330-6.

4) Reiter M, et al. Prostanoids in the treatment of intermittent claudication--a meta-analysis. Vasa. 2002; 31: 219-24.
5) Bliss BP, et al. Treatment of limb threatening ischaemia with intravenous iloprost: a randomised double-blind placebo controlled study. Eur J Vasc Surg. 1991; 5: 511-6.
6) Mondillo S, et al. Effects of simvastatin on walking performance and symptoms of intermittent claudication in hypercholesterolemic patients with peripheral vascular disease. Am J Med. 2003; 114: 359-64.
7) Mohler ER 3rd, et al. Cholesterol reduction with atorvastatin improves walking distance in patients with peripheral arterial disease. Circulation. 2003; 108: 1481-6.

〈佐賀俊介, 福原　怜〉

Note

JCOPY 498-13430

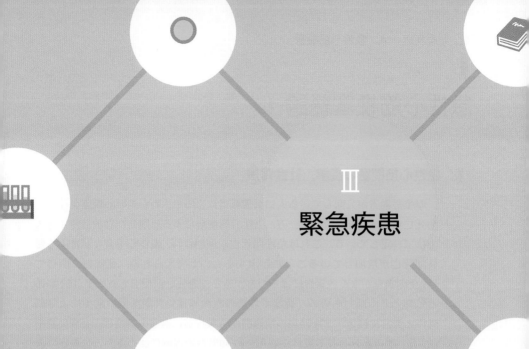

Ⅲ
緊急疾患

1

急性心筋梗塞総論

1. 急性心筋梗塞の疫学，社会背景

　　厚生労働省が公開している人口動態統計によると，わが国の心疾患全体の年間死亡者数は増加している一方，急性心筋梗塞による年間死亡者数は約 4 万人でほぼ一定している．これは急性期死亡が抑制され，慢性心不全などによる慢性期死亡が増加していることに起因するものと考えられる．発症数に関しては，全国調査がなく各報告にばらつきがある．急性心筋梗塞の致死率は約 40％と依然として高いものの，病院受診後の救命率は急性期医療の進歩により約 90％と非常に高い．また発症の数週間から数日前に胸痛や胸焼け，ときに腕や肩，歯，顎の痛みとして現れる前兆を約 50％もの症例に認める．この事実により，日本循環器学会は心筋梗塞の「半減」を目指して，国立病院機構大阪医療センターの上田恭敬医師を中心に 2016 年 4 月より「STOP MI キャンペーン」に取り組んでいる．

　　米国心臓病学会および米国心臓協会の 2007 年の第三次定義[1]において，急性心筋梗塞 acute myocardial infarction（AMI）は心筋虚血の存在を示唆する胸部症状もしくは心電図変化，画像所見のいずれか 1 つに加えて，心筋トロポニンの一過性上昇を認めることが必須である（表 1）．また急性冠症候群 acute coronary syndrome（ACS）とは，急性の冠動脈の血流不全により生じる不安定狭心

表 1　急性心筋梗塞の定義

必須項目
心筋トロポニンが 99 パーセンタイル以上の高値を示し，上昇/下降の変化を示すこと．
上記に加え，以下のうち少なくとも 1 つを満たすこと．
・心筋虚血を示唆する症状 ・新規の ST-T 変化もしくは左脚ブロック ・新規の異常 Q 波 ・新規の生存心筋の喪失もしくは局所的壁運動異常 ・冠動脈造影もしくは剖検により同定された冠動脈内血栓

症 unstable angina（UA）や AMI，心臓突然死の総称である．治療方針を決定する上では，ACS は ST 上昇型心筋梗塞 ST elevation myocardial infarction（STEMI）と非 ST 上昇型急性冠症候群 non-ST elevation acute coronary syndrome（NSTE-ACS）に分類することが有用であり，以下にそれぞれの投薬の組み立て方を述べる．NSTE-ACS には非 ST 上昇型心筋梗塞 non-ST elevation myocardial infarction（NSTEMI）と UA が含まれ，患者の高齢化や背景疾患の複雑化，心筋トロポニン測定技術の進化などにより NSTE-ACS の症例が増加している．

▶ AMI の致死率は高いが，病院受診後の救命率は非常に高い．約半数に認める前兆の時点での治療介入が重要である．
▶ AMI の診断には心筋トロポニンの一過性上昇が必須である．
▶ 治療方針は STEMI と NSTE-ACS に分類して考える．

2. STEMI における投薬の組み立て方

STEMI においては，発症早期に再灌流療法〔直接的経皮的冠動脈形成術 primary percutaneous intervention（primary PCI）もしくは血栓溶解療法〕を施行することが予後を改善する確立された治療方法であり[2,3]，救急隊接触あるいは来院 first medical contact（FMC）から 90 分以内に再灌流を得ることが目標となる．わが国では諸外国と比較して PCI 可能な施設が多く，発症から 12 時間以内に来院した場合は primary PCI が選択されることが通常であり，血栓溶解療法が選択される状況は以下のような場合などに限定される．発症から 3 時間以内に PCI 不可能な施設や PCI 可能な施設であっても心臓カテーテル室が使用中に来院し，病院間搬送の時間を考慮すると FMC-to-device time≦90 分が達成できない場合である．血栓溶解剤としては，引き続いて PCI を施行することを考慮し，モンテプラーゼ（クリアクター®）を半量投与（13,750 単位/kg を静脈投与）するのが一般的である．血栓溶解療法が成功した場合も，24 時間以内に冠動脈造影 coronary angiography（CAG）を施行し，必要があれば PCI を追加する必要がある．

来院後の標準的初期治療としては，酸素投与に加え，硝酸薬および鎮痛薬，抗血小板薬の投薬が必要である（図 1）．詳細は各論で述べるが，硝酸薬は禁忌がないことを確認した上，心筋虚血による胸痛の改善や血圧コントロール，肺

図1 STEMI に対する投薬の考え方

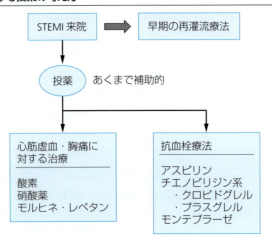

うっ血の改善を目的として舌下錠またはスプレー製剤の舌下投与を行う. 硝酸薬の使用後にも胸痛が残存する場合には，鎮痛薬の使用を検討する. 鎮痛薬としてはモルヒネの静脈投与が推奨されるが，麻薬であり投与までに時間を要する場合が多い. 代替薬としてはブプレノルフィン（レペタン®）があるが，呼吸抑制に注意を要する. PCI を行うことが決定した際には，抗血小板薬としてアスピリンとチエノピリジン系の 2 剤を投与する dual anti-platelet therapy（DAPT）. アスピリンは吸収を早めるために咀嚼内服させ，チエノピリジン系はクロピドグレルもしくはプラスグレルの初期用量を内服させるが，重症 3 枝病変や急性大動脈解離を合併した STEMI などで緊急の開胸術を必要とする場合，止血困難となる可能性があるため，専門医と相談した上で内服させることが望ましい. 当院では初療の時点では内服させず，CAG を施行し primary PCI の方針が決定した後に 2 剤を内服させている. アスピリンとしてはバイアスピリン®が腸溶剤であることを考慮して，バファリン配合錠 A330mg®を咀嚼内服，加えてエフィエント 20 mg®を初期用量として内服させている.

> ▶ STEMI においては可及的早期に再灌流療法を施行することが予後改善に重要である.
> ▶ FMC-to-device time≦90 分が目標であり, 投薬で再灌流までの時間を遅らせてはいけない.
> ▶ 硝酸薬や鎮痛薬, 抗血小板薬の投与を行うが, 禁忌や投与のタイミングに注意を要する.

3. NSTE-ACS における投薬の組み立て方

　NSTE-ACS には多様な病態が含まれており, 症例毎にリスクを層別化し, 治療方針を決定することが重要である. 予後予測のリスクスコアとしては TIMI および GRACE, PURSUIT の 3 つが代表的であるが, 初療で使用しやすい簡便なものは TIMI リスクスコア (表2) である. スコアが高いほど 14 日間の心事故発生率が高く, Intermediate～High risk (TIMI リスクスコア≧3) では来院後 24 時間以内の早期侵襲的加療が心事故 (死亡または非致死性心筋梗塞, ACS による再入院) を減少させる[4]. 早期侵襲的加療とは, 禁忌症例以外はルーチンで CAG を実施し, 適応があれば血行再建を施行する戦略である. 一方で保存的加療とは, 治療抵抗性や症状再燃, 血行動態不安定などを認めない限りは侵襲的加療を回避し, 保存的な治療を優先する戦略である.

　来院後の初期治療の目標は心筋虚血の改善と STEMI への移行を予防することである. そのための投薬として, 前者には抗狭心症薬である硝酸薬や β 遮断薬, Ca 拮抗薬などを用い, 後者には抗血小板薬や抗凝固療法を用いる (図2). 詳細は各論で述べるが, 硝酸薬は STEMI と同様, 心筋虚血による胸痛の改善などを目的として舌下錠またはスプレー製剤の舌下投与を行う. それでも症状の寛解が得られなければ, 24 時間以内で静脈投与を行う. 24 時間以上の持続投与は耐性出現が問題となるため, 漫然とした投与は推奨されない. β 遮断薬は β_1 受容体を遮断することで心筋酸素需要を減少させ, 心筋虚血を改善させる. 禁忌のない症例では, 可及的早期に経口投与を開始する. CRUSADE レジストリでは, NSTEMI 症例に β 遮断薬を投与した群で 34％の死亡率の低下を認めている[5]. Ca 拮抗薬は, 冠攣縮の関与を疑う症例に用いる. また硝酸薬と β 遮断薬が禁忌, または十分量投与しているにも関わらず心筋虚血が持続する場合, 非ジヒドロピリジン系 Ca 拮抗薬 (ベラパミルやジルチアゼム) を投与す

表2　TIMI リスクスコア

TIMI リスクスコア（0〜7）	
年齢（65 歳以上）	1
3 つ以上の冠危険因子（家族歴，高血圧症，糖尿病，喫煙）	1
既知の 50%以上の冠動脈狭窄	1
心電図における 0.5 mm 以上の ST 変化	1
24 時間以内に 2 回以上の狭心症発作	1
7 日間以内のアスピリンの服用	1
心筋逸脱酵素の上昇	1

TIMI リスクスコア	14 日間の全死亡，心筋梗塞の新規発症もしくは再発，緊急血行再建を要する重度の繰り返す虚血発作の頻度
0〜1	4.7%
2	8.3%
3	13.2%
4	19.9%
5	26.2%
6〜7	40.9%

TIMI リスクスコア	リスク分類	治療方針
0〜2	Low	保存的加療
3，4	Intermediate	早期侵襲的加療
5〜7	High	（24 時間以内に冠動脈造影/血行再建）

る．一方で短時間作用型のジヒドロピリジン系 Ca 拮抗薬（ニフェジピンなど）は β 遮断薬の非投与下では心筋虚血を増悪させ，心事故が増加することが報告されているため，使用を避ける．抗血小板薬としてはアスピリン 162〜325 mg を初期用量として速やかに咀嚼内服させ，81〜162 mg を維持用量として継続する．NSTE-ACS では CAG の結果，多枝病変で緊急冠動脈バイパス術を要する可能性が十分にあることから，チエノピリジン系の投与については STEMI の場合よりもさらに慎重になる必要がある．抗凝固薬については，アスピリン投与下でのヘパリンの静脈内投与が推奨され，UA 症例では心筋梗塞および死亡を 33%減少させる[6]．

図2 NSTE-ACS に対する投薬の考え方

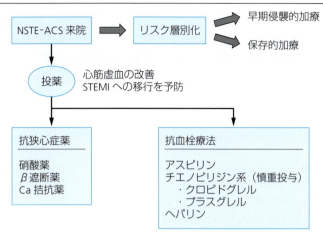

表3 ACS 患者に用いられる代表的な基本薬を使用する意味と副作用

使用する意味	薬剤の種類	注意すべき副作用
心筋虚血の改善	硝酸薬	血圧低下 (特に右室梗塞や重症大動脈弁狭窄症の症例)
同上	β遮断薬	心不全増悪 高度徐脈 気管支喘息増悪
鎮痛	モルヒネ, レペタン	呼吸抑制
抗血小板作用	アスピリン チエノピリジン系	出血
抗凝固作用	ヘパリン	出血, 血小板減少
血栓溶解作用	モンテプラーゼ	出血

▶ NSTE-ACS には多様な病態が含まれており，リスクの層別化が必要である.

▶ TIMI リスクスコアが有用であり，3 点以上では来院後 24 時間以内の早期侵襲的戦略が心事故を減少させる.

▶ 抗狭心症薬（硝酸薬や β 遮断薬，非ジヒロドピリジン系 Ca 拮抗薬）や抗血栓薬（抗血小板薬および抗凝固薬）を投与する.

●参考文献●

1) Thygesen K, et al. Third universal definition of myocardial infarction. J Am Coll Cardiol. 2012; 60: 1581-98.

2) De Luca G, et al. Time delay to treatment and mortality in primary angioplasty for acute myocardial infarction: every minute of delay counts. Circulation. 2004; 109: 1223-5.

3) Shiomi H, et al. Association of onset to balloon and door to balloon time with long term clinical outcome in patients with ST elevation acute myocardial infarction having primary percutaneous coronary intervention: observational study. BMJ. 2012; 344: e3257.

4) Cannon CP, et al. Comparison of early invasive and conservative strategies in patients with unstable coronary syndromes treated with the glycoprotein IIb/IIIa inhibitor tirofiban. N Engl J Med. 2001; 344: 1879-87.

5) Miller CD, et al. Impact of acute beta-blocker therapy for patients with non-ST-segment elevation myocardial infarction. Am J Med. 2007; 120: 685-92.

6) Oler A, et al. Adding heparin to aspirin reduces the incidence of myocardial infarction and death in patients with unstable angina. A meta-analysis. JAMA. 1996; 276: 811-5.

〈西本裕二〉

Note

JCOPY 498-13430

2

ヘパリン，抗血小板薬，硝酸薬

....

1. ヘパリン

機序に関する基礎知識

　わが国において急性冠症候群 acute coronary syndrome（ACS）に適応のある抗凝固薬は未分画ヘパリン unfractionated heparin（UFH）のみである．UFH はアンチトロンビンⅢと結合して主にトロンビン（第Ⅱa因子）と第Ⅹa因子を不活化することで抗凝固作用を発揮する．これらに加えて血漿蛋白質や内皮細胞，マクロファージなどにも結合するため，効果に個人差が大きく，後述するように活性化部分トロンボプラスチン時間 activated partial thromboplastin time（APTT）や活性化全血凝固時間 activated clotting time（ACT）でモニタリングする必要がある．一方，欧米では ACS に対しても使用されている低分子ヘパリン low molecular weight heparin（LMWH）はアンチトロンビンⅢと結合してより選択的に第Ⅹa因子を不活化するため，効果が安定しモニタリングを必要としない．

▶ わが国で ACS に対して使用できる抗凝固薬は未分画ヘパリンのみである．
▶ 未分画ヘパリンは効果に個人差が大きいため，APTT や ACT によるモニタリングを必要とする．

投薬根拠となる代表的臨床試験（表1）

　過去の大規模臨床試験の対象疾患に合わせるため，以下 ACS は急性心筋梗塞と不安定狭心症に分類して述べる．
　急性心筋梗塞に関しては，ヘパリンが有効であることを示した大規模臨床試

表1 未分画ヘパリンの臨床試験

	対象患者	結果
急性心筋梗塞に対するヘパリン	HEAP pilot study 急性心筋梗塞患者 108 例	発症 2 時間以内にヘパリン投与した群で TIMI flow≧2（64% vs 40%, p＝0.02）
不安定狭心症に対するヘパリン	ATACS 安静時不安定狭心症または非 Q 波梗塞患者 214 例	アスピリン単独投与群と比べてアスピリン＋ヘパリン併用療法群で虚血イベント減少（27% vs 10.5%, p＝0.004）

験の多くは，再灌流療法が施行される以前のものである．特に発症 2 時間以内にヘパリンを投与した症例では，初回造影で TIMI 血流分類 2 以上の血流が得られていることが多いと報告されている[1]．

一方，不安定狭心症に関しては，アスピリンとヘパリンの併用療法が心筋梗塞と死亡を減少させると報告されている[2]．

 ## 副作用と処方のポイント

ヘパリンの主要な副作用は出血である．ヘパリンは前述のように抗凝固作用の個人差が大きく，頻回の血液検査を行い，APTT を正常の 1.5～2.0 倍（50～70 秒）に維持する必要がある．初期投与量として 60 単位/kg（最大 4,000 単位）をボーラス静注し，維持量としては 12 単位/kg/時（最大 1,000 単位/時）を持続投与する[3]．直接的経皮的冠動脈形成術 primary percutaneous intervention（primary PCI）を施行する場合のヘパリン投与量は，米国心臓病学会および米国心臓協会 2009 年のガイドラインによると 70～100 単位/kg をボーラス静注し，ACT を 250 秒以上に維持することが推奨されている．

頻度は約 3％と少ないが，重大な副作用としてヘパリン起因性血小板減少症 heparin-induced thrombocytopenia（HIT）があり，血小板数が 10 万以下になった場合は注意を要する．非免疫機序で発症する I 型と，自己抗体による免疫機序で発症する II 型に分類される．前者はヘパリン投与 2～3 日後に発症するが，血小板の減少は軽度（10～20％）で，ヘパリン継続下でも自然に回復する．そのため，臨床的に問題となるのは後者である．ヘパリン投与 5～14 日後に HIT 抗体（主にヘパリン・PF4 複合体抗体）を獲得した患者に対して，ヘパリンを再投与した際に急激に発症し，重篤な動静脈血栓症を併発する可能性がある．そのため，速やかなヘパリン中止とアルガトロバンによる代替抗凝固療法

が必要である.

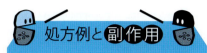

抗凝固薬	ヘパリン（ヘパリンナトリウム®, ヘパフラッシュ®など）
適　応	血栓塞栓症など
用法・用量	初期投与量：60 単位/kg（最大 4,000 単位）をボーラス静注 維持量：12 単位/kg/時（最大 1,000 単位/時）を持続投与
副作用	出血，HIT など
注　意	効果に個人差が大きいため，APTT を正常の 1.5〜2.0 倍 （50〜70 秒）に維持する

▶ 血小板数が 10 万以下になった場合には HIT を念頭におく必要がある.

▶ HIT を疑った場合は，速やかなヘパリン中止とアルガトロバンによる代替抗凝固療法を行う.

2. 抗血小板薬

機序に関する基礎知識

　現在わが国で ACS に対して使用されている抗血小板薬としては，シクロオキシゲナーゼ cyclooxygenase（COX）-1 阻害薬であるアスピリン，$P2Y_{12}$ 受容体拮抗薬であるチエノピリジン系（クロピドグレルおよびプラスグレル）がある.ACS に対してはステント留置の有無に関わらず，アスピリンとチエノピリジン系の併用投与が推奨されている.

　アスピリンは COX-1 を阻害し，トロンボキサン thromboxane（TX）A_2 の合成を抑制することで，血小板凝集を抑制する.162〜325 mg のアスピリンを咀嚼内服することで速やかにほぼ完全に TXA_2 の合成が阻害される.

チエノピリジン系はアデノシン二リン酸 adenosine diphosphate（ADP）と P2Y$_{12}$受容体との結合を妨げ，これまで抑制されていたアデニル酸シクラーゼが活性化されることで，アデノシン三リン酸 adenosine triphosphate（ATP）からの環状アデノシン一リン酸 cyclic adenosine monophosphate（cAMP）の合成が増加し，血小板内の Ca^{2+}の濃度が低下し，血小板の凝集が抑制される．クロピドグレルはプロドラッグであり，肝臓において代謝酵素であるチトクローム P450 2C19（CYP2C19）により2段階の代謝を受けて活性体に変換される．

　CYP2C19 の代謝能力が低い遺伝子多型 poor metabolizer（PM）が，わが国では20％と多く[4]，PM 群では心血管イベントの発生率が高いことが報告されている[5]．プラスグレルもプロドラッグであるが，複数の CYP で活性化されるため CYP2C19 の遺伝子多型による血小板凝集能への影響が少ない．また代謝は1段階のみで，クロピドグレルと比較して作用発現も早いため，ACS に対して使用することは理にかなっている．

▶ ACS に対してはアスピリンとチエノピリジン系を併用投与する．
▶ わが国ではクロピドグレル耐性が多く，また作用発現時間も考慮して ACS に対してはプラスグレルが使用されることが多い．

投薬根拠となる代表的臨床試験（表2）

　急性心筋梗塞に関しては，アスピリンを早期に投与することで単独でも再梗塞や死亡を減少させることが報告されている[6,7]．またクロピドグレルをアスピリンおよび血栓溶解療法に上乗せ投与することで，梗塞責任血管の再閉塞を低下させ，大出血の合併は増加させないことが報告されている[8,9]．プラスグレルの ST 上昇型心筋梗塞に対する大規模臨床試験は施行されていない．

　一方，不安定狭心症に関しては，アスピリンは心筋梗塞の発生率や死亡率を低下させることが報告されている[10]．クロピドグレルはアスピリンに上乗せすることで心血管死および致死性心筋梗塞，脳卒中からなる複合エンドポイントを改善させるが，有意に大出血の発生率が増加することが報告されている[11]．プラスグレルでは PCI 予定の ACS 患者でのみ，クロピドグレルと比較して心血管死および致死性心筋梗塞，脳卒中からなる複合エンドポイントを改善するが，有意に出血性合併症が増加することが報告されている[12]．

JCOPY 498-13430

表 2　抗血小板薬の臨床試験

急性心筋梗塞	対象患者	結果
アスピリン	ISIS-2 急性心筋梗塞の疑いのある 17,187 例	早期投与で 5 週間の血管性死亡を有意に減少（プラセボ群と比較してオッズ比 23%低下）
クロピドグレル	CLARITY-TIMI28 ST 上昇型心筋梗塞 3,491 例	アスピリンおよび血栓溶解療法へのクロピドグレルの上乗せで，一時エンドポイント（梗塞責任動脈の再閉塞＋造影前の全死亡/心筋梗塞再発）を有意に改善（オッズ比 36%低下）

不安定狭心症	対象患者	結果
アスピリン	RISC 不安定狭心症または非 Q 波梗塞 796 例	心筋梗塞および死亡，冠動脈造影の必要性からなる複合イベントが減少（1 年後相対リスク 0.65, p＜0.0001）
クロピドグレル	CURE ST 上昇を伴わない急性冠症候群 12,562 例	心血管死および致死性心筋梗塞，脳卒中からなる一次エンドポイントの発生がアスピリン単剤と比較して減少（相対リスク 0.80, p＜0.001）
プラスグレル	TRITON-TIMI 38 PCI 施行予定の中～高リスク急性冠症候群 13,608 例	心血管死および致死性心筋梗塞，脳卒中からなる一次エンドポイントの発生がクロピドグレルと比較して減少（ハザード比 0.81, p＜0.001）

副作用と処方のポイント

　抗血小板薬に共通する副作用としては出血があるが，各薬剤に固有の重大な副作用と処方のポイントを以下に述べる．

　アスピリンの重大な副作用としては消化性潰瘍やアレルギーがあり，活動性の消化性潰瘍やアスピリン喘息の既往のある患者では禁忌である．特に消化性潰瘍の既往がある場合や高リスクの高齢者ではプロトポンプ阻害薬 proton pump inhibitor（PPI）を併用することが望ましい．ACS に対しては，アスピリン 162～325 mg（バファリン® 81 mg 2～4 錠またはバイアスピリン® 100 mg 2～3 錠）を咀嚼内服させ，アスピリン 81～162 mg/日で継続内服させる．

　チクロピジンの白血球減少や肝機能障害などの副作用を回避すべく，クロピドグレルが使用されるようになったが，少数例ながらも肝機能障害や皮疹，血

栓性血小板減少性紫斑病を生じることもあるため注意を要する．また副作用ではないが，前述のように遺伝子多型により反応性に個人差があることにも留意する必要がある．ACS に対しては 300 mg を初期用量として内服させるが，最大効果発現までに約 6 時間かかる．維持用量としては 75 mg/日を内服させる．

　プラスグレルは遺伝子多型による影響は少ないが，クロピドグレルと比較して出血性合併症が多いことが報告されている．ACS に対しては 20 mg を初期用量として内服させる．30 分以内に効果が出現し，最大効果発現までも約 2 時間と即効性がある．維持用量としては 3.75 mg/日を内服させる．

　2 剤併用抗血小板療法 dual anti-platelet therapy（DAPT）はアスピリンおよびチエノピリジン系 1 剤の併用内服のことを意味する．シロスタゾールは pri-

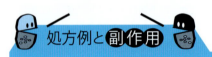

処方例と副作用

抗血小板薬	**アスピリン（バファリン®，バイアスピリン®）**	
適　応	虚血性心疾患，虚血性脳血管障害，川崎病など	
用法・用量	初期投与量：162〜325 mg を咀嚼内服	
	維持量：81〜162 mg/日内服	
副作用	出血，消化性潰瘍，アレルギー	
注　意	特に消化性潰瘍の既往がある場合や高リスクの高齢者ではプロトンポンプ阻害薬を併用することが望ましい	
抗血小板薬	**クロピドグレル（プラビックス®）**	
適　応	虚血性心疾患，末梢動脈疾患，虚血性脳血管障害	
用法・用量	初期投与量：300 mg を内服	
	維持量：75 mg/日内服	
副作用	出血，肝機能障害，皮疹など	
注　意	遺伝子多型により効果に個人差がある	
抗血小板薬	**プラスグレル（エフィエント®）**	
適　応	虚血性心疾患	
用法・用量	初期投与量：20 mg を内服	
	維持量：3.75 mg を内服	
副作用	出血	
注　意	出血性合併症が多いため，観血的処置には注意を要する	

mary PCI を受けた症例ではチクロピジンと同様の有用性が示されているが，ステント留置後の検討ではステント血栓症がチクロピジンに比べて多かった．また DAPT では PPI の投与が推奨されている．H$_2$受容体拮抗薬はアスピリン単剤においては効果を発揮するが，DAPT においては明らかではない．

▶ アスピリンは活動性の消化管潰瘍やアスピリン喘息の症例では投与禁忌である．
▶ DAPT はアスピリンとチエノピリジン系の併用療法のことであり，PPI の投与が推奨されている．

3. 硝酸薬

機序に関する基礎知識

硝酸薬は冠動脈を直接的に拡張することで虚血心筋への血流を増加させ，虚血による胸痛を改善する．加えて，末梢の動静脈の拡張作用もあり，末梢動脈の拡張は血圧を低下させ，後負荷を軽減することで心筋酸素需要を減少させる．また末梢静脈の拡張は静脈還流量を減少させ，前負荷を軽減することで肺うっ血を軽減する．下記に記載する禁忌事項がなければ，ACS に対しては積極的な投与が推奨されているが，作用機序からは心不全合併例に対しては必ず投与すべきである．

▶ 冠動脈および末梢動静脈の拡張作用により，虚血による胸部症状や心不全症状を改善させる．
▶ 禁忌事項がなければ，ACS（特に心不全合併例）に対して積極的に投与する．

投薬根拠となる代表的臨床試験 （表3）

　ACS に対するエビデンスは少ないが，再灌流療法が施行される以前の臨床試験では静脈内投与による梗塞サイズの縮小が示されている[13]．大規模臨床試験としては，経皮吸収製剤を用いた GISSI-3[14]と経口薬を用いた ISIS-4[15]の 2 つがあるのみだが，両者ともに死亡率の有意な改善は認めていない．

表3　硝酸薬の臨床試験

	対象患者	結果
急性心筋梗塞発症後 24 時間以内に対する硝酸薬	GISSI-3 急性心筋梗塞患者 18,895 例	硝酸薬単独群では心血管イベントを抑制せず（ACE 阻害薬リシノプリルで総死亡率を改善，オッズ比 0.91）
同上	ISIS-4 急性心筋梗塞患者 58,050 例	硝酸薬単独群では 5 週間後の死亡率を改善せず（ACE 阻害薬カプトプリルでプラセボと比較して 7%の死亡率改善）

副作用と処方のポイント

　硝酸薬の主要な副作用は過度な血圧低下であり，投与する前に問診や理学的所見により表4 に示す禁忌事項がないか確認する必要がある．その他の副作用に頭痛があるが，継続すれば起こらなくなる．

　硝酸薬の投与方法は，虚血による胸痛がある場合に舌下錠 0.3 mg またはスプレー 1 回 1 噴霧を舌下に投与，3～5 分ごとに計 3 回まで行う．口腔内投与では吸収がやや遅れる．胸痛が持続する症例や高血圧や心不全合併例では引き続き静脈投与を行うが，24 時間以上の持続投与では耐性が出現するため，長期に必要な場合は経口薬や経皮吸収製剤へ切り替える必要がある．

▶ 過度の血圧低下や眼圧上昇，脳圧上昇の可能性があり，禁忌事項を確認して使用する．

表4　硝酸薬の禁忌事項

	禁忌症例	理由
1	低血圧（収縮期血圧＜90 mmHg，または通常より30 mmHg低下）	さらに血圧を低下させる可能性あり
2	閉塞隅角緑内障	眼圧を上昇させる可能性あり
3	頭部外傷，脳出血	頭部内圧を上昇させる可能性あり
4	高度貧血	血圧低下により貧血症状を悪化させる可能性あり
5	硝酸・亜硝酸エステル系薬剤に過敏症の既往	アナフィラキシーが生じる可能性あり
6	ホスホジエステラーゼ5阻害薬（シルデナフィルまたはタダラフィル），可溶性グアニル酸シクラーゼ刺激薬（リオシグアト）を内服中	降圧作用が増強され，過度に血圧を低下させる可能性あり
7	右室梗塞	過度に血圧を低下させる可能性あり
8	重症大動脈弁狭窄症，閉塞型肥大型心筋症	過度に血圧を低下させる可能性あり

添付文章の記載は1〜6までだが，7および8も臨床的には禁忌と考える．

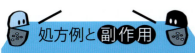
処方例と副作用

硝酸薬	**ニトログリセリン（ミリスロール®など）**
適　応	狭心症，心筋梗塞，急性心不全など
用法・用量	舌下錠0.3 mgまたはスプレー1回1噴霧を舌下に投与 3〜5分ごとに計3回まで行う
副作用	低血圧，頭痛など
注　意	低血圧や右室梗塞，重症大動脈弁狭窄症などの症例には使用しない
硝酸薬	**硝酸イソソルビド（ニトロール®など）**
適　応	狭心症，心筋梗塞，急性心不全など
用法・用量	1回5〜10 mg経口またはスプレー1回1噴霧を口腔内噴霧 効果不良のときは1回のみ追加噴霧
副作用	低血圧，頭痛など
注　意	低血圧や右室梗塞，重症大動脈弁狭窄症などの症例には使用しない

●文献●

1） Verheugt FW, et al. High dose bolus heparin as initial therapy before primary angioplasty for acute myocardial infarction: results of the Heparin in Early Patency (HEAP) pilot study. J Am Coll Cardiol. 1998; 31: 289-93.

2） Cohen M, et al and the antithrombotic therapy in acute coronary syndromes research group. Combination antithrombotic therapy in unstable rest angina and non-Q-wave infarction in nonprior aspirin users; primary end points analysis from the ATACS trial. Circulation. 1994; 89: 81-8.

3） 循環器疾患における抗凝固・抗血小板療法に関するガイドライン（2009年改訂版）.

4） Desta Z, et al. Clinical significance of the cytochrome P 450 2 C 19 genetic polymorphism. Clin Pharmacokinet. 2002; 41: 913-58.

5） Simon T, et al. Genetic determinants of response to clopidogrel and cardiovascular events. N Engl J Med. 2009; 360: 363-75.

6） Randomised trial of intravenous streptokinase, oral aspirin, both, or neither among 17,187 cases of suspected acute myocardial infarction: ISIS-2. ISIS-2 (Second International Study of Infarct Survival) Collaborative Group. Lancet. 1988; 2: 349-60.

7） Freimark D, et al. Timing of aspirin administration as a determinant of survival of patients with acute myocardial infarction treated with thrombolysis. Am J Cardiol. 2002; 89: 381-5.

8） Sabatine MS, et al for the CLARITY-TIMI 28 investigators: Addition of clopidogrel to aspirin and fibrinolytic therapy for myocardial infarction with ST-segment elevation. N Engl J Med. 2005; 352: 1179-89.

9） Chen ZM, et al for the COMMIT (clopidogrel and metoprolol in myocardial infarction trial) collaborative group. Addition of clopidogrel to aspirin in 45,852 patients with acute myocardial infarction; randomised placebo-controlled trial. Lancet. 2005; 366: 1607-21.

10） Wallentin LC and the research group on instability in coronary artery disease in southeast Sweden. Aspirin (75 mg/day) after an episode of unstable coronary artery disease; long-term effects on the risk for myocardial infarction, occurrence of severe angina and the need for revascularization. J Am Coll Cardiol. 1991; 18: 1587-93.

11） The clopidogrel in unstable angina to prevent recurrent events trial investigators. Effects of clopidogrel in addition to aspirin in patients with acute coronary syndromes without ST-segment elevation. N Engl J Med. 2001; 345: 494-502.

12） Wiviott SD, et al for the TRITON-TIMI 38 investigators. Prasugrel versus clopidogrel in patients with acute coronary syndromes. N Engl J Med. 2007; 357: 2001-15.

13） Bussmann WD, et al. Reduction of CK and CK-MB indexes of infarct size by intravenous nitroglycerin. Circulation. 1981; 63: 615-22.

14） GISSI-3: effects of lisinopril and transdermal glyceryl trinitrate singly and together on 6-week mortality and ventricular function after acute myocardial infarction. Gruppo Italiano per lo Studio della Sopravvivenza nell' infarto Miocardico. Lancet. 1994; 343: 1115-22.

15） ISIS-4: a randomised factorial trial assessing early oral captopril, oral mononitrate, and

JCOPY 498-13430

intravenous magnesium sulphate in 58,050 patients with suspected acute myocardial infarction. ISIS-4 (Fourth International Study of Infarct Survival) Collaborative Group. Lancet. 1995; 345: 669-85.

〈西本裕二〉

Note

1

急性心不全総論

1．急性心不全 ファーストタッチ

　　慢性心不全における薬剤治療の進歩に比して，急性心不全の治療選択は十分なエビデンスがあるとは決していえない．急性心不全は，救急科医師や当直中のレジデント，循環器内科医のみならず病棟や一般外来でも経験する病態である．「早期の」病態改善が患者の予後改善に役立つ[1]．急性心不全は，新規発症もしくは慢性心不全の増悪で起こる．原因として，心臓に主たる原因があるもの，急性心筋梗塞や急性の弁逆流，心筋炎や心タンポナーデなどと，慢性心不全が何らかの要因で悪化したもの，感染症特に肺炎，コントロールされていない高血圧，調律の異常，怠薬などに分けられる（表 1）[2]．急性心不全の大きな 2 つの治療目標は，「短期予後の改善」と「症状と症候の改善」であり，相互に密接にリンクしている．この総論では，診断治療の流れに沿った形で急性心不全治療を概説する．

表 1 心不全を引き起こす因子

急性冠症候群
頻脈（心房細動，心室頻拍）
血圧の過度の上昇
感染（特に肺炎，感染性心内膜炎，敗血症）
塩分・水分摂取を遵守できない・薬剤内服の遵守ができない
徐脈
アルコール
NSAIDs，ステロイド，陰性変力作用のある薬剤，心毒性のある抗がん薬
COPD の悪化
肺塞栓症
手術および周術期の合併症
交感神経系の過剰興奮，タコツボ心筋症
甲状腺の異常，糖尿病性ケトアシドーシス，副腎不全，周産期心筋症
脳血管障害
急性機械的合併症（急性心筋梗塞に伴う自由壁破裂，中隔穿孔），急性の僧帽弁閉鎖不全，胸部外傷，急性大動脈解離に伴う合併症

　まず，ファーストタッチで重要な 2 つのことは，ショックを呈しているか否か，次に呼吸不全はあるかである．10％弱の患者は，収縮期血圧 90 mmHg 未満の低血圧および低灌流を認め予後不良であるが，このような患者に強心薬をはじめとする薬剤的補助，および反応不良なら機械的補助を要する．次に，呼吸不全を合併しているかであるが，SpO_2 ＜90％は動脈血ガスで PaO_2 ＜60 mmHg であれば，酸素投与が必要で呼吸回数が多い・困難感が強い患者には陽圧換気（NIPPV）をできるだけ早く始めることが気管内挿管の回避率を高める．しかし，PaO_2 ＜60 mmHg が持続し，$PaCO_2$ ＞50 mmHg やアシドーシス（pH 7.35）を認める場合，NIPPV では維持が困難であり気管内挿管が推奨される．これらの患者は，集中治療室での管理が望まれる．

▶ 急性心不全の治療は一刻を争う，急性心筋梗塞と同じと考える．
▶ そのために，ショックと呼吸不全の有無をまず評価する．

2. 次の評価

　次に，特定の治療が効を奏する急性期疾患がある場合は，その特定の治療へと動かなければならないため，それらの原因疾患を検索する．次の CHAMP を意識すると網羅的である．

- C： Coronary　急性冠症候群＞すぐ循環器医を呼んでカテーテル治療
- H： Hypertension　高血圧　CS1/2　血管拡張薬，特に硝酸薬の舌下投与が即効性がある
- A： Arrhythmia　徐脈や頻脈，心房細動や心室性不整脈の有無
- M： acute Mechanical cause　心破裂，急性僧帽弁閉鎖不全（IE や虚血性乳頭筋不全）・外傷
- P： Pulmonary embolism　急性の右心不全

　上記疾患には，病歴聴取，身体診察と検査が必要であるが，鑑別疾患が念頭にあると漏れなく検索しうる（図 1）．

図1 急性心不全の治療の基本

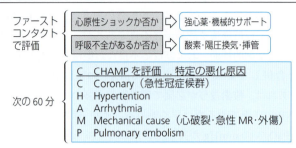

ファースト コンタクト で評価	心原性ショックか否か ⇨	強心薬・機械的サポート
	呼吸不全があるか否か ⇨	酸素・陽圧換気・挿管

次の60分
C　CHAMP を評価 … 特定の悪化原因
C　Coronary（急性冠症候群）
H　Hypertention
A　Arrhythmia
M　Mechanical cause（心破裂・急性 MR・外傷）
P　Pulmonary embolism

> **ここが知りたい**
>
> ▶ 次の治療ステップとして，特定の悪化因子および悪化に関わる因子を検索する．

3. 診断と評価

　上述の1から2と並行して，診断を進めていかなければならない．症状の聴取，既往歴の聴取，心臓もしくは非心臓の心不全増悪因子の検索，身体診察・X線・心電図・心エコー・バイオマーカーを含む採血などである．

　血行動態に基づく分類としてはスワン-ガンツカテーテールによる血行動態指標をもとにした Forrester 分類が有名であったが，外来ベース・非専門医ベースでも判別できる症状と症候をもとにした Nohria の分類が用いられる（図2）[3]．

図2 Forrester 分類と Nohria 分類

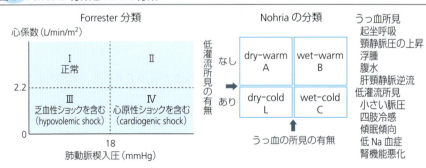

Forrester 分類

心係数（L/min/m²）

	I 正常	II
2.2	III 乏血性ショックを含む（hypovolemic shock）	IV 心原性ショックを含む（cardiogenic shock）
0		

18
肺動脈楔入圧（mmHg）

Nohria の分類

低灌流所見の有無	なし →	dry-warm A	wet-warm B
	あり →	dry-cold L	wet-cold C

↑ うっ血の所見の有無

うっ血所見
起坐呼吸
頸静脈圧の上昇
浮腫
腹水
肝頸静脈逆流
低灌流所見
小さい脈圧
四肢冷感
傾眠傾向
低 Na 血症
腎機能悪化

276

まず，うっ血の存在をチェックする．急性心不全の 95％の患者はうっ血が存在する．うっ血の基本病態は左室拡張末期圧 LVEDP の上昇であるが，その様式には，fluid overload と肺うっ血主体の volume central shift（vascular failure ともいう）があるが，両者の混在も多い．Fluid overload は，血圧は正常（100〜140 mmHg）で著明な体重増加，浮腫を認め，右心不全と左室駆出率の低下を認めることが多い．Vascular failure は，突然の血圧上昇を契機に発症し，通常収縮期血圧は 140 mmHg 以上を示し，交感神経の活性化などを契機にした後負荷の増大に左室が対応しきれないため，手足にあった血流が胸腔内とくに肺静脈

図3　急性心不全治療フローチャート（Ponikowski P, et al. Eur Heart J. 2016; 37: 2129-200[2]. より改変）

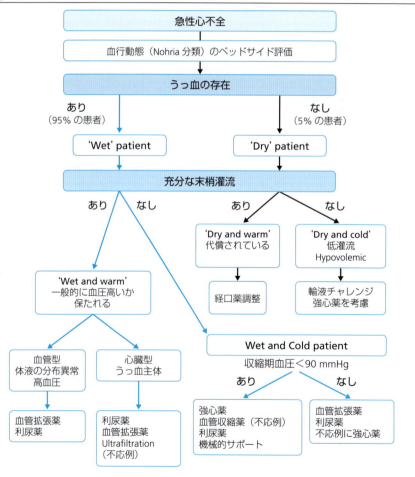

系に動員され，電撃的肺水腫を伴うことが多く，心収縮力は比較的保たれていることが多い．これらの病態の治療には，血管拡張薬・利尿薬・非侵襲的陽圧換気が用いられる．

　次に十分な灌流があるかをチェックする．Clinical には，図 2 のような所見であり，Labo データ上は，代謝性アシドーシス（pH<7.3）や，乳酸の上昇（>2 mmol/L），低 Na 血症とクレアチニン上昇を伴う．低灌流は，低血圧と同義でないが，多くの場合低灌流は低血圧を伴う．これらの所見に応じて，図 3 のように治療方針を決める．大切なことは，時間をロスしないことである．たとえば，救急外来ではいたずらに入院を待って治療開始が遅れないように気をつける．

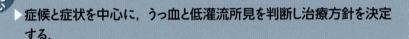

▶ 症候と症状を中心に，うっ血と低灌流所見を判断し治療方針を決定する．

4. 入院以後 治療のゴール

　外来からのガイドライン推奨の内服薬剤（具体的には ACE 阻害薬/ARB，β遮断薬，ミネラルコルチコイド受容体拮抗薬）は，可能な限り使用し続けるべきである．不安定な血行動態（低血圧，低灌流，徐脈），高 K 血症，高度の腎機能障害がある場合は，減量もしくは中止をする．β遮断薬は，心原性ショック以外は比較的安全に続行でき，中止は予後を悪化させる[4]．

　入院治療のゴールは，当面のゴール，入院中のゴール，退院前～長期のゴールに分けられる．当面のゴールは，ICU，CCU，救急外来でのゴールであるが，血行動態の改善，臓器灌流の回復，酸素化の維持，症状の改善，血栓塞栓の予防，ICU 滞在の最小化である．入院中のゴールは，病因・並存する疾患の管理，症状・うっ血・血圧の調節，予後改善薬の開始および増量，デバイスの有無を判断，である．最後のゴールは，患者ケアプランを作成し，予後改善薬の増量・モニタリングのスケジュールを決める，デバイス治療の適否やタイミングの再考，どこで誰がフォローするかを決めること，自院の心不全プログラムや患者教育，生活習慣の改善プランに参加してもらい早期の再入院を予防すること，症状の安定化，QOL の改善，生命予後の改善である．

▶ 慢性心不全と急性心不全の治療の境界はない．
▶ 入院前から投与されている予後改善薬はできる限り継続する．
▶ それぞれのゴールを意識して治療を行うことが，早期退院および再入院の予防，最終的な予後改善に結びつく．

●文献●

1) Mebazaa A, et al. Recommendations on pre-hospital & early hospital management of acute heart failure: a consensus paper from the Heart Failure Association of the European Society of Cardiology, the European Society of Emergency Medicine and the Society of Academic Emergency Medicine. Eur J Heart fail. 2015; 17: 544-58.

2) Ponikowski P, et al. 2016 ESC Guidelines for the diagnosis and treatment of acute and chronic heart failure: The Task Force for the diagnosis and treatment of acute and chronic heart failure of the European Society of Cardiology (ESC) Developed with the special contribution of the Heart Failure Association (HFA) of the ESC. Eur Heart J. 2016; 37: 2129-200.

3) Nohria, et al. Medical management of advanced heart failure. JAMA. 2002; 287: 628-40.

4) Prins KW, et al. Effects of beta-blocker withdrawal in acute decompensated heart failure: A Systematic Review and Meta-Analysis. JACC heart fail. 2015; 3: 647.

〈加藤貴雄〉

Note

2

血管拡張薬

　血管拡張薬は，うっ血の解除に大きな役割をはたしており前負荷の軽減および後負荷の軽減作用から，急性心不全の初期治療の目的，すなわち救命と症状・血行動態の安定の中心的薬剤である．

機序に関する基礎知識

① 硝酸薬

　硝酸薬は NO（一酸化窒素）を放出し，血管内皮においてグアニル酸シクラーゼを活性化させる．これによって，cGMP 濃度が上昇し血管が拡張する．ニトログリセリン，硝酸イソソルビドなどの硝酸薬は低用量では静脈系容量血管の拡張をもたらし，末梢静脈内の血液の貯留を引き起こし，心臓に戻る血液量（静脈環流）を減少させ（前負荷の減少），心筋酸素消費を減少させる．高用量では動脈系血管も拡張し，末梢血管抵抗を下げ，血圧を低下させ，左心室に対する負荷を減少させる（後負荷の減少）．また，冠動脈を拡張させ，心筋酸素供給量を増加させる．耐性が数日で生じる．ニトログリセリン（NTG，ミリスロール®など）と硝酸イソソルビド（ISDN，ニトロール®）が使用できる．

② ニコランジル

　ニコランジルは硝酸薬から派生した薬剤で，NO の遊離による硝酸薬としての作用と，ATP 感受性 K チャネルを開口するというプラス α の作用を含む薬剤である．K^+ の細胞内の流入により膜電位依存性の Ca^+ チャネルが閉じ血管平滑筋が弛緩する．これは細動脈系で作用が強く，後負荷の減少，および冠動脈の末梢部分の拡張作用をもち収縮力にはプラスに働く．従来の硝酸薬との大きな違いは冠血流を増加させるが，それほど血圧低下を起こさず（冠動脈拡張＞静脈系拡張作用）血圧が低下傾向にある心不全に対してはニトログリセリンよりも好まれる傾向にある．また薬剤耐性を示さない．

③ カルペリチド

　カルペリチドは，ヒト心房性ナトリウム利尿ホルモン（hANP）であり，生体から分泌されるホルモンである．心房性ナトリウム利尿ペプチド（ANP）は，アミノ酸 28 個からなるホルモンで，主に心房で合成，貯蔵され血中に分泌さ

れる．また ANP は，腎臓に働き利尿を促進すると同時に，末梢血管を拡張し血圧降下作用物質としても働く．また hANP には，神経体液性因子への修飾作用（RAS 系の阻害作用および交感神経系抑制作用）を認める．

投与根拠となる代表的臨床試験

① 硝酸薬（表 1）

表 1　硝酸薬の臨床試験

試験	対象	結果
硝酸イソソルビド vs 利尿薬[1]	肺水腫を伴う急性心不全患者	高用量硝酸イソソルビドを用いたほうが，1 時間後の酸素飽和度の改善が良好
硝酸イソソルビド vs BiPAP[2]	SpO_2＜90%の急性心不全症例	酸素飽和度改善は高容量硝酸イソソルビドが勝る
硝酸薬 vs 点滴 BNP 製剤（ネシリチド）[3]	入院を要するうっ血のある急性心不全患者	点滴 BNP 製剤で短期的な血行動態は改善するが症状改善は同等

② ニコランジル

小規模の RCT が報告されており，Cohort study では良い結果を認め，系統的レビューでも良い結果を認めるが[4]，長期予後への硝酸薬を上回る benefit は明らかでなく，今後の展開が待たれる．

③ hANP

日本で RCT が報告され，死亡と再入院を減少させたと報告されている[5]．前向き観察研究でも血行動態への良い結果が報告されているが，後ろ向き解析でかえって予後を悪化させるとの結果も示された[6]．日本の実臨床での使用法で，硝酸薬などとの比較試験が待たれる．なお，BNP 製剤のネシリチドを標準治療に上乗せするデザインの ASCEND–HF 試験では 30 日死亡率を低下させなかった[7]．

副作用と処方のポイント

① 硝酸薬

CS1 や血圧の保たれた急性心不全が適応である．効果発現が早く，スプレー

製剤もあるため血圧の高い急性心不全患者の初期治療に有効である．静脈路確保までの間，また病態評価の間に，硝酸薬の舌下投与（ニトロペン®など）やスプレー（ミオコール®スプレーなど）を 15 分おきに口腔内に 2 回まで噴霧する．静脈投与の準備が整えば，投薬を速やかに開始する．調剤を必要としない硝酸薬バッグを利用すると簡便である．注意点として，硝酸薬は耐性が生じやすく，数日（理想的には 48 時間）以内に降圧薬の内服に移行する．血圧低下，肺内シャント増加による動脈血酸素飽和度低下がありうるため，モニタリングが必要である．ニトログリセリンは早期に血圧のリバウンドを認めやすい．

② ニコランジル

血圧低下作用は軽度で（冠動脈拡張＞静脈系拡張作用），血圧が低下傾向にある心不全に対してはニトログリセリンよりも好まれる傾向にある．また作用機序，過去の報告から虚血性心筋症に伴う急性心不全に使用されている．

③ カルペリチド（hANP）

利尿作用と血管拡張作用があるため，wet & warm の症例がよい適応になり，急性心不全症例では少量投与（0.0125〜0.025 µg/kg/min）前後から開始すると過度の血圧低下を回避しやすい．収縮期血圧が 140 mmHg を超えている場合は，0.025 µg/kg/min から開始し，140 mmHg 以下では 0.0125 µg/kg/min で開始し，30 分後の血圧チェックを行い増量する．体液過多が少ない場合は血圧低下を認めるため注意が必要である．静脈拡張作用は用量依存性であるが，利尿効果は用量依存性とはいえず即効性はない．急性期の利尿効果は，ループ利尿薬が勝り，また慢性期の利尿効果不良時は hANP 増量よりむしろ利尿薬を併用する．持続点滴ルートが単独である点が臨床上の問題点である．

近年登場した Serelaxin は，妊婦の胎盤から分泌されるホルモン relaxin-2 蛋白質の遺伝子組換え体であり，妊娠中の体液増加に対して心血管保護的に働く．血管拡張作用を中心に，線維化抑制，血管新生の亢進，抗炎症作用をもつ．血圧 125 mmHg 以上の急性心不全患者を標準治療と 48 時間の Serelaxin 投与上乗せとを比較すると，Serelaxin 投与群において，急性期の呼吸困難感のみならず 180 日予後を改善した[8]．引き続き，追試験が待たれるところである．

JCOPY 498-13430

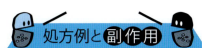

処方例と 副作用

硝酸薬	**ニトログリセリン（ミリスロール®など）**
適　応	急性心不全（うっ血があり末梢循環不全がない）
推奨量	0.5～10 μg/mL/kg で持続静脈投与
副作用	頭痛
注　意	過度の血圧低下，肺内シャント増加による低酸素，耐性

硝酸薬	**硝酸イソソルビド（ニトロール®など）**
適　応	急性心不全（うっ血があり末梢循環不全がない）
推奨量	0.5～3.3 μg/mL/kg で持続静脈注射
副作用	頭痛
注　意	過度の血圧低下，肺内シャント増加による低酸素，耐性

冠拡張薬	**ニコランジル（シグマート®など）**
適　応	急性心不全（うっ血があり末梢循環不全がない），虚血の関与ある心不全
推奨量	0.05～0.2 μg/mL/kg で持続静脈注射
副作用	頭痛
注　意	耐性は生じにくく過度の降圧は少ないが，血圧低下にはやはり注意

hANP	**カルペリチド（ハンプ®）**
適　応	急性心不全（うっ血があり末梢循環不全がない）
推奨量	0.0125～0.025 μg/mL/kg で開始し用量を調節，0.2 μg/mL/kg まで
注　意	単独ライン，前負荷が少ない症例で過度の降圧が生じる

●文献●

1) Cotter G, et al. Randomised trial of high-dose isosorbide dinitrate plus low-dose furosemide versus high-dose furosemide plus low-dose isosorbide dinitrate in severe pulmonary oedema. Lancet. 1998; 351: 389-93.

2) Sharon A, et al. High-dose intravenous isosorbide-dinitrate is safer and better than Bi-PAP ventilation combined with conventional treatment for severe pulmonary edema. J Am Coll Cardiol. 2000; 36: 832-7.

3) Publication Committee for the VMAC Investigators (Vasodilatation in the Management of Acute CHF). Intravenous nesiritide vs nitroglycerin for treatment of decompensated congestive heart failure: a randomized controlled trial. JAMA. 2002; 287: 1531-40.

4) Zhao F, et al. Effect of nicorandil in patients with heart failure: a systematic review and meta-analysis. Cardiovasc Ther. 2014; 32: 283-96.

5) Hata N, et al. Effects of carperitide on the long-term prognosis of patients with acute decompensated chronic heart failure: the PROTECT multicenter randomized controlled study. Circ J. 2008; 72: 1787-93.

6) Matsue Y, et al. Carperitide is associated with increased in-hospital mortality in acute heart failure: a propensity score-matched analysis. J Card Fail. 2015; 21: 859-64.

7) O'Connor CM, et al. Effect of nesiritide in patients with acute decompensated heart failure. N Engl J Med. 2011; 365: 32-43.

8) Teerlink JR, et al. Serelaxin, recombinant human relaxin-2, for treatment of acute heart failure (RELAX-AHF): a randomised, placebo-controlled trial. Lancet. 2013; 381: 29-39.

〈加藤貴雄〉

Note

JCOPY 498-13430

3

強心薬

機序に関する基礎知識 （図 1）

　ドパミンは内因性カテコラミンでノルエピネフリンの前駆体であり，用量によって作用発現の仕方が異なる．低用量（＜3 μg/kg/分）では血管平滑筋のドパミン受容体（D1 受容体）に作用し，特に腎臓において腎動脈を拡張し腎血流を増加させる．このため，低用量ドパミンの投与により利尿効果が得られる可能性があるが，ROSE 試験ではループ利尿薬投与下での低用量ドパミンによる尿量の増加は示されなかった[1]．中等量（3〜5 μg/kg/分）では，D1 受容体および，β_1 アドレナリン受容体に作用し，強心作用，心拍数増加作用を発現する．高用量（＞5 μg/kg/分）では，α_1 受容体に作用し血管収縮作用を発現する．

　ドブタミンは β_1 受容体に作用し心筋細胞中の cAMP を増加させ，心収縮能を増加させる．一方，弱いながらも β_2 受容体に作用し血管拡張作用をもたらすため，ドパミンと比較した場合，後負荷を軽減し，より少ない心筋酸素消費量で心拍出量増加が期待できる．逆に昇圧効果はノルアドレナリンやドパミンより弱い．

　ノルアドレナリンは α_1 受容体への作用を介して血管を収縮し，β_1 受容体を介して強心作用をもたらす．このため，強心薬の中でも最も強い昇圧効果をもた

図 1　作用機序

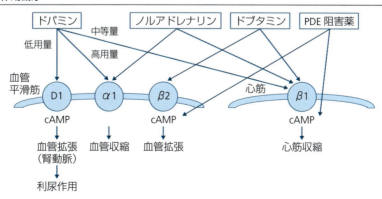

らす.

　PDE阻害薬はβ_1受容体へは作用せず，その下流の心筋，および血管平滑筋細胞内cAMPの代謝を阻害し細胞内cAMP濃度を上昇させる.　強心作用と血管拡張作用を共に発現し，特に左心機能の低下した心不全患者においては，左室充満圧を下げるとともに，左心収縮能を増強する.　血管拡張作用はドブタミンよりも強く，より後負荷を軽減し得るが，心拍出量の増加で代償できない場合，血圧の低下を招く恐れがある.　また，半減期が2～3時間と長く，腎機能障害があるとさらに増長されるため，腎機能低下患者での使用には注意を要する.

 ## 投薬根拠となる代表的試験 （表1）

表1　ドパミン，ノルエピネフリン，ミルリノンの投薬根拠となる代表的臨床試験

	対象患者	結果
ドパミン vs ノルエピネフリン（図2）	SOAP Ⅱ ショック（平均動脈圧70 mmHg未満，または収縮期血圧100 mmHg未満）の患者1,679例	28日死亡率は全体で差なし.　280人の心原性ショック患者のサブ解析ではドパミン使用群の死亡率高.　ドパミン使用群で不整脈イベント高（24.1% vs 12.4%，p＜0.001）
低用量ドパミン（2μg/kg/分）vs プラセボ（図3）	ROSE 腎機能障害（eGFR 15～60 mL/min/1.73 m²）を有する急性心不全入院患者360例.　利尿薬に追加した場合の利尿，腎保護効果	72時間の総尿量では差なし（p＝0.59）.　腎保護効果（cystatin C濃度変化）に差なし
ミルリノン vs プラセボ（48～72時間）	OPTIME-CHF EFの低下した急性心不全入院患者949例	60日以内の心血管疾患による再入院または死亡率に全体で差なし.　虚血性心疾患ではミルリノン群でイベントが有意に高く（42% vs 36%），非虚血性心疾患ではミルリノン群で有意に低かった（28% vs 35%）

JCOPY 498-13430

図2 **SOAP Ⅱ トライアルにおける 28 日間死亡率**（De Backer D, et al. N Engl J Med. 2010; 4; 362: 779-89.[2]より）

ショック患者においてノルアドレナリン投与とドパミン投与で 28 日死亡率に差を認めなかった．心原性ショック患者でのサブ解析ではノルアドレナリン投与群の死亡率が低かった．

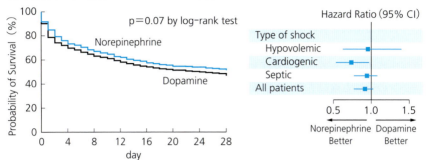

図3 **ROSE 試験における 72 時間総尿量，腎障害（血中シスタチン C 濃度）**（Chen HH, et al. JAMA. 2013; 18; 310: 2533-43.[1]より）

腎機能障害を有する急性心不全入院患者において低用量ドパミンに，腎保護効果，利尿効果を認めなかった．

	平均（95% CI）			P 値
	プラセボ	薬剤	治療間の差	
割り付け薬剤	プラセボ（n=119）	ドパミン（n=122）		
割り付けから 72 時間の総尿量（mL）	8,296（7,762-8,830）	8,524（7,917-9,131）	229（−714-1,171）	0.59
割り付けから 72 時間の血中シスタチン C 濃度の変化（mg/L）	0.11（0.06-0.16）	0.12（0.06-0.18）	0.01（−0.08-0.10）	0.72

副作用と処方のポイント

　急性心不全患者において，心筋収縮力を増強し心拍出量を増加させることで，循環動態を改善しようとすることは一見，理にかなっている．しかし，強心薬の安易な投与は不整脈や心筋虚血，心筋細胞の直接的障害などにより予後を悪化させる可能性があるということを絶えず念頭におき，強心薬使用がもたらすリスクとベネフィットのバランスを慎重に判断する必要がある．強心薬は基本的にショックや組織灌流の低下が明らかな場合に限ってのみ使用するべきであり，このため，身体所見や血液検査，心臓超音波検査などにより，組

織灌流が低下しているか否かをまず見極めることが最も重要である．その際，同時に急性冠症候群，出血や血管内脱水など，ショックをきたし得る他の原因の可能性について評価，除外しなければならない．なぜなら，これらの病態が原因の場合には補液，輸血，緊急血行再建，大動脈内バルーンポンピングなどによる循環動態の是正が優先される可能性があるからである．その上で，早急な昇圧が必要な場合には速やかにノルエピネフリンの投与を開始する．低拍出性の急性心不全であればドブタミンの投与を，効果が不十分な場合，ドパミンの追加も検討する．β遮断薬投与中の急性心不全患者で腎機能低下がなければ，PDE Ⅲ阻害薬の使用を検討してもよい．循環動態の把握が困難な場合にはSwan-Ganz カテーテルによる正確な心拍出量の評価を考慮する．カテコラミン使用時には常に心電図や電解質，動脈血ガスをモニターし，経時的な変化を確認する．心室性期外収縮の増加や頻脈を認めた場合には，速やかに減量もしくは中止を検討する．虚血性心疾患を合併している場合，強心薬の使用により心筋虚血が増悪し，胸痛発作や血行動態の更なる悪化を招く場合もあるため，心電図変化や狭心症発作の出現に注意を要する．

① ドパミン，ノルエピネフリン

収縮期血圧 90 mmHg 未満の患者では，ノルアドレナリンまたはドパミンが第一選択薬となる．なかでも心原性ショックの患者では，ノルエピネフリンの方がドパミンよりも低い死亡率，早い昇圧効果，強い利尿効果が示されている[2]．

② ドブタミン

低心拍出心不全患者では第一選択薬となるが，昇圧効果は弱いため，ドブタミンによる心拍出増加作用にても代償しきれずに昇圧が得られない場合はノルアドレナリンやドパミンの併用を要する．また，すでにβ遮断薬を導入されている慢性心不全患者の急性増悪例では，ドブタミンの投与により血行動態が悪化する可能性があるとの報告がある[3]．このような場合にはβ受容体を介さないホスホジエステラーゼ（PDE）Ⅲ阻害薬の使用を検討する．

③ PDE Ⅲ阻害薬

強心作用と血管拡張作用を併せもっており β_1 受容体を介さないため，カテコラミン抵抗状態やβ遮断薬使用中の心不全増悪にも有効である．ただし OPTIME-CHF 試験では慢性心不全の急性増悪患者においてミルリノンの有用性は示されず[4]，虚血性心疾患患者では逆に死亡や再入院が増えるとのサブ解析報告があり[5]，また腎機能低下患者では重篤な不整脈が生じやすく注意を要する．

JCOPY 498-13430

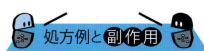

処方例と副作用

カテコラミン	**ドパミン（イノバン®など）**	
用 量	1～ 3 μg/kg/分	腎動脈拡張，利尿作用
効 果	3～ 5 μg/kg/分	陽性変力作用，心拍数増加，血管収縮作用
	5～10 μg/kg/分	血管収縮作用
副作用	3～10 μg/kg/分	催不整脈，心筋虚血，心筋細胞障害
カテコラミン	**ノルアドレナリン（ノルアドレナリン®）**	
用 量	0.01～1.0 μg/kg/分	
効 果	陽性変力作用，心拍数増加，血管収縮作用	
副作用	催不整脈，心筋虚血，心筋細胞障害	
カテコラミン	**ドブタミン（ドブトレックス®）**	
用 量	0.5～15 μg/kg/分	
効 果	陽性変力作用，弱い血管拡張作用	
副作用	催不整脈，心筋虚血，心筋細胞障害	
PDE Ⅲ阻害薬	**ミルリノン（ミルリーラ®）**	
用 量	0.125～0.5 μg/kg/分	
効 果	陽性変力作用，血管拡張作用	
副作用	催不整脈，心筋虚血，心筋細胞障害	

●文献●

1) Chen HH, et al. Low-dose dopamine or low-dose nesiritide in acute heart failure with renal dysfunction: the ROSE acute heart failure randomized trial. JAMA. 2013; 310: 2533-43.
2) De Backer D, et al. Comparison of dopamine and norepinephrine in the treatment of shock. N Engl J Med. 2010; 362: 779-89.
3) Metra M, et al. Beta-blocker therapy influences the hemodynamic response to inotropic agents in patients with heart failure: a randomized comparison of dobutamine and enoximone before and after chronic treatment with metoprolol or carvedilol. J Am Coll Cardiol. 2002; 40: 1248-58.
4) Cuffe MS, et al. Short-term intravenous milrinone for acute exacerbation of chronic heart failure: a randomized controlled trial. JAMA. 2002; 287: 1541-7.
5) Felker GM, et al. Heart failure etiology and response to milrinone in decompensated heart failure: results from the OPTIME-CHF study. J Am Coll Cardiol. 2003; 41: 997-1003.

〈長央和也〉

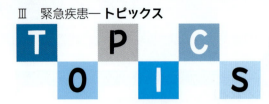

▶ リラキシン

1 開発経緯と作用機序

　妊娠したモルモットの血清を妊娠していないモルモットに注入すると恥骨靱帯が弛緩するホルモンが発見され，それが，特異的ペプチドによるものであることが明らかにされ"リラキシン"と名づけられた[1]．リラキシンは，妊娠初期に血中で増加し，血管拡張を促進し，胎児への栄養供給や代謝産物の腎排泄を積極的に補助しているホルモンである．組換え蛋白であるリラキシン2として薬剤開発されたものがセレラキシンである．ヒトは3つのリラキシン遺伝子（H1，H2，H3 relaxin）を有し，循環するリラキシンは主にリラキシン2であり，主に relaxin family peptide receptor（RXFP）1に結合し，その受容体は腎，腸間膜，胸部の血管および心臓に分布することが知られている．主な作用は，血管拡張作用であるが，その作用は，迅速拡張作用と持続拡張作用に分けることができる（図1）．迅速拡張作用は，内皮に存在する RXFP1/2 受容体へ作用して分単位で迅速に一酸化窒素（NO）合成を促進することで発揮される．一

図1　セレラキシンの2つの血管拡張作用経路

NOS: 一酸化窒素合成酵素，sGC: 細胞可溶性グアニル酸シクラーゼ，cGMP: 環状グアノシン1リン酸，ETB: エンドセリンB受容体，VEGF: 血管内皮細胞増殖因子受容体
（文献2を参考に作図）

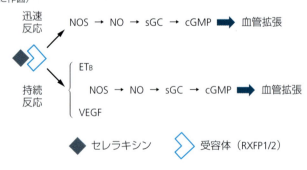

方，RXFP1/2 受容体を介して，血管内皮に存在するエンドセリン受容体 B や血管内皮細胞増殖因子受容体（vascular endothelial growth factor：VEGF）を介し，時間単位で血管拡張作用を持続的に発揮する経路もあるといわれている．この作用は，リラキシン作用中止後 24 時間持続することが知られている．また，腎をはじめとする多臓器保護作用を有することも知られている[2]．

② 治験の結果

　　第Ⅲ相試験である RELAX-AHF 試験（多施設二重盲検対照比較試験）が施行された．対象は，スクリーニング前 16 時間以内に安静時あるいは軽度労作による呼吸困難を有し，脳性ナトリウム利尿ペプチド（BNP）が 350 ng/L 以上あるいは NT-proBNP が 1,400 ng/L 以上，軽度から中等度の腎機能障害（推定糸球体濾過量：30～75 mL/min/1.73 m^2），収縮期血圧＞125 mmHg 以上，少なくともフロセミド 40 mg 静注あるいは同等の治療を受けている急性心不全を対象とした．来院してから 16 時間以内にランダム化してセレラキシン群と対照群に割付けを行った．登録症例数は 1,161 例で，セレラキシン群は有意に visual analog scale によって評価した呼吸困難を改善したが，他の評価法では有意差は認めなかった．副次評価項目である 60 日転帰（心血管系死亡あるいは心不全あるいは腎不全による再入院）で有意な改善を認めなかった．しかし，追加解析された 180 日予後に関しては，心血管死亡（ハザード比 0.63［95％信頼区間 0.41-0.96］，p＝0.028）と総死亡（ハザード比 0.63［95％信頼区間 0.43-0.93］，p＝0.02）でいずれも有意にセレラキシン群で良好であることが示された[3]．これを踏まえて現在，予後を主要評価項目とした RELAX-AHF2 試験が行われている．また，日本を含むアジアでは，第Ⅱ相試験[4]を踏まえて，うっ血改善効果を主要評価項目とした第Ⅲ相試験である RELAX-AHF-ASIA 試験が現在進行中である[5]．セレラキシンの予後改善効果が立証されるかどうか非常に興味深く，その結果が待たれる．

●文献●

1) Fevold HL, et al. The relaxative hormone of the corpus luterum. Its purification and concentration. J Am Chem Soc. 1930; 52: 3340-8.
2) 佐藤直樹. 急性心不全治療におけるセレラキシンの可能性. In: Annual Review 循環器 2016. 東京: 中外医学社. 2016. p.69-74.
3) Teerlink JR, et al. Serelaxin, recombinant human relaxin-2, for treatment of acute heart failure（RELAX-AHF）: a radomised placebo-controlled trial. Lancet. 2013; 381: 29-39.
4) Sato N, et al. Multicenter, randomized, double-blinded, placebo-controlled phase Ⅱ study

of serelaxin in Japanese patients with acute heart failure. Circ J. 2015; 7: 1237-47.
5) Sato N, et al. Evaluating the efficacy, safety, and tolerability of serelaxin when added to standard therapy in Asian patients with acute heart failure: The Design and Rationale of RELAX-AHF-ASIA Trial. J Cardiac Fail. 2016; 23: 63-71.

〈佐藤直樹〉

Note

JCOPY 498-13430

1

致死性心室性不整脈総論

1．致死性心室性不整脈の疫学，社会背景

　突然死は「急性の症状が発症した後，1時間以内に突然意識喪失をきたす心臓に起因する内因死」と定義される．米国のみで年間30万から37.5万人の範囲で死亡し，心血管死の半分以上を占め，わが国では年間5万人と推定されている．その歴史は古く，紀元前400年前ヒポクラテスの時代から，突然死の前駆症状として胸痛や失神など認識されていた[1]．突然死の約50％は予期しない初めての症状であり，患者の家族など，周囲の人々に強い衝撃を与えることは周知の事実であり，その予防は公衆衛生上も最大の問題である．とりわけ院外突然死の検討やホルター心電図装着中の突然死の検討では死亡直前には心室細動や心室頻拍といった頻脈性の心室性不整脈が記録されることが多く，心室頻拍で始まることが6割程度を占めているが，唯一の心室期外刺激から起こることもある．致死性不整脈の原因の一つである持続性心室頻拍の原疾患は米国では虚血性心臓病が80％以上であるが，本邦では約30％に過ぎず心筋症や器質的疾患を伴わない場合も含まれ，わが国と欧米とは病因に多少差があると思われる．

　致死性心室性不整脈の一つである心室細動とは無秩序な心室調律で，心電図上，振幅および周期も不規則となり死に至る重篤な病態であり，古くは1914年に MacWilliam が医学用語として使用した[2]．心室細動だけではなく，突然死をきたす心室頻拍の原因として器質的心疾患を有するものと明らかな器質的心疾患を有さないものに大別される（表1）．同じ心拍数の頻脈であっても，心室性不整脈の方が上室性不整脈よりも心拍出量の低下を伴う．これは，心室性不整脈では房室解離で心房収縮による拍出量増加が望めず，また左右の心室が不同期のため，拡張・収縮というポンプ機能が低下するため十分な拍出を全身に送り出せないためである．しかし，心機能が保たれている場合は頻脈性の心室性不整脈をきたしても動悸を伴うがそれ以外の症状が出現しないことがあり，器質的心疾患の有無，心機能を把握することは治療において非常に重要である．

　心室細動で蘇生された患者の3割は1年以内に再発すると報告されており，

表 1　主な心室性不整脈の基礎心疾患

器質的心疾患

1. 虚血性心疾患（心筋梗塞，冠攣縮性狭心症，虚血性心筋症など）
2. 特発性心筋症（拡張型心筋症，肥大型心筋症，不整脈原生右室心筋症など）
3. 心臓弁膜症
4. 先天性心疾患（術後）
5. 心筋炎
6. 二次性心筋症（高血圧性心疾患，心サルコイドーシス，心アミロイドーシス）

器質的心疾患なし

1. チャネル病（Brugada 症候群，QT 延長症候群など）
2. 薬剤（抗不整脈薬）
3. 電解質異常（低カリウム血症など）
4. 上室性不整脈（1：1 伝導心房粗動，WPW 症候群での心房細動など）
5. 特発性心室細動

その予防が重要である．特に致死性心室性不整脈既往例では植込み型除細動器（ICD）が必須であることは忘れてはならない．

▶ 致死性心室性不整脈は多形性心室頻拍，心室細動や無脈性心室頻拍など，主に頻脈性心室不整脈を指し，再発が多く予防することが重要である．

▶ 致死性心室性不整脈は治療方法の観点から基礎心疾患を考慮する必要がある．

2. 致死性心室性不整脈における投薬の組み立て方

　心室性不整脈は他の不整脈と同様に誘因（トリガー），不整脈の基質，ダイナミックに変化する修飾因子が複雑に混合し出現するため，そのどの部分に関わる治療をしているか認識することが重要である（図 1）．例えば低心機能の拡張型心筋症を基礎疾患とした慢性心不全による心室性不整脈を例に考えてみる．拡張型心筋症という傷害心筋が不整脈の基質にあり，心不全増悪による交感神経 β 受容体シグナルの刺激や，レニン−アンジオテンシン−アルドステロン

図1　心室性不整脈治療の考え方

心室性不整脈は他の不整脈と同様，誘因（トリガー），不整脈の基質，修飾因子が複雑に関与して起こる．主には不整脈の基質に着目して治療を考慮すべきだが，心室細動の発生が予測困難な要因に自律神経や電解質バランスなどのダイナミックに変化する修飾因子の関与が大きいと考えられる．

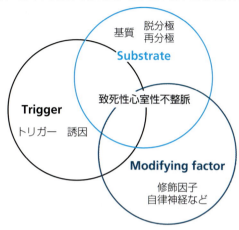

系の亢進という修飾因子が，細胞内カルシウム動態異常の誘因を引き起こしたと考える．もちろん心不全を増悪させた誘因を除去することが重要であるが，ACE 阻害薬や ARB によりレニン-アンジオテンシン-アルドステロン系の抑制と β 遮断薬により交感神経系の抑制をするために使用される．

① 急性期の対応・治療

　心室細動，多形性心室頻拍，無脈性心室頻拍を含めた心停止の病態では，心肺蘇生術を速やかに施すことが重要であり，一般的にはアメリカ心臓病学会の Advanced Cardiovascular Life Support（ACLS）に従って，行うことが推奨される．一方，ICD 植込み患者での心室頻拍に対する頻回な除細動は，患者への苦痛のみならず心機能を一時的に悪化させるため，可能であれば静脈麻酔を併用し，抗頻拍ペーシングを使用して，停止を試みる設定に変更することが望ましい．

　一般的には，致死性心室性不整脈の停止および再発予防としては，Ⅲ群薬であるアミオダロンが使用されることが多い．その作用機序や使用方法については，後述の各論を参照いただきたい．また，本邦でのみ使用可能な，Ⅲ群薬であるニフェカラントも超低心機能例では考慮されるが，腎機能低下例で過度の QT 延長をきたすことがあり，注意が必要である．致死性心室性不整脈に対する使用は保険未承認で，現在治験中であるが，超短時間作用型 β 遮断薬のランジオロールによりⅢ群薬抵抗性の重症心室性不整脈のコントロールが可能

であった報告もあり[3]，今後薬剤の使用選択の幅が広がる可能性がある．

　また，致死性心室性不整脈が，自然停止するが再発を繰り返す場合も臨床ではよく遭遇する．洞調律時の心電図において QT 時間を確認し，電解質異常など誘因があれば補正を行う．また徐脈に伴う場合には，一時的ペーシングを行う．致死性心室性不整脈の誘因として，虚血の関与のチェックも重要である．動脈硬化のリスクが高い患者では，冠動脈造影での確認を行うべきである．一方，もともと器質的心疾患を有し，低心機能患者では，心不全増悪時に致死性不整脈を発生する場合が多い．薬剤でのコントロールが困難な場合には，人工呼吸器での管理や大動脈バルーンパンピングや経皮的心肺補助装置の挿入も考慮する．それでもコントロールがつかない場合には，カテーテルアブレーションや人工心臓などの非薬物療法も併用する．

② 慢性期への移行時の薬物療法の考え方

　器質的心疾患のある場合，薬物療法は何らかの理由で ICD 植込みができない場合と，ICD 植込み例で心室頻拍の再発と作動減少目的に行う[4]．III 群薬のアミオダロンは静注薬と経口薬との作用効果が多少異なるが，多彩な副作用をきたすため，そのフォローは必要である．詳細は各論に記載する．

　一方で器質的心疾患がない多形性心室頻拍や心室細動を認めた場合，まず QT 延長の有無により対応が異なる．QT 延長を認めその原因が明らかな場合，原因治療のみで発作は消失し得る．電解質や抗不整脈薬だけではなく抗精神病薬や抗生剤などの薬剤の関与もあるため可能な限り要因を除去する．二次的要因を認めない先天性 QT 延長症候群の場合は，β 遮断薬が効果的である場合が多い．QT 延長を伴わない場合，臨床所見と心電図波形から Brugada 症候群やカテコラミン誘発性多形性心室頻拍などの疾患を考慮し，検査をすすめる．

ここが知りたい

▶ 心室性不整脈における診療は基質，誘因，修飾因子を念頭に治療戦略を立てる．
▶ 器質的心疾患がない患者で，致死性心室性不整脈を認めた際は，QT 延長に着目し対応をとる．

3. 致死性心室性不整脈予防の慢性期薬物療法

ここでは，心不全患者での致死性心室性不整脈再発予防における各薬剤の臨床試験および結果を紹介する．

① β遮断薬による致死性心室性不整脈の予防

β遮断薬の心室細動予防機序としては，β受容体刺激でのカルシウム依存性の興奮細胞の活性化やリアノジン受容体からのカルシウム放出に伴う Purkinji 線維の自動能の活性化やトリガードアクティビティーを抑制することと考えられている．

心不全治療における β遮断薬の重要性は今日では揺るぎないものとなっている．現在では虚血性心疾患を基礎疾患とする患者では不可欠である．特にビソプロロールは CIBIS[5]，CIBIS Ⅱ[6] で，カルベジロールは US Carvedilol[7]，CAPRICORN[8]，COPERNICUS[9] において突然死予防が報告されている．

② ACE 阻害薬，ARB による致死性心室性不整脈の予防

ACE 阻害薬においても β遮断薬と同様に心室細動予防が報告されている．心筋梗塞急性期から ACE 阻害薬を使用した 15 の臨床試験（15,104 例）のメタ解析では突然死予防が報告された．一方，重症心不全を対象とした CONSENSUS[10] や中等から重症心不全を対象とした SOLVD[11] ではプラセボ群と比較して有意差はなかった．これは ACE 阻害薬では心不全や心筋梗塞後の構造的リモデリング抑制による不整脈基質の抑制の結果と考えられ，すでにリモデリングが進行している中等度から重症心不全では心室細動抑制効果が発揮できないと考えられる．

③ アルドステロン拮抗薬による致死性心室性不整脈の予防

アルドステロン拮抗薬であるスピロノラクトンは RALES[12] において，慢性心不全患者（半数以上は虚血性心疾患）で突然死予防効果を示した．また，よりアルドステロン受容体に選択性の高いエプレレノンが，ACE 阻害薬および β遮断薬が多数投与されている心不全患者の母集団において突然死をさらに21％減少させたとの報告もあり[13]，アルドステロン拮抗薬には心室細動抑制効果があると考えられる．

④ スタチン製剤による致死性心室性不整脈の予防

心臓突然死のハイリスク群での評価はないが，大規模試験においてその有用性は報告されている．シンバスタチンを使用した 4S[14] やプラバスタチンを用いた LIPID[15] では心臓突然死が有意に低いと報告されている．また非虚血性心疾患を対象とした DEFINITE[16] ではスタチン内服群において不整脈死が減少し

た.

⑤ Ⅰ群抗不整脈薬による致死性心室性不整脈の予防について

　心筋梗塞患者において，心室期外収縮もしくは非持続性心室頻拍をⅠ群抗不整脈薬（encainide, flecainide, moricizine）を用いて抑制することで不整脈突然死を予防できると考えられたが，多施設無作為試験である CAST[17] & CAST Ⅱ[18]で強力な Na^+ チャネル抑制作用を示すⅠ群抗不整脈薬では心室細動の予防が困難なばかりか，不整脈突然死を増加させる可能性が示された.

　心筋梗塞患者において mexiletine の有効性を比較した IMPACT[19] がある. 多施設無作為試験で評価された. 計 630 例を 12 カ月追跡した結果，実薬群において 24 時間心電図での評価は心室期外収縮の連発は抑制したが，生命予後は改善しなかった. 不整脈突然死は評価されなかったが少なくとも抑制効果があるとは結論づけられなかった.

▶ 心不全に効果のある β 遮断薬，ACE 阻害薬/ARB，アルドステロン拮抗薬は突然死抑制効果が期待できる.
▶ Ⅰ群抗不整脈薬には突然死抑制効果はなく，むしろ増悪させる.

●文献●

1) Robert J. Chapter 39. Cardiac Arrest and Sudden Cardiac Death. Myerburg and Augustin Castellanos. Braunwald's Heart disease 10th ed. Elsevier; 2015. p. 821-60.
2) Snellen HA. History of Cardiology. Rotterdam: Donker Academic Publications; 1984. p. 141.
3) Miwa Y, et al. Effects of landiolol, an ultra-short-acting β1-selective blocker, on electrical storm refractory to class Ⅲ antiarrhymic drugs. Circ J. 2010; 74: 856-64.
4) 児玉逸雄, 他. 持続性心室頻拍. 不整脈薬物治療に関するガイドライン 2009 年改訂版. 2009. p. 30.
5) CIBIS investigators. A randomized trial of beta-blockade in heart failure. The Cardiac Insufficiency Bisoprolol Study (CIBIS). Circulation. 1994; 90: 1765-73.
6) CIBIS investigators. The Cardiac Insufficiency Bisoprolol Study Ⅱ (CIBIS-Ⅱ): a randomized trial. Lancet. 1999; 353: 9-13.
7) Packer M, et al. The effect of carvedilol on morbidity and mortality in patients with chronic heart failure. U. S. Carvedilol Heart Failure Study Group. N Engl J Med. 1996; 334: 1349-55.
8) The CAPRICORN Investigators. Effect of carvedilol on outcome after myocardial infarction in patients with left-ventricular dysfunction: the CAPRICORN randomised trial. Lancet.

2001; 357: 1385-90.

9) Packer M, et al. Effect of carvedilol on survival in severe chronic heart failure. N Engl J Med. 2001; 344: 1652-8.

10) The Consensus Trial Study Group. Effects of enalapril on mortality in severe congestive heart failure. Results of the Cooperative North Scandinavian Enalapril Survival Study (CONSENSUS). The CONSENSUS Trial Study Group. N Engl J Med. 1987; 316: 1429-35.

11) The SOLVD Investigators. Effect of enalapril on survival in patients with reduced left ventricular ejection fractions and congestive heart failure. The SOLVD Investigators. N Engl J Med. 1991; 325: 293-302.

12) Pitt B, et al. The effect of spironolactone on morbidity and mortality in patients with severe heart failure. Randomized Aldactone Evaluation Study Investigators. N Engl J Med. 1999; 341: 709-17.

13) Pitt B, et al. Eplerenone, a selective aldosterone blocker, in patients with left ventricular dysfunction after myocardial infarction. N Engl J Med. 2003; 348: 1309-21.

14) Randomised trial of cholesterol lowering in 4444 patients with coronary heart disease: the Scandinavian Simvastatin Survival Study (4S). Lancet. 1994; 344: 1383-9.

15) Prevention of cardiovascular events and death with pravastatin in patients with coronary heart disease and a broad range of initial cholesterol levels. The Long-Term Intervention with Pravastatin in Ischaemic Disease (LIPID) Study Group. N Engl J Med. 1998; 339: 1349-57.

16) Kadish A, et al. Prophylactic defibrillator implantation in patients with nonischemic dilated cardiomyopathy. N Engl J Med. 2004; 350: 2151-8.

17) Echt DS, et al. Mortality and morbidity in patients receiving encainide, flecainide, or placebo. The Cardiac Arrhythmia Suppression Trial. N Engl J Med. 1991; 324: 781-8.

18) Effect of the antiarrhythmic agent moricizine on survival after myocardial infarction. The Cardiac Arrhythmia Suppression Trial II Investigators. N Engl J Med. 1992; 327: 227-33.

19) International mexiletine and placebo antiarrhythmic coronary trial: I. Report on arrhythmia and other findings. Impact Research Group. J Am Coll Cardiol. 1984; 4: 1148-63.

〈中島健三郎, 野田　崇〉

Note

2

アミオダロン, ニフェカラント, ソタロール, ランジオロール

1. アミオダロン

 機序に関する基礎知識

　心室筋の活動電位は第 0 相〜第 4 相の段階で成り立つ. 第 0 相は Na チャネルを通る速い内向き電流 (I_{Na}) によって形成される. 一過性外向き K 電流 (I_{to}) が第 1 相を形成し, 第 1 相の後の穏やかな再分極相で L 型 Ca チャネルによる内向き電流 (I_{caL}) と遅延整流 K 電流 (I_k) の外向き電流のバランスで第 2 相が形成される. I_k のうち比較的速くチャネルが活性化される IK rapid 電流 (I_{kr}) と遅く活性化される IK slow 電流 (I_{Ks}) により徐々に外向き電流が優勢になりながら第 3 相へ移行する. 最終的に内向き整流電流 (I_{k1}) の透過性亢進により静止電位である第 4 相が維持される (図 1).

　アミオダロンは, 標的となるチャネルが短期作用と長期作用で異なる. 注射薬などでの短期作用としては I_{Na}, I_{Kr}, I_{CaL} といったチャネルのみならず交感神経 β 受容体の遮断作用といったマルチチャネル遮断の作用が特徴的である (図 2). 中でも Na^+ チャネル遮断作用においては薬物とチャネルの結合および解離が早く不活性化チャネルブロックが主体である. このため伝導性や興奮性を抑制することで不整脈が減少すると考えられている. 一方, 長期作用としては I_{Ks} の抑制が主体であり, 心筋細胞活動電位および不応期の延長を示す. 短期作用と異なり Na^+ チャネルや Ca^{2+} チャネルへの作用は少なく伝導性や興奮性の作用は少ない.

　一方, 長期投与を行うとアミオダロンの代謝物産物であるデスエチルアミオダロンの濃度が上昇するが, これもアミオダロンと同様の働きをする. 短期作用としては Na^+ チャネル遮断作用としての伝導抑制作用はアミオダロンより強いが, 一方で長期作用としてはアミオダロンと同様に心筋細胞活動電位延長作用を示す.

　また逆頻度依存性とよばれる, 心筋刺激頻度が低い状態でより K チャネルを遮断しやすい作用がほとんどなく, 徐脈時にも著明な心筋細胞活動電位の延

図1 心室の活動電位（Grant AO. Cardiac ion channels. Circ Arrhythm Electrophysiol. 2009; 2: 185-94 より）

心室の活動電位は拡張相（4），脱分極（0），早期再分極相（1），プラトー相（2），再分極相（3）の5つの相に分類される．内向き電流であるI_{Na}, I_{Ca}, I_fと Na 交換担体は青色で示され，I_{KACh}, I_{K1}, I_{to}, I_{Kur}, I_{Kr}, I_{Ks}は灰色で示している．

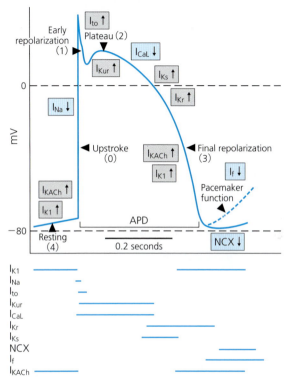

図2 静注薬と経口薬の薬理作用（スレッドシート）（日本心電学会学術諮問委員会．循環器薬物治療実践シリーズ I 不整脈にアミオダロンをどう使うか．東京: ライフメディコム．2007. p. 9-24 より一部改変）

K チャネル遮断薬		チャネル									受容体				ポンプ
		Na	Ca				K			If	α	β	M_2	A_1	Na-K- ATPase
				I_{Kr}	I_{Ks}	I_{to}	I_{K1}	I_{KACh}	I_{KATP}						
アミオダロン	静注薬	●	●	●			●	●		●		●	●			
	経口薬		●	●		●	●					●	●			●

長を認めないため，Ⅲ群薬での問題である torsades de pointes の発生も少ないと報告されている．

▶急性投与と慢性投与による作用が異なる．
▶アミオダロンはマルチチャネル遮断薬である．

投薬根拠となる代表的臨床試験（表1）

　心室性不整脈の治療薬として唯一予後改善が証明されているのはアミオダロンだけである．しかし，そのアミオダロンの効果も植込み型除細動器（ICD）による予後改善には劣るという臨床研究[1-3]の報告があるためアミオダロンだけでの予後改善効果には限界がある．

表1　アミオダロンの投薬根拠となる代表的臨床試験

	対象患者	結果
アミオダロン vs プラセボ	ARREST[6] 院外心停止で体外除細動無効例の心室細動，無脈性心室頻拍の504例	アミオダロン群で生存入院率が高く，ハザード比 1.6（1.1-2.4），p＝0.02
アミオダロン vs リドカイン	ALIVE[7] 院外で心室細動を認め電気的除細動もしくはエピネフリン抵抗性の347例	アミオダロン群で生存入院率が高い アミオダロン群 vs リドカイン＝22.8% vs 12.0%（p＝0.009）
アミオダロン＋標準的心不全治療 vs 標準的心不全治療	GESICA[8] 80%が NYHA Ⅲ-Ⅳ，40%虚血性心筋症，20%拡張型心筋症，30%アルコール性心筋症の心不全516例が対象	アミオダロン群が総死亡率28%（4〜45%）p＝0.024 の総死亡率低下と27%の突然死（p＝0.16），31%の心不全入院を減少（p＝0.002）

（代表的臨床試験）
▶ アミオダロンはマルチチャネル遮断作用を有し唯一生命予後改善の証明されている薬剤である．

副作用と処方のポイント

　アミオダロンの急性の副作用は基本的には重篤なものは少なく，これまでに欧米で報告された心血管系の副作用としては低血圧，心外性としては肝障害と発熱，悪心である[4]．投与速度を遅くすると改善することが多い．

　慢性作用の最も一般的な副作用は甲状腺機能障害である．アミオダロンとその代謝産物であるデスエチルアミオダロンは薬理学的に大量のヨードを含有しており，化学構造は甲状腺ホルモンに類似している．甲状腺のヨード摂取は6週間でピークに達し，その結果，甲状腺機能低下症をきたす．しかし，アミオダロンを中止する必要はない．一方，自己抗体による甲状腺組織の破壊などによる甲状腺機能亢進症をきたすこともあり，ステロイド治療も考慮する必要がある．

　甲状腺機能障害とともに留意が必要な重篤な副作用に間質性肺炎，肺線維症がある．親油性のあるアミオダロンと代謝産物のデスエチルアミオダロンと肺組織にあるリン脂質と結合，炎症を繰り返すことで間質性肺炎に移行する．肺炎の急性期は用量依存性であり，早期発見例はアミオダロン中止やステロイド投与で改善することがあるが，時に致死的な症例も存在するため早期発見が重要である．定期的に KL-6 値や呼吸機能（肺拡散% DLco）の指標の有用性を検討されるようになったが，実際は臨床所見が契機に発見されることが多い．それ以外にも，眼，皮膚，神経など心外における副作用もあり，欧米においては全体の副作用発現頻度は24〜93％と高く[5]，使用に関しては十分注意が必要である．

▶ アミオダロンの副作用には主に甲状腺機能障害と重篤になり得る呼吸器合併がある．
▶ 副作用も急性期と慢性期では頻度が異なる．

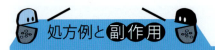

β遮断薬（クラスⅢ群）アミオダロン（アンカロン®）

適　応	生命に危険のある心室頻拍・心室細動，心不全または肥大型心筋症に伴う心房細動
急性期	（点滴で投与する場合）10分間で125mgのアミオダロン静脈注射薬を初回急速投与し，その後に負荷投与として50mg/時間を6時間投与し，維持投与として25mg/時間を18時間行う
導入期	通常，成人にはアミオダロンとして1日400mgを1〜2回に分けて1〜2週間経口投与する
維持期	通常，成人にはアミオダロンとして1日200mgを1〜2回に分けて経口投与する
副作用	肺障害，甲状腺機能障害，肝障害など
注　意	年齢，症状により適宜増減する

2. ニフェカラント，ソタロール

機序に関する基礎知識

　不整脈の機序は大きく分けて，リエントリー，異常自動能があり，不整脈の8割がリエントリーとされている．リエントリー成立はリエントリー回路の存在，一方向性ブロック，緩徐伝導が必要（図3）であるが，そのリエントリー性不整脈の抑制には緩徐伝導抑制と有効不応期延長で頻拍回路が停止する．

　抗不整脈薬は電気生理学的特性ごとに分類されたVaughan Williams分類が用いられてきた（表2）．その内，活動時間の持続時間が延長し，結果として有効不応期延長の特性をもつニフェカラントやソタロールはⅢ群薬として分類される．いずれもK⁺チャネルのうち早い活性化を示すI_{Kr}の選択的な遮断により，リエントリーの成立を抑制し抗不整脈作用を発揮する．

　心筋刺激頻度が低い状態でよりK⁺チャネルを遮断しやすい逆頻度依存性があり，頻拍時には相対的に再分極過程への影響が少なくなるため頻拍の停止に

は効果的でないも，洞調律の維持といった頻拍再発の予防には効果的と考えられる．また，除細動閾値低下作用が報告されている．

図3 リエントリーの模式図（Klabunnde RE. Cardiovascular Physiology Concepts, http://www.cvphysiology.com/Arrhythmias/A008c.htm より）

心臓内での興奮が，分岐点で経路1，2に別々に進入したとする．ただし，経路2には途中，減衰伝導特性を有する障害部位があるとする．
経路2での伝導が減衰伝導特性により緩徐で，タイミングよく早期性のある期外収縮が起きた時を想定する．経路2での伝導は減衰伝導特性を有する領域で途絶し，この時，遅れて経路1から到達した興奮が，興奮性が回復した減衰伝導特性の領域を逆行性に通過し，永続的なリエントリー回路が成立する．

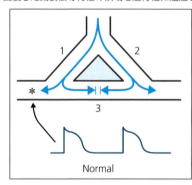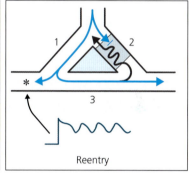

表2 Vaughan Williams 分類（Harrison DC. Antiarrhythmic drug classification: new science and practical applications. Am J Cardiol. 1985; 56: 185-7 より）

Class Ⅰ	Na channel 遮断薬	ⅠA 伝導↓，再分極↑	Quinidine, procainamide Cibenzoline
		ⅠB 異常線維伝導↓ 再分極↓	Lidocaine, Mexiletine
		ⅠC 伝導↓↓，再分極→	Flecainide, Pilsicanide
Class Ⅱ	交感神経 遮断薬	β遮断薬	
Class Ⅲ	再分極 延長薬	Amiodarone, Sotalol	
Class Ⅳ	Ca channel 遮断薬	Verapamil, Diltiazem, Bepridil	

▶ Ⅲ群薬は K⁺ チャネル遮断による不応期延長によりリエントリーを抑制する.

投薬根拠となる代表的臨床試験 (表3)

① ニフェカラント

　日本で開発され，1999 年に承認された薬剤で欧米では未だに承認されておらず，アミオダロンほど多くの臨床データはまだない.

② ソタロール

　1990 年代初期に行われた ESVEM[9]において，ソタロールは心室性不整脈の再発や全死亡に対して高い有効性を示すことが報告されている. この試験ではイミプラミン，メキシレチン，ピルメノール，プロカインアミド，プロパフェノン，キニジンと比較して総死亡，心臓死，不整脈死，そして不整脈の再発のいずれでも有意にその割合が低いことが報告された. またその後の報告では虚血性心疾患においては ICD 植込み患者でソタロールを使用することで有意にその作動を減少させることが報告された[10]. OPTIC trial[11]の結果をふまえると β 遮断薬に併用したアミオダロンに及ばない可能性があるも，虚血性心疾患

表3　ソタロールの投薬根拠となる代表的臨床試験

	対象患者	結果
ソタロール vs イミプラミン vs メキシレチン vs ピルメノール vs プロカインアミド vs プロパフェノン vs キニジン	ESVEM trial[9] 再発性心室細動もしくは持続性心室頻拍があり EPS で抗不整脈薬の効果があったと思われる 296 人	ソタロール群で risk ratio 0.43 倍 (95% CI 0.29-0.62 p＜0.001) の不整脈再発
アミオダロン＋β 遮断薬 vs ソタロール vs β 遮断薬単独	OPTIC trial[11] ICD 留置された 412 名の多施設二重盲検法による解析	ソタロール群は β 遮断薬群と比較してショック回数を減らす傾向であった [hazard ratio 0.61 (95% CI 0.37-1.01)，p＝0.055]，アミオダロン＋β 遮断薬群で有意なショック回数減少を認めた [HR 0.44 (95% CI 0.28-0.68)；p＜0.001]

図4 ESVEM trial[1)]における心室性不整脈の再発

他の抗不整脈薬と比較して心室性不整脈の再発が減少した.

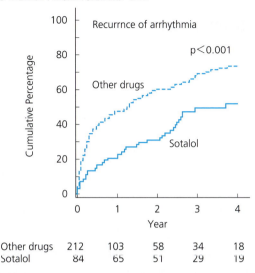

Other drugs	212	103	58	34	18
Sotalol	84	65	51	29	19

図5 OPTIC trial[3)]におけるソタロールとアミオダロン+β遮断薬の心室性不整脈の効果

アミオダロン+β遮断薬は有意に心室性不整脈を減少させたが，ソタロールも効果的な傾向であった.
Log-rank p＜.001 for amiodarone plus β-blocker vs β-blocker alone, log-rank p＝.02 for amiodarone plus β-blocker vs sotalol alone, and log-rank p＝.055 for sotalol vs β-blocker

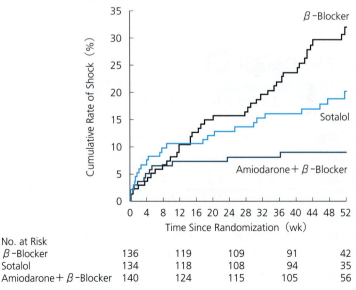

No. at Risk					
β-Blocker	136	119	109	91	42
Sotalol	134	118	108	94	35
Amiodarone+β-Blocker	140	124	115	105	56

でのソタロールの心室性不整脈抑制作用は確立している（図4，図5）.

副作用と処方のポイント

　ニフェカラントは逆頻度依存性効果を有し，この性質は薬効でもあるが，一方で副作用にもなり得る．つまり，高度徐脈では過度な QT 延長をきたし tor-sades de pointes を招く危険性がありうる．そのため，使用の際は常時波形を監視し，QT の過度な延長を予防するため血清 K^+ 値を 4.0 mEq/L 以上に保つことが望ましい.

　ソタロールは当初はその交感神経 β 受容体の遮断作用による降圧作用が注目され高血圧治療薬として用いられた．作用力価としてはプロプラノロールの約 0.3 倍であり，ソタロール 160 mg がプロプラノロール約 50 mg に相当する．K^+ チャネル抑制作用の用量反応（IC_{50}）は 10 μM 以上であり β 受容体遮断作用のそれ（IC_{50}：1 μM）とかなり開きがある．1 日 160 mg の経口投与で濃度が 1〜2 μM 程度であり，通常の内服量では β 遮断作用が主で I_{Kr} の抑制効果は軽度と考えられる．低心機能や血圧低下例では使用に十分注意が必要である.

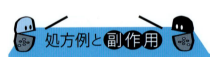

β遮断薬（クラスⅢ群）	ニフェカラント（シンビット®）
適 応	心室性不整脈
用法・用量	通常，成人には 1 時間あたり 0.4 mg/kg
副作用	torsade de pointes を含む催不整脈作用
注 意	腎障害では用量を 1/2 から 1/3 に減量
β遮断薬（クラスⅢ群）	ソタロール（ソタコール®）
適 応	心室性不整脈
用法・用量	1 日 2 回 80 mg から開始，320 mg まで増量可能
副作用	QT 時間の延長（0.55 秒以上），徐脈，血圧低下，心不全増悪
注 意	腎障害では減量

JCOPY 498-13430

▶ Vaughan Williams 分類Ⅲ群薬は QT 延長をきたしやすいため波形の監視が必要である.

▶ソタロールは β 遮断作用を有し，低心機能例の薬剤開始や増量時には慎重に行う.

3. ランジオロール

機序に関する基礎知識

虚血性心筋症や心不全など潜在的に交感神経が緊張状態にある場合，カルシウムの貯蔵庫である筋小胞体のリアノジン受容体から細胞内に大量のカルシウムが放出され，心臓の収縮力を高める．しかし，これらの細胞内カルシウムチャネルの変化により，様々なイオンチャネルにも影響を与え，リエントリー性の不整脈，Purkinji 線維の自動能の活性化やトリガードアクティビティーが出現すると考えられ，β 遮断薬はこれらカルシウム動態異常の不整脈に効果的と考えられる．

従来の β 遮断薬静注薬では陰性変力作用が出現しやすく，半減期も 2～3 時間と長く使用しづらかった．しかし，本邦で開発された血中半減期 2～4 分の超短時間作用型で β_1 選択性のランジオロール出現により β 遮断薬は比較的使用しやすい薬物となった．現時点では心室性不整脈に対する保険適応はないが，今後効果が期待できる薬剤である．

▶交感神経刺激下の不整脈には細胞内のカルシウム動態異常が関与しうる.

▶ランジオロールは陰性変力作用が少なく，半減期も非常に短いため，今後心室性不整脈に対する効果が期待される.

投薬根拠となる代表的臨床試験（表4）

現時点では前向きの大規模な試験の報告はないが，本邦において心室性不整脈に対する臨床研究が報告されている．

表4 ランジオロールの投薬根拠となる代表的試験

	対象患者	結果
ランジオロール単独の観察研究[12]	心室頻拍（VT）を繰り返している 12 名	7 名（58%）が薬剤投与から 24 時間以内に VT を認めない，responder．左室拡張末期径と収縮末期径が効果と関係あり（いずれも p＝0.02）
ランジオロール単独の観察研究[13]	Ⅲ群薬無効の心室性不整脈ストームをきたした 42 名	33 名（79%）でストームを抑制することができた．

▶ 現在，ランジオロールの心室性不整脈に対する臨床試験が進行中である．

 ## 副作用と処方のポイント

心臓には主に β_1 と β_2 の 2 つのサブタイプの受容体があり，心筋収縮力を増強させる β_1 受容体が数的に多い．ランジオロールは β_1 選択性といわれ，その他のサブタイプに結合する割合は低下するが，気管支作用に影響する β_2 作用にも影響しうるため喘息患者への投与は十分に注意が必要である．また，陰性変力作用が弱いとあるが，心抑制にはきわめて注意が必要でごく少量から開始すべきである．

▶ β_2 抑制作用や陰性変力作用も少なからずあるため，喘息患者や心機能低下患者には慎重に使用する必要がある．

JCOPY 498-13430

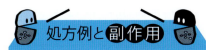

β遮断薬（クラスⅡ群）	ランジオロール（オノアクト®，コアベータ®）
適 応	心機能低下例の心房細動・心房粗動，術中・術後の心房細動・心房粗動・洞性頻脈
用法・用量	通常 1 μg/kg/mL から開始
副作用	血圧低下，ショック，房室ブロック，心不全，喘息
注 意	心機能低下例には少量から開始する

●文献●

1) The antiarrhythmics versus implantable defibrillators（AVID）investigators. A comparison of antiarrhythmic-drug therapy with implantable defibrillators in patients resuscitated from near-fatal ventricular arrhythmias. N Engl J Med. 1997; 337: 1576-83.

2) Kuck KH, et al. Randomized comparison of antiarrhythmic drug therapy with implantable defibrillators in patients resuscitated from cardiac arrest: the Cardiac Arrest Study Hamburg（CASH）. Circulation. 2000; 102: 748-54.

3) Connolly SJ, et al. Canadian implantable defibrillator study（CIDS）: a randomized trial of the implantable cardioverter defibrillator against amiodarone. Circulation. 2000; 101: 1297-302.

4) Scheinman MM, et al. Dose-ranging study of intravenous amiodarone in patients with life-threatening ventricular tachyarrhythmias. The Intravenous Amiodarone Multicenter Investigators Group. Circulation. 1995; 92: 3264-72.

5) Podrid PJ. Amiodarone: Reevaluation of an old drug. Ann Intern Med. 1995; 122: 689-700.

6) Kudenchuk PJ, et al. Amiodarone for resuscitation after out-of-hospital cardiac arrest due to ventricular fibrillation. N Engl J Med. 1999; 341: 871-8.

7) Dorian P, et al. Amiodarone as compared with lidocaine for shock-resistant ventricular fibrillation. N Engl J Med. 2002; 346: 884-90.

8) Doval HC, et al. Randomized trial of low-dose amiodarone in severe congestive heart failure. Grupo de Estudio de la Sobrevida en la Insuficiencia Cardiaca en Argentina. Lancet. 1994; 344: 493-8.

9) Mason JW. A comparison of seven antiarrhythmic drugs in patients with ventricular tachyarrhythmias. Electrophysiologic Study versus Electrocardiographic Monitoring Investigators. N Engl J Med. 1993; 329: 452-8.

10) Pacifico A, et al. Prevention of implantable-defibrillator shocks by treatment with sotalol. d. l-Sotalol Implantable Cardioverter-Defibrillator Study Group. N Engl J Med. 1999; 340: 1855-62.

11) Connolly SJ, et al. Comparison of beta-blockers, amiodarone plus beta-blockers, or sotalol

for prevention of shocks from implantable cardioverter defibrillators; the OPTIC study; a randomized trial. JAMA. 2006; 295: 165-71.

12) Wada Y, et al. Practical applicability of landiolol, an ultra-short-acting β1-selective blocker, for rapid atrial and ventricular tachyarrhythmias with left ventricular dysfunction. J Arrhythmia. 2016; 32: 82-8.
13) Miwa Y, et al. Effects of landiolo, an ultra-short-acting β1-selective blocker, on electrical storm refractory to class Ⅲ antiarrhythmic drugs. Circ J. 2010; 74: 856-63.

〈中島健三郎, 野田　崇〉

Note

JCOPY 498-13430

1

急性肺血栓塞栓症総論

1．急性肺血栓塞栓症の疫学，病態および診断

　急性肺血栓塞栓症は，主に深部静脈で形成された病的血栓が遊離し，塞栓子として肺動脈を閉塞することで発症する．肺血栓塞栓症と深部静脈血栓症は，静脈血栓塞栓症と総称され，予防・診断・治療は両者を大きく区別することなく行われる．日本の疫学調査では，急性肺血栓塞栓症の推定年間発症者数は1996年3,492人，2006年7,864人，2013年16,096人と増加傾向が示されている．

　静脈血栓塞栓症は，Virchowの3徴として知られる1）血流停滞，2）血管内皮障害，3）血液凝固能の亢進が重要な成因で，急性内科疾患での入院中，外科治療の周術期，産褥期に特に多く発症する．日本麻酔科学会による認定施設へのアンケート調査では，2002年から2005年における手術1万件当たりの周術期急性肺血栓塞栓症の発生数は，それぞれ4.41件，4.76件，3.62件，2.79件と，予防ガイドラインが作成され予防管理料の診療報酬加算が認められた2004年を境に減少に転じた．2009年から2011年においても，おおよそ手術1万件当たり症候性肺血栓塞栓症の発生は3件程度で推移している．一方，周術期に急性肺血栓塞栓症を発症した患者における死亡率は15％程度と比較的高い[1]．

　急性肺血栓塞栓症の主な症状は突然の呼吸困難と胸痛であるが，その他，動悸，冷汗，不安感，失神，咳嗽，血痰，喘鳴など多彩かつ非特異的である．血行動態的重症度は，血栓塞栓により閉塞され血液供給が途絶えた肺血管床の範囲に強く依存し，広範な場合には急激な低酸素血症と1回拍出量の低下により，頻呼吸，頻脈が高頻度に認められ，重症例ではショック状態となる．発症と同時に心停止に陥る症例もみられ，きわめて予後不良である．

　急性肺血栓塞栓症では，重症であるほど救命を優先する必要があることから，診断手順は重症度によって異なる[2,3]．確定診断には造影CTが用いられるが，救急外来やベッドサイドにおける経胸壁心エコー図検査の役割はきわめて大きく，急性肺血栓塞栓症に矛盾しない右心負荷所見が認められ，確定診断のための検査に時間を要するようであれば，患者の状態改善を優先し抗凝固療法などの治療を優先することも許容される．循環虚脱や心肺停止をきたすよう

な重症例では，まず経皮的心肺補助装置（PCPS）を導入したのちに肺動脈造影や経食道心エコー図検査により確定診断を行うこともある．血行動態が安定している症例では，臨床的可能性の評価とDダイマー検査を組み合わせた診断手順が推奨される[3]（肺血栓塞栓症および深部静脈血栓症の診断・治療・予防に関するガイドライン 2009 年改訂版　p. 17 の図 6 を参照）．

▶ 周術期の急性肺血栓塞栓症患者の死亡率は 15％程度と高い．

2. 急性肺血栓塞栓症治療の考えかた

　急性肺血栓塞栓症の治療は肺循環動態の安定化と，血栓の肺血管内からの除去が基本となる．循環虚脱症例や心肺停止症例には PCPS の使用を考慮すべきで，その他，広範型におけるショック，低血圧に対しては必要に応じて昇圧薬を使用する．低酸素血症に対しては酸素投与を行う．血栓に対する治療は抗凝固療法が中心であり，活動性出血など禁忌例でない限り，疑った段階から未分画ヘパリンが投与される．重症例に対しては，さらに血栓溶解療法，カテーテル治療，外科的血栓除去術を選択する．

① 血栓溶解療法

　血栓溶解療法は，抗凝固療法と比較してより早期の血栓溶解効果とそれに伴う血行動態および右心機能の改善効果が示されており，ショック状態や低血圧が遷延する症例に対して適応される．一方で院内死亡率や再発率の低下といった短期予後改善効果に関しては，血栓溶解療法の抗凝固療法に対する優位性は明らかではない．ショックや低血圧を認めず血行動態は安定しているが右室機能不全を有する症例では，抗凝固療法で血行動態の増悪徴候のある場合に限定して血栓溶解療法を施行する．血行動態が安定しておりかつ右室機能不全や心筋マーカー上昇が認められない症例では，血栓溶解療法の適応はない．本邦で急性肺血栓塞栓症に対して承認されている血栓溶解薬はモンテプラーゼのみであり，13,750〜27,500 単位/kg を約 2 分間で静注する．

② 従来の抗凝固療法

　本邦での急性肺血栓塞栓症に対する初期治療は，これまで未分画ヘパリンを用いて行われてきた．急性肺血栓塞栓症の疑いが強くかつ出血のリスクが低い場合には，確定診断前から未分画ヘパリン 5,000 単位静注で治療を開始し，

JCOPY 498-13430

診断が確定した後に持続静注に移行する．症例により必要とされる投与量が大きく異なるため（10,000〜35,000 単位/日），活性化部分トロンボプラスチン時間（APTT）を持続静注では 6 時間毎に測定し，ヘパリン投与前の 1.5〜2.5 倍に速やかにコントロールすることが求められる．連続 2 回の APTT が治療域となれば，1 日 1 回の APTT 測定に変更する．未分画ヘパリン投与に引き続きワルファリンの内服投与を開始し，プロトロンビン時間国際標準化比（PT-INR）が推奨治療域である 1.5〜2.5 となったことを 2 日連続で確認した後に未分画ヘパリンを中止する．

未分画ヘパリンは循環血中の半減期が 60 分と短いため，出血時には投与中止と局所圧迫により多くの症例で止血可能である．一方で，生命を脅かす恐れがある出血の場合は，硫酸プロタミンにより効果を中和させる必要がある．1 回につきプロタミン硫酸塩として 50 mg を超えない量を，ヘパリン 1,000 単位に対して 10〜15 mg 生理食塩液または 5％ブドウ糖注射液 100〜200 mL に希釈し，10 分間以上をかけて静脈内投与する．その他の合併症としてはヘパリン起因性血小板減少症（HIT）や長期投与時の骨粗鬆症がある．ヘパリン投与中は血小板数を毎日測定し 10 万/μL を切るか，あるいは前値の 50％以下に減少したら，HIT を疑い対処するべきである．未分画ヘパリンは胎盤を通過しないため，胎児出血や催奇形性を誘発せず，乳汁中にも分泌されないため授乳婦への投与も可能である．

ワルファリン投与中に出血が発生した場合には，止血されるまでワルファリンを中止し，生命に関わる出血でかつ PT-INR が延長している場合には，血漿輸血により凝固欠損をただちに補正し，ビタミン K 10〜25 mg を静脈内投与する．PT-INR は著明に延長しているが，出血自体が重篤でない場合には，ビタミン K 5 mg を皮下注射する．ワルファリンは胎盤を通過するため，胎児出血や催奇形性を誘発する危険性があり，妊娠中には投与しない．授乳中の投与は可能である．

③ 新しい抗凝固療法

2011 年 3 月に，Xa 因子特異的阻害薬であるフォンダパリヌクスが静脈血栓塞栓症治療薬として本邦で承認され，急性肺血栓塞栓症の初期治療薬として使用可能となった．それに伴い未分画ヘパリン使用時に必要とされた頻回の採血による用量調節は不要となった．ただし，フォンダパリヌクスは半減期が約 14〜17 時間と長く，中和薬が確立していないため，出血が危惧される症例には未分画ヘパリンを選択する[4]．フォンダパリヌクスは腎排泄型の薬剤であるため，Ccr 30 mL/min 未満の高度腎機能低下例に対する使用は禁忌であり，また

図 1 　静脈血栓塞栓症治療における治療戦略

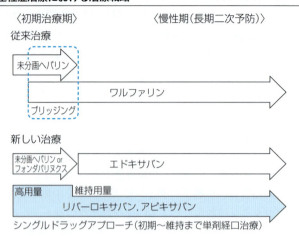

血栓溶解療法を必要とする症例，高度肝障害例，妊婦，40 kg 未満の著しい低体重例では未分画ヘパリンを選択すべきである．

　さらに AT 非依存性の直接型 Xa 因子阻害薬の中から，2014 年 9 月に初めてエドキサバンが，続いて 2015 年 9 月にリバーロキサバンが，さらに同年 12 月にアピキサバンが「静脈血栓塞栓症（深部静脈血栓症および肺血栓塞栓症）の治療および再発抑制」を適応症として承認された．これらは，直接トロンビン阻害薬も含め，非ビタミン K 阻害経口抗凝固薬（NOAC）改め直接作用型経口抗凝固薬（DOAC）と総称される．上記の 3 剤が承認されたことで，静脈血栓塞栓症に対する抗凝固療法の治療法が大きく変化することとなった．DOAC は，頻回の採血による用量調整が不要で，Tmax が 1.5〜4 時間と短く効果発現が早いため，入院期間の大幅な短縮が可能となった．また，ワルファリンと異なり，食事制限が不要で他剤との相互作用が比較的少ないのも利点である．DOAC のなかでも，リバーロキサバンやアピキサバンは，初期投与量を維持用量よりも高く設定することで，治療初期から単剤による治療（シングルドラッグアプローチ）を可能にした（図 1)[2,5]．

④ 抗凝固療法の継続期間

　抗凝固療法の継続期間は，静脈血栓塞栓症を生じた危険因子の種類によって決定する．手術や一時的な臥床など可逆的危険因子によって生じた初発症例に対しては 3 カ月間継続する．先天性凝固異常症を有する患者のみならず，明らかな危険因子を有さずに静脈血栓塞栓症を発症した特発性静脈血栓塞栓症

の患者では，抗凝固療法中止後の再発率が高いため，少なくとも3カ月間継続し，それ以降の継続は出血リスクとの兼ね合いを勘案して決定する．悪性疾患のような持続的な危険因子を有する患者や，抗凝固療法中止後に再発した患者に対しては，より長期間継続することが推奨される．

⑤ DOAC によるシングルドラッグアプローチ

急性肺血栓塞栓症に対する未分画ヘパリンとワルファリンによる従来の治療では，軽症例であっても初期に点滴治療を必要とし，ワルファリンへの切り替えに際しPT-INRが安定しないために入院期間が延長する症例も少なからずみられた．これに対し，軽症例に対するDOACを用いたシングルドラッグアプローチは，点滴治療を必要とせず，薬剤用量の調節も必要ないため，患者のQOL，再発抑制，コスト削減にとって非常に有用と考えられる．現在，シングルドラッグアプローチが可能な薬剤は，リバーロキサバンとアピキサバンであり，再発の高い時期には維持用量の倍量を投与する高用量投与期間が設けられている（リバーロキサバン：3週間15 mgを1日2回投与ののちに15 mgを1日1回に減量して継続，アピキサバン：1週間10 mgを1日2回投与ののちに5 mgを1日2回に減量して継続）．いずれのDOACも，ショックや低血圧が遷延するような血行動態が不安定な肺血栓塞栓症患者または血栓溶解剤の使用や血栓摘除術が必要な肺血栓塞栓症患者に対する有効性・安全性は確立しておらず，適切な治療を行い，血行動態が安定した後に投与されるべきである．

▶ 軽症例に対する DOAC によるシングルドラッグアプローチは，患者の QOL，再発抑制，コスト削減にとって非常に有用である

●文献●
1) 黒岩政之, 他. 2009-2011年周術期肺塞栓症調査結果から見た本邦における周術期肺血栓塞栓症の特徴. 麻酔. 2013; 62: 629-38.
2) Konstantinides SV, et al. 2014 ESC Guidelines on the diagnosis and management of acute pulmonary embolism: The Task Force for the Diagnosis and Management of Acute Pulmonary Embolism of the European Society of Cardiology（ESC）Endorsed by the European Respiratory Society（ERS）. Euro Heart J. 2014; 35: 3033-73.
3) 肺血栓塞栓症および深部静脈血栓症の診断・治療・予防に関するガイドライン2009年改訂版.
4) Yamada N, et al. Current status and trends in the treatment of acute pulmonary thromboembolism. Circ J. 2011; 75: 2731-8.

5) Kearon C, et al. Antithrombotic therapy for VTE disease: CHEST Guideline and Expert Panel Report. Chest. 2016; 149: 315-52.

〈土肥　薫，山田典一〉

Note

JCOPY 498-13430

2

薬剤各論

血栓形成の分子機序と抗凝固療法の変遷

　フィブリン血栓の形成に重要な血液凝固機序は，外因系（組織因子系）経路および内因系経路によって開始され，血小板細胞膜上での Xa 因子の生成，さらに Xa 因子・Va 因子複合体（プロトロンビナーゼ複合体）によるトロンビンの生成と続く（図1）[1]．静脈血栓塞栓症を発症する患者では，静脈内で血液凝固能が亢進しトロンビンが産生される，易血栓状態にあると考えられる．トロンビンは血漿中に大量に存在するフィブリノゲンに作用して不安定フィブリンを生成し，さらにトロンビンにより XⅢ 因子が活性化され XⅢa 因子となり，重合フィブリン分子間を架橋することで，強固なフィブリン塊が形成される．

　本邦では，急性肺血栓塞栓症の急性期には即効性のある未分画ヘパリンを静

図　**血液凝固機序**

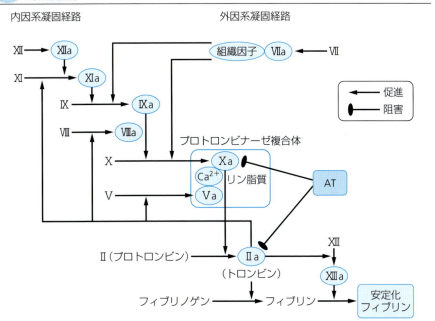

脈内投与し，慢性期にかけての再発予防目的で，ブリッジングを経てワルファリンの経口投与に切り替えるという治療戦略が長期間推奨されてきた[2]．ヘパリンは，血中のアンチトロンビン（AT）に結合し，構造を変化させて AT によるプロテアーゼ凝固因子（XIIa 因子，XIa 因子，VIIa 因子，IXa 因子，Xa 因子，トロンビン）の阻害速度を高め，抗凝固作用を発現する．凝固反応の阻害には，ヘパリン-AT 複合体によるトロンビンと Xa 因子の阻害が最も重要である．未分画ヘパリンは豚の腸粘膜から精製されたもので，分子量は 3,000〜35,000 に分布している．このなかの高分子量のヘパリンは AT とトロンビンの両者に結合して，AT によるトロンビンの阻害速度を数千倍高める．一方で，低分子量ヘパリンはトロンビン結合性が弱く，AT の Xa 因子阻害活性を選択的に高めるため，AT 依存性の間接型 Xa 因子阻害薬とよばれている．ワルファリンは細胞内のビタミン K 依存性γカルボキシラーゼによるγカルボキシグルタミン酸（Gla）の合成を阻害して，Gla 残基を含む凝固因子（VII因子，IX因子，X因子，プロトロンビン）の産生を抑制することにより血液凝固を阻害する．従来型の未分画ヘパリン-ワルファリン治療には，安全域が狭くモニタリングの必要性がある点，ヘパリンにはヘパリン起因性血小板減少症という重大な副作用のリスクがある点，切り替えにブリッジングが必要な点，ワルファリンには食事制限の必要性が生じる点など，いくつかの無視できない問題点が存在した．

　こうしたなか，2000 年代に入り Xa 因子阻害薬が登場したことで急性肺血栓塞栓症に対する抗凝固療法が大きく変化した．まず，未分画ヘパリンや低分子量ヘパリンが AT と結合するために必須な最小 5 糖構造（ペンタサッカライド）を化学合成したフォンダパリヌクスが開発され，注射薬として臨床応用された．フォンダパリヌクスは AT のもつ Xa 因子阻害活性のみを増強する Xa 因子特異的阻害薬であり，トロンビンを阻害しないため，出血のリスクを増大させない用量で血栓症を予防・治療できる[3]．さらに本邦で 2008 年から AT 非依存性の直接型 Xa 因子阻害薬の経口投与が保険償還され，2014 年 9 月にエドキサバンが，続いて 2015 年 9 月にリバーロキサバンが，さらに同年 12 月にアピキサバンが「静脈血栓塞栓症（深部静脈血栓症および肺血栓塞栓症）の治療および再発抑制」を適応症として承認された．

JCOPY 498-13430

新しい抗凝固薬の特徴と使用法

フォンダパリヌクス

　フォンダパリヌクスは1日1回の皮下注射で用い，投与量は患者の体重により50 kg未満には5.0 mg，50〜100 kgには7.5 mg，100 kg超には10.0 mgと3段階に設定されている[3]．フォンダパリヌクスは，皮下投与時の半減期が約14〜17時間であり，1日1回一定の時刻に投与することが望ましいが，2回目以降に投与時刻を変更する際には，前回投与から少なくとも12時間以上の間隔をあけて投与する．生物学的利用能がきわめて高く，アンチトロンビン以外の血漿蛋白と結合しないため，投与量に応じた一定の抗凝固活性が得られ，血液検査による用量調節を要しない．ただし，血栓溶解療法を必要とするような重症例に対しての効果や安全性は確立されていない．腎機能障害や高齢者に対しては減量・中止が必要であり，半減期が長いことや中和剤がないことより投与前の出血のリスク評価も重要である．重篤な出血に対しては新鮮凍結血漿輸注や血漿交換を考慮する．妊婦に対する安全性は確立しておらず，妊婦または妊娠している可能性のある婦人に対する投与は，治療上の有益性が危険性を上回ると判断される場合にのみ行う．また，授乳婦に投与する際には授乳を避ける必要がある．

▶ Xa因子特異的阻害薬であるフォンダパリヌクスは，1日1回の皮下注射で初期治療を開始し，血液検査による用量調節を要しない．

直接作用型経口抗凝固薬

　直接作用型経口抗凝固薬（DOAC）は，AT非依存性の直接型Xa因子阻害薬と直接トロンビン阻害薬の総称である．本邦では，直接型Xa因子阻害薬であるエドキサバン，リバーロキサバン，アピキサバンの3剤が急性肺血栓塞栓症に対する抗凝固療法として承認され使用可能である．承認は国際共同試験の結果を踏まえたものであるが[4-6]，組み入れ症例数は少ないものの日本人のみを対象としたJ-EINSTEIN試験[7]やAMPLIFY-J試験[8]も行われ，再発や出血の合併症については従来治療との間に大きな差はなく，国際共同試験との一貫性が示された．

▶本邦では，直接型 Xa 因子阻害薬であるエドキサバン，リバーロキサバン，アピキサバンの 3 剤が急性肺血栓塞栓症に対する抗凝固療法として承認され使用可能である．

① エドキサバン

Hokusai-VTE 試験は，日本人患者を含んだ急性症候性近位側深部静脈血栓症または急性症候性肺血栓塞栓症を対象とした無作為化二重盲検試験で，ワルファリンによる従来治療群に対する有効性の非劣勢と有意な出血リスクの低下が確認された[4]．本試験では，未分画ヘパリンもしくは低分子量ヘパリンを5～12 日間投薬後，エドキサバン投薬群 1 日 1 回 60 mg（減量基準に該当する場合には 30 mg）4,118 例とワルファリンによる従来治療群 4,122 例に割り振った．試験薬は全例に最短 3 カ月，最長 12 カ月（担当医の裁量による）継続した．症候性深部静脈血栓症再発はエドキサバン群 3.2%，ワルファリン群 3.5%でエドキサバンの従来治療に対する非劣性が示された．大出血および大出血ではないが臨床的に問題となる出血の複合については 8.5%，10.3%とエドキサバン群で有意に低率であった．

エドキサバンは，未分画ヘパリンなどの適切な初期治療を行った後に 60 mgを 1 日 1 回投与で開始する．減量基準が設定されており，体重 60 kg 以下，Ccr50 mL/min 以下，P 糖蛋白阻害薬併用の場合は 30 mg を 1 日 1 回投与する．Ccr 15 mL/min 未満の場合は投与禁忌である．

② リバーロキサバン

EINSTEIN-PE 試験は，急性肺血栓塞栓症患者を対象としたオープンラベル試験である[5]．本試験では，確定診断された急性症候性肺血栓塞栓症患者を，リバーロキサバン投薬群 1,731 例と低分子量ヘパリン＋ワルファリンによる従来治療群 1,718 例に割り振り，最短 3 カ月，最長 12 カ月の治療期間における有効性と安全性が検証された．リバーロキサバン群では 15 mg を 1 日 2 回 3 週間投与後，20 mg を 1 日 1 回投与した．有効性の一次エンドポイントである症候性深部静脈血栓症再発はリバーロキサバン群 2.1%，従来治療群 1.8%でリバーロキサバンの従来治療に対する非劣性が示された．安全性の一次エンドポイントである大出血を含む臨床的に問題となる出血事象はそれぞれ 10.3%，11.4%と同等であった．

本邦では，リバーロキサバンは，15 mg を 1 日 2 回 3 週間投与ののちに海外

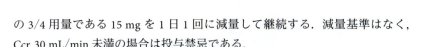

の 3/4 用量である 15 mg を 1 日 1 回に減量して継続する．減量基準はなく，Ccr 30 mL/min 未満の場合は投与禁忌である．

③ アピキサバン

AMPLIFY 試験は，症候性深部静脈血栓症または急性肺血栓塞栓症患者を対象とした無作為化二重盲検試験であり，6 カ月の治療期間で，アピキサバン投薬群 2,609 例と低分子量ヘパリン＋ワルファリンによる従来治療群 2,635 例に割り振り，有効性と安全性が検証された[6]．アピキサバン群では，最初の 7 日間は 10 mg を 1 日 2 回投与し，その後 6 カ月間は 5 mg 1 日 2 回投与した．症候性静脈血栓塞栓症再発または静脈血栓塞栓症関連死は，アピキサバン群 2.3%，従来治療群 2.7% でアピキサバンの従来治療に対する非劣性が示された．従来型治療に対し非劣性を示した．安全性では，大出血がそれぞれ 0.6% と 1.8%，大出血および大出血ではないが臨床的に問題となる出血の複合がそれぞれ 4.3% と 9.7% と，共にアピキサバン群で有意に低率であり，安全性においてアピキサバンの従来治療に対する優位性が示された．

アピキサバンは，10 mg を 1 日 2 回 1 週間投与ののちに 5 mg を 1 日 1 回に減量して継続する．減量基準はなく，Ccr 30 mL/min 未満の場合は投与禁忌である．

④ DOAC はなぜ頭蓋内出血が少ないのか？

DOAC は，ワルファリンに比較して頭蓋内出血の副作用が有意に低いとされている．血液凝固機序のうち，外因系経路は主に血管の傷害部位でみられる血液凝固機序で，傷害組織の細胞膜に存在する凝固惹起因子の組織因子に血中の Ⅶ因子が結合して開始される．ワルファリンは，血液凝固の開始に必要な Gla 含有蛋白のⅦ因子の産生を阻害するため，脳を含む全身の出血を助長する可能性があるのに対して，トロンビン阻害薬や Xa 因子阻害薬は，Ⅶ因子を阻害しないため，特に組織因子が多く存在する脳における凝固開始機序には影響を及ぼさないと考えられている．しかし，抗凝固薬である以上，出血リスクは無投与にくらべ増大することは間違いないため，DOAC を適正に使用するために，血栓リスクと出血リスクの正しい評価および出血リスクを最小限に抑える工夫が重要となる[1]．

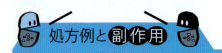

処方例と 副作用

合成 Xa 阻害薬	**フォンダパリヌクス（アリクストラ®）**
適 応	急性肺血栓塞栓症および急性深部静脈血栓症の治療
用法・用量	1 日 1 回皮下投与
	体重 50 kg 未満：5 mg，50〜100 kg：7.5 mg，100 kg 超：10 mg
副作用	出血，血小板減少，肝機能障害
注意点	半減期が長い
	Ccr 30 mL/min 未満の場合は投与禁忌

DOAC	**エドキサバン（リクシアナ®）**
適 応	深部静脈血栓症および肺血栓塞栓症の治療および再発抑制
用法・用量	1 日 1 回経口投与
	体重 60 kg 超：60 mg
	体重 60 kg 以下，Ccr 50 mL/min 以下，P 糖蛋白阻害薬併用の場合は 30 mg を 1 日 1 回投与
副作用	出血，肝機能障害
注意点	急性期への適切な初期治療（ヘパリン投与など）がなされた後に投与する
	Ccr 15 mL/min 未満の場合は投与禁忌

DOAC	**リバーロキサバン（イグザレルト®）**
適 応	深部静脈血栓症および肺血栓塞栓症の治療および再発抑制
用法・用量	初期 3 週間は 15 mg を 1 日 2 回食後に経口投与し，その後は 15 mg を 1 日 1 回食後に経口投与する
副作用	出血，肝機能障害，間質性肺疾患
注意点	Ccr 30 mL/min 未満の場合は投与禁忌
	HIV プロテアーゼ阻害薬など，CYP3A4 および P 糖蛋白の強力な阻害作用を有する薬剤投与中の患者は投与禁忌
	CYP3A4/P-gp 阻害薬で薬物相互作用の可能性

DOAC	**アピキサバン（エリキュース®）**
適 応	深部静脈血栓症および肺血栓塞栓症の治療および再発抑制
用法・用量	初期 1 週間は 10 mg を 1 日 2 回経口投与し，その後 5 mg を 1 日 2 回経口投与する
副作用	出血，肝機能障害，間質性肺疾患
注意点	Ccr 30 mL/min 未満の場合は投与禁忌

JCOPY 498-13430

●文献●

1) 鈴木宏治. 血栓症治療薬の進歩—新しい経口抗凝固薬を中心に—p1-14.
   http://www.suzuka-u.ac.jp/information/bulletin/pdf/2012/12-01-suzuki.pdf
2) 肺血栓塞栓症および深部静脈血栓症の診断・治療・予防に関するガイドライン 2009 年
   改訂版.
3) 山田典一. 急性肺塞栓症に対する各種治療法と合併症, 注意点. 臨床医のための静脈血
   栓塞栓症（深部静脈血栓症・急性肺塞栓症）診断・治療マニュアル　東京: 医薬ジャー
   ナル社; 2015. p. 255-61.
4) Buller HR, et al. Edoxaban versus warfarin for the treatment of symptomatic venous
   thromboembolism. N Engl J Med. 2013; 369: 1406-15.
5) Buller HR, et al. Oral rivaroxaban for the treatment of symptomatic pulmonary embolism.
   N Engl J Med. 2012; 366: 1287-97.
6) Agnelli G, et al. Oral apixaban for the treatment of acute venous thromboembolism. N Engl
   J Med. 2013; 369: 799-808.
7) Yamada N, et al. Oral rivaroxaban for Japanese patients with symptomatic venous
   thromboembolism—the J-EINSTEIN DVT and PE program. Thromb J. 2015; 13: 2.
8) Nakamura M, et al. Apixaban for the treatment of Japanese subjects with acute venous
   thromboembolism（AMPLIFY-J Study）. Circ J. 2015; 79: 1230-6.

〈土肥　薫, 山田典一〉

Note

1

大動脈解離総論

1. 大動脈解離の定義と分類

　大動脈解離（aortic dissection）は，現代においても致死率の高い救急疾患であり，その治療成績は向上しているとはいえ，未だ十分とはいえない状況である．大動脈壁が中膜のレベルで 2 層に剥離し，動脈走行に沿ってある長さをもち二腔構造をとる．通常は 1 カ所，ないしは数カ所の内膜の裂孔（tear）を有し，それを entry として長軸方向に中膜を切り裂くように血流が流入し，大動脈が真腔と偽腔に分離されてしまう．造影 CT などの画像上，真腔と偽腔との交通を認めるものを "偽腔開存型大動脈解離" とよび，交通を認めないものを "偽腔閉塞型大動脈解離" とよぶ．臨床上で最も重要となる分類は Stanford 分類であり，上行大動脈に解離が及ぶか否かで A 型，B 型にそれぞれ分けられる．

　Thin slice の CT により多くの場合は tear の同定は可能であるが，ときに tear の同定が不可能な症例が存在する．以前は本病態を壁内血腫（IMH: intramural hematoma）とよんでいた．発症機序としては中膜外側 1/3 の栄養血管である vasa vasorum の破綻が推定されているが，tear が存在しないものであるのか，あるいは画像上 tear を同定できないだけなのかは判別困難である．現在でも欧米では IMH を用いているが，IMH は病理学的概念であり，上記のような理由からも本邦のガイドライン[1]では IMH という言葉は使用せず，"偽腔閉塞型大動脈解離" と位置づけられている．

　大動脈解離では，診断時の造影 CT にて，あるいは経過途中のフォローアップの CT にて偽腔への潰瘍様の突出構造を認めることがある．比較的平滑な輪郭を有する造影剤の潰瘍様突出像で，偽腔に連続する内膜の欠損と報告されたが，病理学的には内膜の破綻部を介して偽腔へ交通を形成しているが，その周囲は偽腔の血栓や血腫によって覆われている小血流腔と考えられており，これを ULP（ulcer like projection）とよぶ．発症時に ULP を呈する大動脈解離は，"偽腔開存型大動脈解離" として対応するようにガイドラインでも推奨されている．ULP は発症時の CT での有無も重要であるが，経過中のフォローアップCT における新たな ULP の出現の有無も重要となる．Kitai らは 170 例の Stanford B 型急性大動脈解離の検討において，経過中の 62 例（36％）に ULP が新た

に出現し, ULP の出現は慢性期の大動脈関連事象の独立した規定因子であったと報告している. 一方で ULP を認めなかった 108 例 (64%) は 10 年生存率が 88% ときわめて良好であったとしている[2].

　大動脈解離の画像診断を語るにおいて, penetrating atherosclerotic ulcer (PAU) も重要である. PAU は粥状硬化が潰瘍化して大動脈壁の内弾性板を突破し, 中膜以下にまで達する病態であるとされている. 潰瘍の penetration が中膜にまで達すると大動脈解離につながる可能性が指摘されているが, 中膜を越えて外膜にまで達することが多く, 大動脈解離の発症はまれであるとの報告もあり, まだまだ PAU に関しては不明な点が多く, 大動脈解離との関連性も詳細には判明していない. PAU の進展に伴って中膜内の出血や血腫を伴うことから, 偽腔閉塞型解離との鑑別は注意を要する. また, ULP と PAU は混同されることも多く, ガイドラインでもその語句の使用にあたっては注意がよびかけられている.

　一方, 発症からの病期として本邦のガイドラインでは, 発症から 48 時間以内を "超急性期", 48 時間から 2 週間以内を "急性期", 2 週間を経過すると "慢性期" と定義されている.

▶大動脈解離の画像分類として, 臨床上重要となるのは解離範囲と偽腔の状態である. 前者は Stanford A 型, B 型に, 後者は偽腔開存型, 閉塞型, ULP 型に分類される.
▶ULP は発症時のみならず, 経過途中に新たに出現する症例も認められ, 慢性期の大動脈イベントのリスクとなり得るため, 注意を要する.

2. 大動脈解離の症状

　大動脈解離の症状はきわめて多彩であり, 解離の及んだ範囲や合併症の有無によっても左右される. 多くの場合は背部痛に始まり, 移動性を有することが特徴とされる. 背部痛は激烈なものであり, 七転八倒するような疼痛であることも珍しくはない. 最も恐れるべき合併症は Stanford A 型大動脈解離に伴う心タンポナーデであり, 一刻を争って心囊ドレナージを行い, 緊急手術へと持ち込まなければ救命はかなり難しくなる. 急性冠症候群 (ACS) を伴う症例も早急な対応を要する. 我々の施設でも緊急に経皮的冠動脈形成術 (PCI) を行

い，ひとまずの stenting を行って冠血流を保ち，緊急開胸手術に持ち込み救命し得た症例をしばしば経験している．その他，脳虚血に伴った意識状態の悪化や神経症状，脊髄虚血からの対麻痺，上下肢虚血，腸管虚血，腎虚血など，大動脈からのどの主要分枝血管に血流低下が及ぶかによって，症状や合併症は様々である．

多くの症例では，発症後数時間から数日をかけて徐々に炎症性胸水の貯留を認める．発症時にすでに多量の胸水貯留を認める場合，それは胸腔穿破を疑う．症例によっては徐々に高度の ARDS を発症して呼吸不全へと陥り，挿管へと至ることも稀ではない．

▶ 解離の範囲や合併症の有無を，即座にかつ正確に判断することが必要となる．
▶ 緊急入院後，数時間から数日をかけて呼吸状態の悪化を認める症例をよく経験する．炎症性胸水の貯留や時には ARDS に至る症例も存在する．

3. 大動脈解離の診断

大動脈解離の診断のゴールドスタンダードはやはり CT 検査であろう．現代では MDCT（multi-detector-row computed tomography: 多検出器列型 CT）の登場・進化で空間分解能が 0.5〜1 mm と高精度となったことにより，より詳細な評価が可能となっている．撮像は単純 CT に加え，造影を 2 相（早期相と後期相）撮影する．偽腔開存型急性大動脈解離では，早期相では偽腔の造影効果を認めなくとも，後期相になって遅れて造影されてくるものも存在する．単純CT から，あるいはベッドサイドでのエコー検査から Stanford A 型が疑われる場合は，心電図同期下での撮影が有用となる．上行大動脈は心拍動に伴ったartifact を認めることが少なくないため，非心電図同期で造影 CT を撮影した場合，上行大動脈の評価が困難となることもあるからである．心電図同期撮影の欠点としては，放射線被曝量が増してしまうことがあげられる．逐次近似再構成法では従来の 1/2 以下の実効線量で撮影可能とされている．造影 CT では解離の及んでいる範囲に加え，entry・re-entry の位置や偽腔の開存・閉塞の評価，malperfusion の有無を確認する．Malperfusion の有無が今後の治療方針を左右

するため，必ず評価が必要となる．

　造影 CT 撮影時の工夫として，当院では造影剤投与ラインは原則的に右手に確保するように心がけている．左上肢から造影剤を注入して撮影した場合，どうしても大動脈弓部に造影剤のハレーションが生じてしまい，同部位に tear が存在する場合は評価が困難となってしまう可能性があるからである．

　また，撮像範囲として頭蓋底まで含むように設定している．治療に関しては後述するが，胸部ステントグラフト内挿術（TEVAR: thoracic endovascular aortic repair）を行う場合，ステントグラフトの landing zone の関係からどうしても左鎖骨下動脈までカバーしなければならないこともある．この場合，左上肢への順行性の血流は消失するが，脳底動脈が開存していれば，右椎骨動脈から脳底動脈を介して左椎骨動脈へと血流は流れ，左上肢の灌流は保たれる．脳底動脈系が開存しているか否か，あらかじめ確認しておくために撮像範囲を広げているわけである．カテーテル治療の access route の確認・評価のために，下位は鼠径まで撮像範囲に含むべきである．

　CT の他には経胸壁エコー検査も有用である．非侵襲的であるのはもちろんのこと，CT と違って簡便でありベッドサイドで即座に行える．Stanford A 型解離であれば flap や偽腔の状態が確認できるし，症例によっては tear が確認可能なこともある．前述のように造影 CT を非心電図同期で撮影して上行大動脈の情報が評価困難な場合，エコーが有用となるかもしれない．また，心タンポナーデや大動脈弁閉鎖不全症を合併している場合や，ACS 合併を疑う場合の心室壁運動低下の評価にも有用となる．

▶ 造影 CT 撮影では，必ず 2 相造影を行い，かつその撮像範囲は頭蓋底から鼠径まで含めるべきである．また，造影ルートは右上肢からが望ましい．

▶ Malperfusion の有無が治療の選択肢を左右するため，必ず正確に評価する必要がある．

▶ Stanford A 型解離を疑う場合は，心電図同期下での CT 撮影が有力となる．

4. 大動脈解離の治療法とその選択

　大動脈解離の治療法の選択においては，まずは Stanford 分類によって分けられる．原則的に A 型は侵襲的治療，B 型は保存的治療となるが，なかには A 型でも保存的治療が第一選択となる場合もあるし，B 型でも侵襲的治療を要する症例もある．以下にその詳細を述べる．

① 急性期の治療

1) Stanford A 型急性大動脈解離

　本病態の予後は悪く，発症から 1 時間あたり 1〜2％の致死率[3]とされており，超急性期の死亡率が特に高い．IRAD（The International Registry of Acute Aortic Dissection）2003 年の報告では在院死亡率 23.9％と非常に高いが，本邦の手術成績は良好で，日本胸部外科学会の報告でも在院死亡率は年々改善している．外科治療が Class I で適応となるのは偽腔開存型の Stanford A 型解離である．手術法の選択に関しては，tear の位置や弓部分枝動脈の状態などによって，上行大動脈置換術や上行-弓部大動脈置換術，オープンステントグラフト法などそれぞれに適した手術法が決定される．

　一方で，Stanford A 型解離であったとしても，偽腔閉塞型であり，かつ一定の条件を満たす場合は保存的治療が選択される．A 型解離に伴う致死的な合併症，すなわち心タンポナーデや高度の大動脈弁閉鎖不全症を伴う症例においては，たとえ偽腔が閉塞していても外科治療が必要である．また，上行大動脈に ULP が存在する場合も同様に外科治療の対象となる．上行大動脈径が 50 mm 以上[4]，あるいは血栓化した偽腔径が 11 mm を超える場合[5]は保存的治療中に解離が進行する可能性が高いとされており，外科治療を考慮すべきであるとされている．これらに該当しない場合の偽腔血栓閉塞型 Stanford A 型解離の場合，本邦のガイドラインでは保存的治療が Class IIa に設定されている．実際，Kitai らは 50 例に対して保存的治療を行い，その 10 年生存率は 89％であったと報告[6]しており，本邦や韓国からの報告では良好な成績を示しているものが多いが，欧米では内科的治療は成績不良であり，やはり外科的治療が望ましいとする声が多い．

　Tear が下行大動脈（稀に腹部大動脈）に存在する，逆行性の Stanford A 型解離に関しては，ステントグラフト治療が低侵襲に施行可能であり有用である．ガイドラインでも Class IIa に明記されており，実際当院の経験でも良好な成績を得ている．

JCOPY 498-13430

2) Stanford B 型急性大動脈解離

　合併症を有さない Stanford B 型解離の場合，偽腔の開存や ULP の有無に関わらず，基本的には保存的治療が適応となる．安静を保ち，強力に降圧を行い，脈拍や疼痛の管理を行ってゆく．薬物治療の詳細に関しては，次項に譲る．

　一方で重症合併症を伴う Stanford B 型解離の場合は，侵襲的治療の検討が必要である．合併症とはすなわち，偽腔の破裂，急速拡大，主要分枝血管の血流低下（malperfusion）である．破裂症例では，胸腔穿破のような明らかなものから，縦隔穿破の症例，さらには大動脈周囲のみに oozing rupture を認める症例など多岐にわたるため，フォローアップの CT は重要であるし，また注意深い評価を要する．Malperfusion を生じる血管としては，冠動脈（A 型へと移行した場合），弓部 3 分枝，腹腔動脈，上腸間膜動脈，腎動脈，総腸骨動脈が重要となる．Malperfusion のメカニズムには 2 種類存在する．解離が主要分枝血管内にまで及んで血管の狭窄や閉塞をきたして血流低下を生じるパターンを static obstruction とよび，一方で分枝血管内に解離が及んでいなくとも，真腔が偽腔からの強い圧排を受けて血流低下を生じるパターンを dynamic obstruction とよぶ．これらの病態による血流低下が主要分枝血管に認められる場合，緊急の侵襲的治療を要する．近年では TEVAR が本病態に対して良好な治療成績をおさめており[7,8]，今後第一選択となってゆくことが予想される．

　慢性期の予後改善および大動脈イベント回避を目的として，急性期や亜急性期に TEVAR を行うべきか否か，また行うのであればどのような症例を適応とすべきであるのか，様々な研究・報告がなされているが，現時点では明らかな有効性を示すものはなく，今後のさらなる検討が期待される．

② 慢性期の治療

　慢性期に入り安定している症例は比較的予後良好とされており，Stanford A 型であろうと B 型であろうと内科的治療が推奨されている．ただし，急速拡大症例や解離性大動脈瘤へと移行した症例においては侵襲的治療を検討すると定められている．

▶ 治療方針決定においては正確な画像評価が求められる．Stanford A 型であったとしても内科的加療で経過をみれる症例もあれば，Stanford B 型であっても侵襲的治療を要する症例もある．

▶ 逆行性 Stanford A 型解離や，合併症を伴う Stanford B 型解離においてはステントグラフト内挿術が有用である．

●文献●

1) 大動脈瘤・大動脈解離診療ガイドライン（2011 年改訂版） http://www.j-circ.or.jp/guideline/pdf/JCS2011_takamoto_h.pdf

2) Kitai T, et al. Impact of new development of ulcer like projection on clinical outcomes in patients with typr B aortic dissection with closed and thrombosed false lumen. Circulation. 2010; 122: S74-S80.

3) Hagan PG, et al. The International Registry of Acute Aortic Dissection（IRAD）: new insights into an old disease. JAMA. 2000; 283: 897-903.

4) Kaji S, et al. Prediction of progression or regression of type A aortic intramural hematoma by computed tomogramphy. Circulation. 1999; 100（suppl 2）: II281-286.

5) Song JM, et al. Usefulness of the initial noninvasive imaging study to predict the adverse outcomes in the medical treatment of acute type A aortic intramural hematoma. Circulation. 2003; 108（supl 1）: II324-328.

6) Kitai T, et al. Clinical outcomes of medical therapy and timely operation in initially diagnosed type a aortic intramural hematoma: a 20-year experience. Circulation. 2009; 120: S292-298.

7) Dake MD, et al. Endovascular stent-graft placement for the treatment of acute aortic dissection. N Engl J Med. 1999; 340: 1546-52.

8) Kato N, et al. Midterm results of stent-graft repair of acute and chronic aortic dissection with descending tear: the complication-specific approach. J Thorac Cardiovasc Surg. 2002; 124: 306-12.

〈小林泰士，当麻正直〉

Note

JCOPY 498-13430

2

急性期薬剤，慢性期薬剤

　　大動脈解離の総論の項において，大動脈解離の分類やそれぞれの治療方針に関して述べた．一般に内科的治療が超急性期から治療の中心を担うのは，malperfusion などの合併症を有さない Stanford B 型大動脈解離や，一部の条件を満たす Stanford A 型大動脈解離であるが，緊急手術やステントグラフト内挿術を行った症例においても，解離の進展や再発を防ぐ意味合いからやはり内科的薬剤治療は重要となる．本項では大動脈解離に対する内科的管理に関して，特に薬剤に重きを置いて述べてゆく．

1.　急性期

　　超急性期から急性期における内科的治療は主に 4 本柱で構成される．すなわち，①安静，②鎮痛，③降圧，④脈拍数のコントロールである[1]．強力な降圧が必要となるが，そのためにはまずは鎮痛が必要である．実際の臨床現場ではこれらの柱を同時進行で介入してゆくわけであるが，それでも十分な鎮痛がなされなければ，十分な降圧効果が得られない．ECS（European Society of Cardiology）のガイドラインでも鎮痛は Class Ⅰ（Evidence level C）に設定[2]されている．降圧にはモルヒネ塩酸塩やブプレノルフィン塩酸塩を用いて積極的な鎮痛を行う．Stanford A，B 型にかかわらず，薬物治療抵抗性の高血圧や疼痛に関しては，大動脈外科治療が Class Ⅱa（Evidence level C）で推奨されている[1]．本邦のガイドラインでは，血管内治療の項目に薬物治療抵抗性の高血圧・疼痛に対するステントグラフト治療は明記されていない．しかし，特に Stanford B 型大動脈解離に対する急性期の外科治療の院内死亡率は低くはないため，今後このような病態に対する治療もステントグラフト治療が第一選択となってゆくかもしれない．

　　超急性期から急性期の降圧目標は，収縮期血圧で 100〜120 mmHg とされている[1,2]．降圧には，脈拍の安定化作用も併せ持つ β 遮断薬を中心に使用する．また，dP/dt の低下による血管壁応力減少と，それに伴う解離進展の抑制も期待される[3]．最近では β 遮断薬の貼付薬も使用可能であり，非常に有用である．AHA/ACC（American Heart Association/American College of Cardiology）のガイ

ドラインでは，まず β 遮断薬を用いた脈拍数の低下が Class I （Evidence level C）に設定されている．その目標値は 60 bpm 以下とされ，非ジヒドロピリジン系の Ca 拮抗薬の併用も同様に明記されている．これらの薬剤を十分に導入した後，それでも降圧目標に到達できない場合は，ニトロ製剤のような血管拡張薬の併用が必要となるが，文献では β 遮断薬を優先すべき必要性として，ニトロ製剤のような血管拡張作用をもつ薬剤を第一に投与すると二次性にカテコラミン放出が生体反応として生じ，その結果，心収縮力が増して解離の進展につながる可能性もあると述べているものもある[3]．実際，AHA/ACC のガイドラインでも，血管拡張薬を優先して投与すると二次性の頻脈を招き得るため，推奨できないと明記されている（Class III，Evidence level C）．しかし，実臨床の場では β 遮断薬単独で十分な降圧を得ることは難しく，冒頭で述べたように鎮痛，降圧，脈拍のコントロールを同時進行で行ってゆくしかなく，降圧薬も β 遮断薬とニトロ製剤，その他の降圧薬を組み合わせながら降圧目標を達成するしかない．

AHA/ACC のガイドラインでは降圧薬として ACE 阻害薬の併用も推奨されている．ACE 阻害薬は長期の血管イベントを抑制し，予後を改善すると報告[4]されているが，当院では超急性期や急性期早期での ACE 阻害薬や ARB の使用を避けている．その理由としては，万が一，これらの薬剤の副作用として腎機能障害が認められた場合，フォローアップの造影 CT も撮影しづらくなる上に，解離の進行による腎動脈の malperfusion が生じたのか否か，判断に迷うケースもあるからである．もちろん，ある程度状態が安定したのちに，他の降圧薬を十分量導入しても降圧不十分な場合は，ACE 阻害薬や ARB も使用している．

大動脈解離において Stanford A 型であろうと B 型であろうと大なり小なり呼吸不全が生じる．症例によっては多量の炎症性胸水を認めることもある．安静が必要となる大動脈解離の急性期治療において，多量の胸水を伴う症例では無気肺も問題となり，治療に苦慮することもしばしば経験する．高度の ARDS を伴い，挿管管理にまで至ることもある．早期の酸素投与が求められる上，場合によっては適宜利尿薬の使用が必要となるかもしれない．

また，不穏や ICU せん妄が問題となることも少なくはない．大動脈解離の ICU 管理では，痛みや上記のような呼吸不全，さらには安静を保つことのストレスなどに加え，動脈圧ラインの確保や中心静脈カテーテルの挿入といった種々のライン留置も不穏発症の risk となる．ひとたび発症してしまうと安静を保つことが難しくなり，また血圧や脈拍のコントロールも困難となる．そのため，なにより予防が大切になると思われる．そこで当院では塩酸デクスメデ

JCOPY 498-13430

トミジンを早期から使用することにより，これら不穏やせん妄に対する予防・対策を行っている．大動脈解離を対象とした大規模研究はないが，血圧低下や徐脈化といった副作用も大動脈解離のコントロールにおいてはむしろ有用になる場合もあるし，呼吸抑制の少ない鎮静薬として有用であるといえるであろう．また，抑肝散などの使用による気分の安定化や，時には眠剤を用いて昼夜逆転を予防するなどの対策も必要になる．

　これらの管理を行いながら，リハビリテーションを進めてゆく．リハビリテーションプログラムに関しては，本邦のガイドラインを参照頂きたい．安静度に加えて，排泄や清拭などに関しても詳細に設定されている．せん妄や無気肺，便秘の予防，さらには ADL 低下を防ぐ意味合いなどからは早期離床が望ましいが，破裂や malperfusion といった合併症を防ぐためには安静を保ち，心血管へのストレスをなるべく緩徐にすることが求められるため，リハビリテーションプログラムは大動脈解離の治療においては非常に重要となる．

- 超急性期から急性期における内科的治療は主に 4 本柱で構成，①安静，②鎮痛，③降圧，④脈拍数のコントロールであるが，その他，胸水や無気肺，ARDS といった呼吸状態に対する管理，せん妄や不穏に対する管理，便秘に対する対策や解離リハビリテーションなど，総合的な治療が必要である．
- 十分な降圧はもちろんであるが，鎮痛を十分行う必要がある．
- ACE 阻害薬や ARB の導入においては，仮に副作用として腎機能障害を生じた場合，薬剤性であるのか腎動脈に対する malperfusion であるのか判断が困難となるため，当院では早期の使用は避けている．

2. 慢性期

　慢性期の血圧管理目標値に関する evidence は少ないが，良好な血圧コントロールは再解離の発症を 1/3 に減らすとされており，十分な降圧が何より重要となる．本邦のガイドラインでは，慢性期の収縮期血圧の管理目標値は 130〜135 mmHg とされている[1]．そしてそのためには主に β 遮断薬を用いるように記されている（いずれも Class IIb, Evidence level C）．大動脈解離に対する β 遮

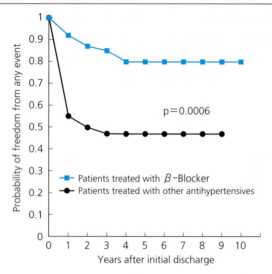

断薬に関しては，様々な報告がなされている．大動脈径の拡大や入院などの解離関連事故を減らす（図 1）というもの[5]から，IRAD（The International Registry of Acute Aortic Dissection）の data を基にした報告によると，β 遮断薬は予後を改善し，その効果は Stanford A 型，B 型の区別なく認められたとされている．また，その効果は手術を受けた Stanford A 型解離においても認められた[6]．

　また，本邦のガイドラインでは触れられていないものの，Ca 拮抗薬の有効性も示唆されている．IRAD からの報告[6]によると，Ca 拮抗薬が Stanford B 型解離における予後改善効果を認めたとされているが，その効果は A 型解離では認められなかった．その理由として，Ca 拮抗薬における大動脈の remodeling 効果が，下行大動脈により作用するからではないかと述べている．同様にやはり B 型解離において，平均追跡期間 55 カ月での長期予後をみた報告でも，Ca 拮抗薬の予後改善効果が報告されている[7]．

　ACE 阻害薬は，急性期の降圧薬として AHA/ACC のガイドラインでも併用が明記されていることは前項で述べた．長期予後を改善するという報告もなされており[4]，腹部大動脈瘤の破裂を予防するとの報告もある[8]が，一方で IRAD data base を基とした報告では，大動脈解離における予後改善効果は示されなかったとされている[6]．Marfan 症候群においては ACE 阻害薬の予後改善

図 2 β 遮断薬・Ca 拮抗薬それぞれの Stanford A 型・B 型大動脈解離の予後との関連（Suzuki T, et al. Am J Cardiol. 2012; 109: 122-7.[6]より）

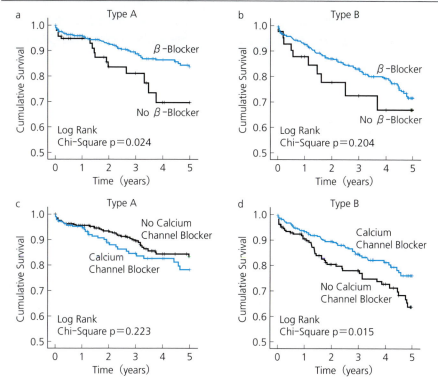

効果は様々に報告がなされているが，大動脈解離において同様の予後改善効果が示されなかった理由としては，いわゆる動脈硬化を原因とする大動脈解離とMarfan 症候群を原因とする大動脈解離とでは，発症のメカニズムも病態も異なるからではないかと推定されている．さらなるエビデンスの蓄積が必要であるといえる．

慢性期のリハビリについても，本邦のガイドラインを参照頂きたい．発症から 2〜3 カ月以降，退院後 1 カ月以降は安静時血圧 130 mmHg 未満に，最大活動時でも 150 mmHg 未満が望ましいとされている．再解離などのイベント抑制のためにも，何より血圧管理が重要となる．

▶ 本邦のガイドラインでは，慢性期の収縮期血圧の管理目標値は 130〜135 mmHg に設定されており，β遮断薬や Ca 拮抗薬を中心に組み立てる．ACE 阻害薬が長期予後を改善するという報告もある．

●文献●

1) 大動脈瘤・大動脈解離診療ガイドライン（2011 年改訂版） http://www.j-circ.or.jp/guideline/pdf/JCS2011_takamoto_h.pdf

2) 2014 ESC Guidelines on the diagnosis and treatment of aortic disease. Eur Heart J. 2014; 35: 2873-926.

3) Georgios G, et al. Acute type B aortic dissection: update on proper management. Journal of Acute Disease. 2014; 258-264.

4) Takeshita S, et al. Angiotension-converting enzyme inhibitors reduce long-term aortic events in patients with acute type B aortic dissection. Circ J. 2008; 72: 1758-61.

5) Genoni M, et al. Chronic β-blocker therapy improves outcome and reduces treatment costs in chronic type B aortic dissection. Eur J Cardiothorac Surg. 2001; 19: 606-10.

6) Suzuki T, et al. Type-selective benefits of medicateons in treatment of acute aortic dissection (from the International Registry of Acute Aortic Dissection [IRAD]). Am J Cardiol. 2012; 109: 122-7.

7) Sakakura K, et al. Determinants of long-term mortality in patients with type B acute aortic dissection. Am J Hypertents. 2009; 22: 371-7.

8) Hackam DG, et al. Angiotensin-converting enzyme inhibitors and aortic rupture: a population-based case-control study. Lancet. 2006; 368: 659-65.

〈小林泰士，当麻正直〉

Note

索 引

ここが知りたい
循環器の薬と使い方　　　　　　　　　　　　　　ⓒ

| 発　　行 | 2017 年 3 月 25 日　1 版 1 刷 |
| | 2017 年 7 月 1 日　1 版 2 刷 |

| 編著者 | 佐　藤　幸　人 |

| 発行者 | 株式会社　中外医学社 |
| | 代表取締役　青　木　　滋 |

〒162-0805　東京都新宿区矢来町 62
電　　話　03-3268-2701（代）
振替口座　00190-1-98814 番

印刷・製本 三報社印刷（株）　　　　　　　〈MM・YI〉
ISBN 978-4-498-13430-0　　　　　　　Printed in Japan

JCOPY　＜(社)出版者著作権管理機構 委託出版物＞

本書の無断複写は著作権法上での例外を除き禁じられています.
複写される場合は, そのつど事前に, (社)出版者著作権管理機構
（電話 03-3513-6969, FAX 03-3513-6979, e-mail: info@jcopy.
or.jp）の許諾を得てください.